AU-DELÀ DE LA BIOMÉDECINE

Mythes, maladie et guérison
chez les Indiens Baré en Amazonie

Recherches Amériques latines
Collection dirigée par Denis Rolland et Joëlle Chassin

La collection *Recherches Amériques latines* publie des travaux de recherche de toutes disciplines scientifiques sur cet espace qui s'étend du Mexique et des Caraïbes à l'Argentine et au Chili.

Dernières parutions

Jean-Pierre TARDIEU, *Esclaves et affranchis dans la vice-royauté du Pérou. L'impossible vie affective et sexuelle (XVIe-XVIIIe s.)*, 2017.
Denis ROBERGE, *Signification et fonction des jeux dans le Pérou préhispanique et colonial*, 2017.
Marianne BOSCHER-GONTIER, Mathieu VICENS, *Paroles d'exil. Treize auteurs latino-américains témoignent*, 2017.
Daniel Emilio ROJAS, *Amérique latine globale. Histoire connectée, globale et internationale*, 2017.
Céline GEFFROY, *Jeux de mort. Ivresse et rites funéraires dans les Andes boliviennes*, 2017.
Danielle CAVALERI, *Traditions textiles maya du Yucatán (Mexique XXIe siècle). Usages rituels et codes symboliques*, 2017.
Charlotte PUJOL, Emilie DORÉ, Félicie DROUILLEAU, Susana VILLAFUERTE, *Les Amériques créatives. Regards croisés sur les discours et les pratiques*, 2017.
Maria Luiza TUCCI CARNEIRO, *Le Brésil face à l'holocauste et aux réfugiés juifs (1933-1948)*, 2016.
Charles LANCHA, *L'Argentine des Kirchner (2003-2015). Une décennie gagnée ?*, 2016.
Antoine FAURE, Franck GAUDICHAUD, Maria Cosette GODOY H., *Chili actuel : gouverner et résister dans une société néolibérale*, 2016.
Charlie DAMOUR, *La mort et le désir d'immortalité dans l'œuvre de Gabriel Garcia Marquez*, 2016.

Aparecida GOUREVITCH

AU-DELÀ DE LA BIOMÉDECINE

Mythes, maladie et guérison chez les Indiens Baré en Amazonie

Préface de Marion AUBRÉE

L'Harmattan

5-7, rue de l'École-Polytechnique, 75005 Paris

http://www.editions-harmattan.fr

ISBN : 978-2-343-13670-7
EAN : 9782343136707

À mes parents pour ce que je suis.
À Jean-Claude, mon époux,
pour ce que nous sommes en train
de construire ensemble.

REMERCIEMENTS

Personne ne pourrait faire une thèse ou un livre, s'il n'avait pas la grande contribution d'autrui. C'est pourquoi je tiens à remercier ici les personnes suivantes.

Les Indiens *Baré* en général et mes informateurs en particulier, pour la confiance et l'amitié qu'ils m'ont accordée tout au long de ces années. Monsieur Jean-Pierre Dozon, pour avoir accepté de diriger ma thèse complexe et déjà bien avancée et pour sa contribution importante par rapport aux éléments théoriques comparatifs qui concernent l'anthropologie de la maladie. Madame Marion Aubrée, pour la patience et l'accompagnement qui m'ont fait avancer, pendant plusieurs années ; pour son exigence et sa rigueur scientifique et aussi pour sa sensibilité et son accueil dans les moments de découragement et de difficultés. Monsieur Antonio Pérez, spécialiste de l'ethnie baré qui a beaucoup contribué à la discussion pour ce travail. Monsieur Ronny Velásquez pour son appui sur le terrain au Venezuela. Le Projeto RASI – Rêde Autonôma de Saúde Indígena, surtout Madame Luíza Garnelo, qui m'a facilité les recherches au Brésil et a financé les dépenses des terrains brésiliens. Le CCFD – Comité catholique contre la Faim et pour le Développement – Terre solidaire, pour la bourse d'études reçue au début de mon doctorat. Ma famille, tous mes amis, collègues et toutes les personnes qui, à travers leur gentillesse et leur appui, ont facilité mes séjours et mes recherches au Brésil, en France et au Venezuela, l'écriture de la thèse et l'élaboration du livre.

PRÉFACE

Au cœur de la vaste région qu'est l'Amazonie vivent des humains qui, longtemps, se sont réparti le territoire au prix de luttes pour l'espace et ses ressources naturelles qui conditionnaient souvent leur survie en tant que communauté spécifique. Au cours des siècles certaines ethnies, le plus souvent physiquement isolées, ont prospéré dans leur spécificité culturelle, d'autres ont été plus ou moins acculturées par les conquérants européens, d'autres encore ont carrément disparu. Parmi celles qui se sont maintenues, vaille que vaille, on trouve l'ethnie Baré dont le territoire ancestral s'étend sur le Brésil, le Venezuela et la Colombie et sur laquelle il existe, à ce jour, peu d'analyses ethnographiques. Les pratiques sanitaires de ce groupe et l'imaginaire qui les nourrit sont au fondement de cet ouvrage. Grâce à sa double formation en psychologie et en anthropologie, l'auteure nous offre un ouvrage riche où les interprétations émiques des populations étudiées sont confrontées aux explications des divers spécialistes de l'anthropologie de la maladie.

De fait, dans un milieu tropical où les dangers (petits ou grands) sont légion, les groupes indigènes ont développé tout un ensemble de pratiques corporelles et mentales qui visent, en premier lieu, à maintenir la bonne santé des individus. Pourtant, quand arrive l'accident ou la maladie, les habitants de la forêt et des rives de ses fleuves recourent à toutes les possibilités qui s'offrent à eux de contrer l'événement néfaste. Pour résoudre ces problèmes-là ils cherchent la guérison, non pas toujours auprès des médecins ou des « agents de santé » (indigènes formés aux soins infirmiers) mais, souvent, auprès de bénisseurs ou de guérisseurs qui répondent à la catégorie amazonienne de « *pajé* » et qu'en d'autres cercles on nomme « chamane ». Autrement dit, ceux qui bénéficient d'une connaissance transmise de manière ancestrale, souvent phytothérapique et toujours **hors-norme** ; ils sont jusqu'à ce jour recherchés par les personnes qui croient que leur malheur est dû à une action maléfique, provoquée soit par d'autres humains, soit par des êtres surnaturels appartenant aux divers niveaux de leur

« monde invisible » et contre laquelle, à leurs yeux, la biomédecine qui traite les « maladies des blancs » ne peut rien.

C'est au foisonnement de ce monde invisible que s'attache donc le texte qui suit, dont le point fort porte sur l'analyse de la dynamique qui lie les Baré à cet univers et sur la façon dont cette ethnie construit, à partir de l'invisible, une étiologie de certaines maladies ou malheurs et les remèdes spécifiques qu'elle tente d'y apporter. Comme on le verra, cet imaginaire, même s'il s'est métissé, est encore bien vivant dans le quotidien des personnes qui appartiennent à ce groupe ethnique, dit « acculturé ». Ainsi, on découvre que la grande diversité d'entités « surnaturelles », désignées sous le terme générique d'« *encantados* », se répartit entre des catégories différenciées dont les « mondes » d'appartenance sont les fleuves, la forêt ou les « lieux sacrés ».

Le monde des fleuves, par exemple, est appelé chez les Baré, comme chez bien d'autres Indiens de l'Amazonie, « monde du dessous » ; il est un double du monde terrestre et est peuplé de *máwalis/maíwas* dont la caractéristique principale est qu'ils peuvent, à tout moment, prendre la forme des humains et se mêler à eux. C'est ainsi qu'ils peuvent entraîner sous les eaux celui ou celle qu'ils ont envoûté(e)s et qui n'en revient pas toujours. Si l'envoûté a la chance de retrouver le monde ordinaire, alors la description qu'il fait du « monde du dessous » ressemble en tous points au monde naturel, mais tout y est plus beau et beaucoup plus riche. Entre ces êtres surnaturels, qui peuvent prendre forme humaine, on trouve les deux grandes figures amazoniennes, légendaires et redoutées, que sont le *boto* (sorte de dauphin d'eau douce) et l'*anaconda* (l'un des plus grands serpents constricteurs connus). Les rencontrer n'augure généralement rien de bon car l'envoûtement et ses diverses conséquences sont, le plus souvent, interprétés par les Baré comme la punition d'une personne qui a désobéi à un interdit (alimentaire, hygiénique ou sexuel) ou qui a manqué de respect à la nature et aux êtres qui la possèdent. Ce non-respect des interdits peut, éventuellement, entraîner la mort et c'est pourquoi les Baré cherchent auprès des *pajés* la réparation susceptible de sauver la personne et qu'eux seuls peuvent éventuellement trouver. Les diverses « villes du dessous » composent une « géographie imaginaire » qui relie entre eux le

Brésil et le Venezuela et permet à certains habitants d'être transportés « magiquement » de l'un dans l'autre pays.

L'interaction des Baré avec le « monde de la forêt », où ils trouvent leur subsistance sous forme animale ou végétale, est la source des mille témoignages rapportés à l'auteur où apparaissent des animaux sur lesquels on tire et qui « ne tombent pas ». Ceux-ci sont vus comme des êtres surnaturels, les « esprits de la forêt », et la relation que les humains entretiennent avec eux est d'une grande ambigüité puisqu'ils doivent se les concilier pour pouvoir continuer à chasser leur double naturel. Le respect que les humains doivent à la forêt qui les entoure et aux animaux qui l'habitent passe par tout un ensemble d'interdits dont le plus important est de ne récolter ou prélever que ce qui est nécessaire à la survie. Ceux qui en usent autrement risquent de tomber dans la folie ou encourent la vengeance du *curupira*. Cet être surnaturel maléfique qui « vient avec le vent », a quelques traits de notre Croquemitaine mais en beaucoup plus méchant puisqu'il vient sucer le sang des humains et, souvent, les dévorent « tout cru ». Un sifflement strident l'accompagne qui permet aux uns et aux autres de l'éviter, autant que faire se peut.

La « géographie imaginaire », tracée par les Baré dans la forêt et sur les fleuves, met en valeur des « lieux sacrés » (rochers, sources ou cavernes) liés, le plus souvent, à des fragments de leur mythologie de création du monde. De par leur inscription dans la terre ferme, ils mobilisent les représentations les plus stables d'une dynamique « social-historique » soumise aux aléas de la colonisation, de l'exploitation du caoutchouc et, maintenant plus que jamais, de la destruction de l'environnement qui a servi d'écrin à l'imaginaire particulier des Indiens amazoniens. Dans ces endroits aussi vivent des *encantados* qui peuvent dispenser tant le bien que le mal et que les habitants doivent respecter en leur faisant des offrandes et en veillant à mener une vie conforme aux traditions transmises à travers les mythes pour éviter les maladies, physiques ou mentales, auxquelles les personnes attribuent une origine magique ou sorcellaire. Mais tout rituel ou interdit peut être oublié ou transgressé et c'est pourquoi, aux yeux des Baré, la maladie ou le malheur frappent régulièrement à leurs portes et pourquoi les *pajés* sont les seuls à pouvoir défaire les maux qui viennent du monde surnaturel.

Autrefois, le *pajé* était initié pendant l'adolescence mais tous les *pajés* rencontrés par l'auteure ont été formés à l'âge adulte par d'autres *pajés* de la région (Baré ou non), qui leur ont transmis des connaissances approfondies en phytothérapie et leur ont appris quelques secrets de la *pajelança* dont les modes traditionnels de guérison sont liés aux rêves, au soufflage de fumée ou à la succion du mal, auxquels s'ajoute aujourd'hui, en raison du métissage avec la « religion populaire », la récitation de prières. Cette formation, nous dit l'auteure « exige des sacrifices personnels et de la discipline » ainsi qu'une bonne résistance physique en raison de l'ingestion éventuelle de drogues psychotropes. La renommée des *pajés* traverse la frontière et les Baré, tant vénézuéliens que brésiliens, n'hésitent pas à faire de longs déplacements – pas tous magiques – pour trouver celui qui règlera le mieux leur problème particulier. Ces traitements, dans la majorité des cas, sont d'ordre magique et ont des répercussions psychologiques sur l'ensemble du groupe social. À travers le rappel des prescriptions rituelles et des interdits, le *pajé* apparaît donc comme le gardien de l'éthos de sa communauté ; il est le protecteur de son village et de sa famille en tant que médiateur qui rétablit l'ordre cosmique et, ce faisant, lutte contre la mort. Ainsi, pour beaucoup, si les *pajés* disparaissaient la fin du monde adviendrait.

Pourtant, comme on peut le constater dans la dernière partie de l'ouvrage, le chamanisme (*pajelança*) se transforme et s'adapte ; les *rezadores* (ceux qui guérissent par la prière) acquièrent les savoirs phytothérapiques des *pajés* et les anthropologues démontrent que cette dynamique spécifique de compréhension entre le monde des humains et le monde des esprits intègre de nouveaux éléments qui lui permettront, peut-être, de survivre à la disparition des chamanes. L'ensemble de l'ouvrage rend témoignage de la profonde connaissance du terrain amazonien que possède l'auteure et nous plonge dans un monde social où, jusqu'à ce jour, la surnature imprègne le vécu réel et permet aux humains de reconstruire au quotidien leur horizon d'espoir face à leurs dures conditions de vie.

Paris, le 5 mars 2016

Marion AUBRÉE
CRBC/CéSor – EHESS Paris

INTRODUCTION

Ce travail est une partie de ma thèse de doctorat en ethnologie et anthropologie sociale, soutenue en 2010, à l'École des Hautes Études en Sciences sociales (Paris), sous la direction de Jean-Pierre Dozon et Marion Aubrée. Il est donc le résultat de plusieurs séjours de terrain (1999, 2000 et 2003) effectués chez les Baré du Brésil et du Venezuela qui en l'accordant avec la littérature spécifique sur cette ethnie m'ont permis de travailler l'interaction entre les mythes et les notions de maladie et de guérison chez les Baré.

Le choix du sujet, les détours du chemin

Originaire du Vale do Ribeira (São Paulo, Forêt Atlantique), après un diplôme d'assistante sociale, je suis partie travailler en Amazonie ; d'abord dans une organisation sociale de santé, où j'ai réalisé notamment des recherches sur des plantes médicinales ; puis dans un centre de défense des droits de l'homme et du citoyen. De retour à São Paulo, j'ai entrepris un master en « psychologie sociale et du travail », lequel a « déclenché » l'intérêt pour les recherches qui ont engendré la thèse. En effet, au cours de mes séjours en Amazonie, dans le cadre de ce master, j'ai rencontré l'Indienne baré Júlia Mendes[1] et son frère[2] qui racontaient la même histoire, concernant le rapport de leur père avec un être surnaturel, « une femme *encantada* »[3] : une blonde, sa maîtresse, dont les enfants ne voyaient que les jambes, quand elle était allongée dans le hamac avec leur père, ou encore la voyaient de loin et entendaient sa voix, sur le chemin d'aller et de retour de la

---

[1] Nom d'emprunt, de l'époque, pour préserver son anonymat.

[2] Ces recherches ont été faites dans la ville de Manaus et le fait que Júlia Mendes et son frère soient baré, de la même ethnie choisie pour la thèse est une coïncidence ; ce sujet de l'ensorcellement par des êtres *encantados* est présent dans de nombreuses ethnies et dans la population *cabocla* (métisse).

[3] Enchantée. Je garde le terme en portugais parce que, en français, le mot « enchanté » a perdu un peu ce sens. Cependant nous pouvons voir cette même signification quand on lit les contes de fées de Perrault, par exemple.

plantation quand leur père restait le dernier de la file, pour « rencontrer » cette femme.

Quand le père allait pêcher, il rapportait à la maison beaucoup de poissons qu'il pêchait avec l'aide (pouvoir) de la femme *encantada.* Leur mère n'accordait pas d'importance à cette relation, car elle savait qu'il s'agissait d'une « maladie » : son mari était ensorcelé et elle l'expliquait aux enfants et leur demandait de ne pas s'approcher de leur père quand il était accompagné de cette femme car « il était dangereux ». Sur le chemin de la plantation, la mère allait souvent en avant avec les enfants, et à la maison, le soir et la nuit, elle ne laissait pas les enfants passer le seuil de la porte du salon, où le père couchait avec « sa maîtresse *encantada* ». Cela a duré trois ans.

Le sujet de l'ensorcellement par des êtres surnaturels ne m'était pas inconnu, mais c'était la première fois que dans mes recherches, j'avais entendu des récits identiques, traitant de ce sujet, après avoir interviewé des personnes séparément. Je voulais comprendre quels étaient les mécanismes de l'imaginaire collectif qui rapprochaient ces deux récits, comprendre les systèmes de croyances et le monde « fantastique » et riche à partir duquel ce récit était construit. J'ai alors pensé que l'étude de la relation de la population avec les êtres *encantados*, aussi bien celle qui y croit que celle qui n'y croit pas, est fondamentale pour comprendre les différents comportements que la population adopte quand elle affronte les conflits, les émotions et les difficultés de la vie quotidienne. Ce thème ayant surgi par hasard, il ne faisait pas partie au départ du sujet de ma recherche, je l'ai alors laissé de côté en espérant pouvoir l'approfondir plus tard à l'occasion d'une thèse éventuelle.

Après mon master, j'ai enseigné la médecine préventive et sociale, dans une équipe pluridisciplinaire, aux étudiants de médecine de l'Université Fédérale d'Amazonas. Mon travail consistait à donner d'abord des cours, puis dans une autre partie du calendrier scolaire, à voyager avec les étudiants pour réaliser des supervisions de leur stage dans des petites villes et villages de la région. Ce travail de contact avec les populations m'a aidée à rencontrer plusieurs guérisseurs et le désir de mieux comprendre ces pratiques est allé s'imposant. Ces voyages avec les étudiants m'ont aidée aussi à comprendre le rapport des gens avec des êtres surnaturels. Par exemple, étant au bord du fleuve dans l'un des villages, une institutrice a fait une « crise » parce qu'elle avait vu un *boto*[1] ; ou d'entendre des sifflements au milieu du fleuve, identifiés par la population locale comme émanant de serpents qui « draguaient » les femmes.

J'ai choisi de faire ma thèse en France et pour cela j'ai quitté mon poste d'enseignante. Puis, à mon retour en Amazonie, pour le travail de recherches sur le terrain, j'ai travaillé au Projet RASI (Rede Autônoma de Saúde Indígena, un projet de l'Université d'Amazonas, créé en 1988), pendant une année (1999 et 2000). Ce travail m'a aidée dans le choix du groupe à étudier, car ce même thème aurait pu être travaillé dans différentes ethnies ou même au sein de la population métisse.

Qui sont les Baré ?

Les Baré proviennent de la famille linguistique arawak et se situent dans la région du Haut et Moyen Rio Negro (nord-ouest de l'Amazonie), région habitée depuis au moins 3000 ans. Cette région est habitée aujourd'hui par 27 ethnies de quatre familles linguistiques (Arawak, *Maku, Tukano et* Yanomami), avec une population d'environ 79 000 personnes réparties sur trois pays : Brésil, Venezuela et Colombie. Environ 90 % de cette population est indigène. Quant à la population non indienne, elle se concentre, en majorité, dans les centres urbains de la région[2].

L'ethnie Baré était jusque récemment considérée comme disparue au Brésil et elle commence à retrouver des éléments « perdus » de sa culture et à réassumer son « être indigène » puisque, comme l'a bien exprimé J.-L. Amselle, « une culture ne se manifeste jamais autant comme culture que lorsqu'elle est en voie de disparition » (1990 : 64). Je suis arrivée chez les Baré à un moment où ils commençaient eux-mêmes à se battre pour leur territoire[3]. Aujourd'hui, une partie de leurs terres est délimitée et une autre est identifiée, en processus de reconnaissance.

---

[1] *Tonina* : dauphin d'eau douce.

[2] Données d'A. Cabalzar & C. A. Ricardo (eds) 2006 : 5-6 et de l'Instituto socioambiental.

[3] La notion de territoire utilisée ici est celle de J. P. Oliveira, un processus de réorganisation sociale qui implique : la création d'une nouvelle unité

Il existe quatre étymologies du nom baré ou *bale*. Dans la première, il provient d'une salutation à une personne arrivée après une absence de plusieurs années : « *Aikué bikásama ba rré* ? » : (« Tu es arrivé copain ? »), (Spruce : 1845-1880 : 165 ; Perez 1988 : 445). Pour la deuxième, selon S. Vidal, un des anciens capitaines des Baré avait pour nom *Báale* (cela veut dire couleur blanche, clarté, lumière du soleil) et de ce nom probablement vient l'appellation du groupe : *Báale-jéntibe* (les enfants de *Báale*), *Báale-kinánu* (le peuple Baré), *Balénu* (les Baré) ou *Báalenái* (les Baré dans les langues *Curipaco*, *Warekena*, *Baniwa*, etc.), (1993 : 88). Cette deuxième étymologie indique en outre que le nom baré provient de *bári* (blanc), terme qui servait à désigner les Blancs par rapport aux Noirs (Perez 1988 : 445). La troisième, indique que le nom baré est associé au nom du fleuve Baria, d'où pourrait être venu le nom de l'ethnie (A. Aikhenald 1995 : 3) et la quatrième, que le mot « baré » pourrait être venu de la langue *nheengatu* et voulait dire « esclave » (C. Martius 1867 ; A. Aikhenald 1995 : 3).

L'étymologie qui me semble la plus probable est celle indiquant que le nom baré provient de « *báale* », qui signifie blanche, clarté, lumière du soleil ou « *bári* » qui signifie blanc. Cela est dû au métissage des Baré avec des Blancs et du « regard » d'autres ethnies par rapport à ce métissage. Par rapport au nom *báale*, nom du capitaine, celui-ci pourrait être métis et donc serait surnommé « Blanc », et dans le cas du nom « *bári* », celui-ci mettrait en relief le métissage de toute l'ethnie.

Aujourd'hui le territoire des Baré recouvre des zones frontière du Brésil, du Venezuela et de la Colombie : les bords du haut Rio Negro et du fleuve Casiquiare. On trouve aussi des Baré sur les rives du fleuve Xié (Brésil). Au Brésil, il existe encore des villages entiers d'Indiens Baré, ce qui est moins fréquent au Venezuela. Par exemple, jusqu'aux années 1940, San Carlos de Río Negro[1] était une ville habitée presque essentiellement par les Baré[2] – « terre des Baré », comme ils disent – aujourd'hui j'y ai rencontré aussi des

---

socioculturelle à partir de l'établissement d'une identité ethnique différenciatrice ; la constitution de mécanismes politiques spécialisés ; la redéfinition du contrôle social sur les ressources de l'environnement ; la nouvelle élaboration de la culture et de la relation avec le passé (1999 : 20) ; cartes en annexe.

[1] Fondée entre 1756 et 1761 (R. Sanz 1972 : 4).

[2] Cf. aussi J. P. Santaella 2004 : 48.

Baniwa, Curipaco, Yanomami, et des personnes de langue *nheengatu*[1] ou *geral* (générale)[2], venues du Brésil, qui s'identifient comme ethnie *geral*[3].

Les Baré du côté brésilien font partie de la commune de São Gabriel da Cachoeira[4], dans l'État d'Amazonas. C'est la commune la plus indienne du Brésil et la troisième plus grande commune du pays en superficie : 109 000 km², dont 90 % qui appartiennent ancestralement aux Indiens et 81 % ont été reconnus légalement par le décret 1.775/96. Au Venezuela, les Baré font partie de la commune du Rio Negro, dans l'État d'Amazonas.

Au Brésil, en 2007, l'ethnie baré comportait 10 275 personnes (2 790 personnes en 1998)[5]. Cette population est répartie en 183 communautés[6] (petits villages) au bord du Rio Negro, du Bas fleuve Içana et du fleuve Xié, dans la ville de São Gabriel da Cachoeira, région du Haut Rio Negro – État d'Amazonas brésilien[7]. Au Venezuela, selon les données du recensement national de la population de 2001, les Baré représentent un effectif de 2 815 personnes (M. L. Allais 2004 : 10). Cette population vit

---

[1] Du tupi, *nheen* (langue) et *gatu* (bonne) : bonne langue.

[2] Langue originaire du tupi, profondément modifiée dans la grammaire et la phonétique, au point d'être transformée en une sorte de « patois » incluant une grande quantité d'éléments venant du portugais (E. Galvão 1959 : 14 ; D. Ribeiro 1979 : 30). Cette langue, adoptée et modifiée par le colonisateur, a été la langue la plus parlée au Brésil pendant les deux premiers siècles de colonisation (D. Ribeiro 1979 [1971] : 120). Le *nheengatu* a été introduit dans la région par des missionnaires, des colons et leurs esclaves indiens (D. Ribeiro 1977 : 30), au XVIIIe siècle, pour remplacer les langues vernaculaires de différentes ethnies.

[3] L'ethnie *geral* n'existait pas. Cependant certains Indiens qui « ont perdu leur identité ethnique » et parlent la langue *geral* se reconnaissent comme appartenant à l'« ethnie *geral* ».

[4] Le peuplement remonte à 1668, la forteresse a été fondée en 1763 (L. Amazonas : 1852) et la commune, établie en 1891.

[5] C. A. Ricardo & F. Ricardo (eds), 2006 : 10. Cette augmentation de la population sur une période de sept ans est due au fait qu'aujourd'hui plus de personnes se déclarent indiennes.

[6] La communauté est composée d'un ensemble de maisons, parfois d'une chapelle (catholique ou évangélique), parfois d'une petite école et éventuellement d'un petit centre de santé.

[7] Selon l'IBGE (Instituto Brasileiro de Geografia e Estatística), la population totale de cette commune est de 39 130 habitants (recensement 2007), dont plus de 80 % sont Indiens. C'est donc la commune du Brésil qui comporte la plus grande population indienne.

au bord du haut Rio Negro, du fleuve Guaínia et de l'Atabapo, ainsi que dans la ville de Puerto Ayacucho, capitale de l'état d'Amazonas vénézuélien[1]. En Colombie, les Baré vivent dans la région du Haut Rio Negro et surtout dans la région du fleuve Xié (département de la Guainía). La littérature colombienne récente ne fournit pas de données précises sur cette ethnie. Certains chiffres indiquent qu'en 2000 on dénombrait 100 Indiens Baré dans la région du Rio Negro (F. Correa ; A. Pérez 2006 : 7). La population totale des Indiens de la région nord-ouest est de 45.435 (22 ethnies) au Brésil (A. Cabalzar & C. A. Ricardo eds. 2006 : 6), 26 281 en Colombie et 7.290 au Venezuela[2].

Aujourd'hui au Venezuela, dans les villages de San Carlos de Río Negro, Solano et Santa Rosa de Amanadona, il y a encore des Indiens âgés qui parlent baré (cf. E.E. et J.C. Mosonyi 2000 : 37) et une Indienne linguiste, Luisa Elena Pérez de Borgo, fait des recherches et des publications visant à transmettre cet idiome aux futures générations. À Puerto Ayacucho il y a déjà une classe de langue baré, animée par le Baré Pompilio Yacame. La grande majorité des Indiens parle l'espagnol.

En ce qui concerne le Brésil il y a des communautés où les adultes parlent le *nheengatu*[3] et les enfants le portugais, et des communautés où entre adultes et enfants, on parle le *nheengatu*.

Pourquoi les Baré ont-ils été choisis pour développer ce sujet ?

L'ethnie baré n'est pas encore beaucoup étudiée, surtout du côté brésilien, si l'on compare avec les nombreux travaux concernant d'autres ethnies de la région. Sur les Baré du côté vénézuélien, nous avons des travaux remarquables comme ceux d'Antonio

[1] La population indienne de l'État d'Amazonas du Venezuela est de 59 718, pour une population totale de 118 129, soit 50,6 % indienne (recensement 2001) (M. L. Allais 2004 : 10).

[2] Les données pour la Colombie et le Venezuela datent de l'année 2000 (Instituto Socioambiental).

[3] La Chambre des Conseillers Municipaux de la ville de São Gabriel da Cachoeira a élaboré une loi destinée à instaurer trois langues officielles, en plus du portugais : le *nheengatu*, le *baniwa* et le *tukano*. L'application de cette loi rendra ces langues, déjà parlées dans les villages, obligatoires dans les institutions publiques, faisant de cette commune, la première ayant trois langues co-officielles (*OESP, 6/5, Vida,* p. A32 ; Manchetes socioambientais 08/05/2006.

Pérez et de Silvia Vidal, entre autres, et du côté brésilien quelques travaux, mais à ma connaissance, mon travail est le premier qui étudie les Baré des deux pays (Brésil et Venezuela) et qui est centré sur la maladie et le système de cure de cette ethnie. Un autre motif du choix a été le fait que cette ethnie est à mi-chemin entre la culture des Blancs et des Indiens, ce qui apporte une certaine complexité et richesse au sujet que j'ai entrepris de développer. En effet, les Baré, en raison de leur métissage avec les Blancs et les Indiens d'autres ethnies d'Amazonie, ont une cosmologie qui rassemble des dispositifs symboliques propres à ces cultures. Pourtant, la conception du monde des Baré présente une grande cohérence de représentations[1]. Il s'agit d'un syncrétisme, c'est-à-dire « le choix paradoxal de ne pas choisir, la décision déconcertante de garder tout en composant tout » (A. Mary 2000 : 13). Cette définition fait de la culture un puzzle, ouvert à de nouvelles pièces, qui, une fois insérées, font partie de l'ensemble. Autrement dit, pour utiliser l'expression de J. L. Amselle, on considère la culture comme un « réservoir » : « un ensemble de pratiques internes ou externes à un espace social donné que les acteurs sociaux mobilisent en fonction de telle ou telle conjoncture politique » (1990 : 13).

En plus, j'ai choisi de travailler sur une ethnie un peu « oubliée » de l'ethnologie du fait de son métissage, car les anthropologues sont encore parfois à la recherche d'une ethnie « pure ». En choisissant les Baré, je pense ainsi pouvoir contribuer à une meilleure connaissance de cette culture et de sa façon de gérer et de traiter certains maux non soignés par les praticiens de la biomédecine dans cette région. Au commencement de mon travail, je ne savais pas qu'il s'agirait d'un terrain aussi fertile pour étudier la mythologie, les maladies et les pratiques de guérison. Il était même difficile de trouver du matériel bibliographique sur cette ethnie, mais après les deux premiers terrains, j'ai découvert sa richesse, son histoire, ses efforts pour assumer son identité liée à la

[1] L'idée de représentation sociale utilisée ici est celle exprimée par D. Jodelet, qui me paraît plus adéquate : « une forme de connaissance, socialement élaborée et partagée, ayant une visée pratique et concourant à la construction d'une réalité commune à un ensemble social » (1999 [1989] : 53).

culture, à partir de sa situation sociopolitique et économique, et son respect de l'environnement.

Les approches

Des travaux comme ceux de G. Bateson, Géza Róheim, R. Bastide, G. Devereux, F. Laplantine, J. P. Dozon, D. Fassin, entre autres, ont insisté sur l'importance d'étudier la maladie et la guérison à partir de la réalité socioculturelle de l'individu, en observant l'être humain inséré dans sa réalité.

Quant aux études sur l'ethnie baré, les travaux d'Antonio Pérez (1985, 1988) et de S. Vidal (1993), qui ont eu l'opportunité de rencontrer de « vieux » Baré ont apporté beaucoup de données à ce travail, rendues parfois impossibles à trouver aujourd'hui en raison de la disparition des « personnages-clefs » de l'histoire de cette ethnie. Les œuvres de ces auteurs, ainsi que mes entretiens avec Antonio Pérez ont contribué à surmonter l'une des limites de ce travail : le fait d'être une ethnie en « reconstruction », dans laquelle beaucoup de données sont aujourd'hui perdues.

Le terrain

Brésil

Les enquêtes qui ont été faites chez les Baré brésiliens, dans la commune de São Gabriel da Cachoeira, se sont déroulées en 1999 et 2000 et se sont concentrées sur deux espaces : la ville de São Gabriel da Cachoeira et les communautés indigènes qui vivent sur les bords du Rio Negro. Durant le voyage au Rio Negro j'ai été accompagnée par un guide indigène, Leonardo Teles, de l'ethnie *tariano*, *leader* à l'époque de la FOIRN[1]. Les informateurs étaient des *pajés* (chamanes), des *rezadores* (guérisseurs qui soignent par la prière), des patients et leurs familles, qui avaient été soignés par eux et avaient eu des rapports avec des êtres *encantados*, ou encore qui connaissent des histoires d'ensorcellement par ces êtres.

Ainsi, j'ai travaillé dans neuf communautés (villages) indigènes et j'ai conduit des entretiens avec 36 personnes : sept guérisseurs

[1] Federação das Organizações Indígenas do Rio Negro.

(*rezadores* et *pajés*), une sage-femme, dix patients, la mère d'un patient enfant et 17 informateurs qui m'ont parlé des êtres surnaturels, des guérisons et de leurs croyances en général. En outre, plusieurs personnes m'ont donné diverses informations spontanées, sans que je les considère comme des informateurs.

Dans la Ville de São Gabriel da Cachoeira, j'ai accompagné les pratiques de deux guérisseurs et ai interviewé 17 personnes, toutes Baré, qui m'ont parlé de leur mythologie, mais aussi de maladies et de religion. À ce stade, j'ai visité aussi des endroits qui sont sacrés pour les Baré, comme des rochers et des sources curatives, des lieux de cultes, etc. Mon observation de la vie des Baré a notamment été accomplie en partageant des repas, en allant aux *arraiais* (kermesses) et à la *roça* (plantation). Je suis aussi allée avec des jeunes filles à la plage du fleuve et à proximité de lieux où « apparaissent les êtres *encantados* ».

Les *encantados* dans l'imaginaire des Baré, sont des êtres surnaturels, appelés *máwalis* ou *maíwas* qui vivent sous l'eau dans de belles villes, où ils sont des « personnes ». Certains endroits du fleuve (souvent où il y a des creux) sont plus susceptibles de les abriter, ou sont des portes d'entrée du monde *encantado*. L'ensemble de la recherche que j'ai effectuée au Brésil m'a permis de bâtir une première structure de mon travail.

Venezuela

Après les recherches sur le Brésil, je me suis aperçue qu'il était important d'étendre mes recherches au Venezuela, car je pensais que dans ce pays j'allais rencontrer des éléments plus proches de la mythologie d'origine et que je pourrais enrichir mon travail. En 2003, j'ai fait un voyage en tant qu'invitée par l'Université Centrale de Caracas, Faculté des Humanités et d'Éducation par l'intermédiaire du Professeur Ronny Velásquez.

Du côté vénézuélien, j'ai interviewé 28 personnes : 12 « patients » ou « anciens patients » et 16 informateurs en général. Les entretiens ont été réalisés dans trois villages de la région du Rio Negro et dans les villes de Puerto Ayacucho et Caracas.

En ce qui concerne les recherches réalisées à Puerto Ayacucho j'ai été accompagnée par le professeur Ronny Velásquez et par trois collaborateurs de son équipe, dont un baré. Le fait d'être en équipe a contribué à la richesse des entretiens, car chacun posait différentes questions aux informateurs. Par contre, j'ai voyagé toute seule dans les villages indiens. Je me suis présentée aux Indiens à partir des indications et des conseils donnés par le Professeur Velásquez.

Par opposition, le fait d'être seule a aussi contribué à la richesse des entretiens, car comme dans les villages brésiliens, j'ai été accueillie par des Indiens dans leur maison, comme membre de la famille et j'ai pu partager leur vie et participer à divers événements. En plus, du fait d'être la seule d'une culture extérieure sur le terrain, tout l'environnement – personnes, forêt, fleuve – m'« invitait » à plonger dans cette culture. Les questions posées étaient les mêmes que celles posées au Brésil, à la différence qu'au Venezuela, je n'ai pas interviewé de guérisseurs, car selon mes informateurs, il n'y avait plus de guérisseur baré dans les villages où je suis restée ni dans la ville de Puerto Ayacucho.

Au-delà de ces recherches réalisées dans les deux pays, je suis restée en contact avec certains des informateurs pour réaliser un complément de recherches. Outre le fait d'approfondir des données, j'avais la préoccupation de les actualiser. De plus, ce contact gardé et fréquent, en plus de contribuer à mes recherches, a beaucoup aidé à approfondir nos relations. Certains des Baré du Venezuela et du Brésil sont devenus des amis estimés.

Les langues utilisées au cours des recherches étaient le *nheengatu*[1], le portugais et l'espagnol. J'ai pratiqué l'observation participante de séances de guérissage, ainsi que des entretiens non directifs enregistrés ou non au magnétophone. Les entretiens étaient non directifs pour mieux dévoiler des croyances et rites de cette culture.

Pendant les enquêtes j'ai recueilli des prières de *pajés* et *rezadores*, des informations sur les maladies et les soins traditionnels, des histoires de patients (« confirmation » ou non de la guérison), des éléments de la mythologie et de l'histoire des Baré.

---

[1] Le *nheengatu* est la langue utilisée par ces Amérindiens (du Brésil). J'ai choisi de réaliser l'entretien dans leur langue courante. Les traductions en portugais ont été faites par des personnes de la famille ou par des voisins des interviewés.

Quant aux noms des interviewés, afin de préserver leur anonymat et pour une question de respect (sauf quand les récits sont publiés), j'utilise leurs initiales. Parfois, j'ai dû changer les dernières initiales, quand il y avait des noms qui se ressemblaient.

Méthodologie

J'ai fait une étude des pratiques thérapeutiques à partir de mon propre terrain en confrontant constamment mes données à celles que me fournissait la littérature ethnographique.

Ainsi, mon travail avait pour objectif, à partir d'éléments ethnographiques recueillis sur plusieurs terrains, l'étude et l'analyse des articulations existantes entre les représentations de la maladie – basées sur une mythologie traditionnelle diffuse et une cosmogonie particulière – et un système de santé qui comporte plusieurs niveaux (*pajés*, *rezadores*, agents de santé communautaire, médecin…). Je me suis aussi proposé de travailler sur l'efficacité du guérisseur dans le processus de guérison et la relation que l'ethnie Baré entretient avec sa propre mythologie et les entités qui composent sa cosmogonie particulière. Ainsi, au long de mon travail, j'ai examiné leur cosmologie et les catégories de maladies attachées à leurs croyances ancestrales et actuelles.

La méthodologie choisie donne de la valeur à la source orale des Indiens, le discours passe par la bouche des propres auteurs indiens, par leurs codes et donne de l'importance à la façon dont le groupe étudié valorise sa propre culture. Du fait que j'ai étudié les pratiques thérapeutiques traditionnelles, je pense que mon travail peut, a posteriori, contribuer à ce que Márcio Meira (1994) appelle la « revitalisation de la culture ».

Selon cet auteur, l'organisation indigène dans la région du Rio Negro a les objectifs suivants : la délimitation de la terre indigène ; l'implantation de politiques de santé, d'éducation et d'autosubsistance ; la revitalisation des cultures indigènes ; l'affirmation ethnique dans laquelle « l'organisation a un rôle qui unifie et renforce l'identité indigène ».

L'approche de mon travail consiste à ne pas limiter la discussion au domaine de l'anthropologie, mais à faire appel à la contribution d'autres sciences humaines, qui peuvent nous aider à l'interprétation des entretiens. Je procède aussi à un double mouvement du général au particulier et du particulier au général. Enfin, je fais des comparaisons à partir des différents groupes, pour mettre en valeur les caractéristiques particulières du groupe étudié.

Les parties sont organisées en séquence, dans la première partie, je travaille le monde invisible : les villes et les êtres *encantados* et leurs rapports avec les humains et la forêt *encantada* – le monde du dessus. Dans la deuxième partie, je traite les tabous et maladies liés aux êtres encantados : les interdits et la vulnérabilité des humains et les contacts et maladies provoquées par les *encantados*. Dans la troisième partie, j'aborde aussi des maladies, mais cette fois-ci, celles qui sont provoquées par l'être humain (autrui). Dans cette partie, je travaille aussi la dynamique syncrétique : les grâces et punitions dispensées par des Saints et la façon dont elles s'articulent avec les croyances ancestrales et actuelles. Enfin, dans la quatrième partie j'étudie les guérisseurs baré, leur formation, pratique, méthodes, rôle social, les représentations sociales des patients et praticiens de santé et la question de l'efficacité symbolique.

PREMIÈRE PARTIE

LE MONDE INVISIBLE

CHAPITRE I

LE MONDE DU DESSOUS

LES *ENCANTADOS* DE L'EAU ET LEURS LIEUX DE VIE

Deux mondes font partie de la cosmologie Baré : le monde terrestre des humains et des êtres naturels et surnaturels de la forêt, et le monde du dessous, celui des villes *encantadas*, où vivent des êtres surnaturels, appelés *máwalis* ou *maíwas*. Ces derniers sont des esprits d'eau qui peuvent *encantar* et provoquer des maladies chez les personnes : ce sont des êtres invisibles, des esprits. Dans leur monde ce sont des personnes comme nous, qui vivent dans des villes très belles sous les fleuves ou même sous ce monde (terre et eau). Ils prennent la forme d'humains ou d'animaux, et ils ont le pouvoir d'*encantar*, d'emmener la personne dans leur monde.

« Sous l'eau, c'est la terre », comme l'affirment les Baré. Ceci nous conduit à une géographie de l'« imaginaire », qui se construit à partir de la croyance en un monde d'*encantados*. En fait, il s'agit d'un univers autre qui se situe sous notre monde et qui est un double du nôtre et dans lequel on trouve tout ce qui existe dans le monde des humains : route, fleuves, villages, maisons. J'ai recueilli différents témoignages des personnes, qui ont vécu ou vivent de différentes façons avec ces êtres du monde du dessous, leur conférant la condition d'êtres réels, vivants et actifs.

Les villes de *máwalis* se situent autour des grands rapides du fleuve. Cet autre monde est semblable au nôtre, mais il est plus beau et plus riche que le nôtre. La ressemblance entre le monde surnaturel et le monde des humains apparaît dans de nombreuses mythologies, comme c'est aussi le cas, par exemple, dans les cultes afro-brésiliens. Toutefois, chez les Baré, les êtres du monde du dessous envoûtent les humains et les humains envoûtés peuvent aller dans le monde du dessous et en revenir pour le raconter, ce qui n'est pas le cas chez les Afro-brésiliens. Ainsi, plusieurs Baré qui ont été ensorcelés mentionnent que dans ces villes, il y a des maisons avec tout ce qu'il faut, des voitures, des bicyclettes.

Si les Baré affirment que ce monde du dessous est beau, ils disent qu'au-dessus, à « l'entrée » du monde *encantado* ce n'est « pas beau ». Le mot « pas beau » ici, signifie dangereux, c'est-à-dire que c'est à l'entrée que ces êtres peuvent nous envoûter. D'un autre côté, le mot « propre » est utilisé pour indiquer le dessus de ces villes *encantadas*. Souvent les Baré parlent de ces endroits pour indiquer le lieu où sont les *máwalis*. Ainsi, l'Indienne R.J. nous raconte que, à la ferme de son grand-père, il y avait un trou dans le rocher, où ils jetaient la poussière de la maison. Le lendemain le trou était propre. Les gens croyaient que c'étaient les *encantados* qui avaient nettoyé car c'était une des entrées de leur monde. Il est probable que cette propreté est liée à la notion d'hygiène très stricte dans les ethnies arawak.

De même, Temendauí (Brésil) est décrite comme une plage propre, comme si quelqu'un l'avait nettoyée, mais c'est une affaire d'*encantos* car, au-dessous de l'Île de Temendauí, se trouve une ville *encantada* très dangereuse pour les humains, d'où sortent les êtres surnaturels pour les ensorceler. Cette île se situe en aval de la ville de Santa Isabel (Brésil). La population y entend de la musique, des sons de guitare, de « cavaquinho »[1], de chants et des bruits de danses, lors de grandes fêtes des êtres *encantados*.

Temendauí c'est une des villes *encantadas* dont parlent le plus les Baré du Brésil et du Venezuela, cependant quelques Indiens du Venezuela affirment que les plus belles villes *encantadas* sont sous le fleuve Amazone[2]. Temendauí est connue comme « ville des *encantados* ». Pour J. P. Santaella, Temendauí est la capitale des *máwalis* de la région entière du Rio Negro (2004 : 138). Au Venezuela, par exemple, les villageois racontent des cas où la personne envoûtée dans ce pays a voyagé avec les *máwalis* jusqu'à Temendauí. Parfois, ils parlent de la ville[3], mais ils ne connaissent pas le village (du dessus, celui des humains) de Temendauí.

---

[1] Instrument de musique d'origine portugaise à quatre cordes pincées, de la famille de la guitare.

[2] Dans les cultes de possession au Brésil, les *encantados* sont aussi sous la mer, où il y a des *botos* et des serpents comme dans le monde *encantado* décrit par les Indiens, mais aussi des rois, princes et princesses ayant vécu sur terre. Voir, par exemple, le travail de Véronique Boyer, *Femmes et cultes de possession au Brésil : les compagnons invisibles*, Paris, L'Harmattan, 1993.

[3] La ville est du dessous et le village est du dessus.

Quelques villageois m'ont demandé des renseignements géographiques sur ce village. Cependant, d'autres la connaissent bien et même quelques Indiens ont affirmé qu'à l'embouchure du fleuve Casiquiare, à sa rencontre avec le Rio Negro, il y a une « entrée », où pour eux, existe une « route », sous le fleuve, qui va jusqu'à Temendauí.

Pendant la fête de Notre Dame de l'Immaculée Conception, de ce village, dans un grand salon de fête, des personnes connues et inconnues (*máwali* transformé en personne) arrivent de différents endroits. Des inconnus arrivent après minuit et le matin on entend le bruit des *botos* (dauphin d'eau douce) qui plongent dans l'eau : « ce sont les *máwalis* qui quittent leur ville et vont à la fête, ils sortent pour se promener », disent les Baré. Mes informateurs disent que la population de Temendauí n'a plus peur car elle est habituée à vivre avec ces êtres.

Les Baré du Venezuela et du Brésil ont de nombreux récits sur Temendauí, la ville du dessus, c'est-à-dire le village des humains, leur fête, leur travail et leur morale et le monde des *máwalis* et leur manière de se divertir parmi les humains et de les *encantar*. Ainsi, à la fête de Temendauí quatre beaux jeunes hommes dansaient. Quand le jour s'est levé, ils ont demandé l'heure et ils ont dit : « Allons-y le jour se lève ». Ils sont partis en direction du fleuve et se sont jetés dans l'eau. Après, les villageois ont vu les *toninas* (*boto*, dauphin d'eau douce) qui faisaient des tours dans le fleuve car elles étaient ivres. C'étaient les *toninas* qui s'étaient transformées en hommes.

De même, un jour la population a enfermé un homme dans une petite chambre, car il avait bu trop d'alcool. Le lendemain, quand ils ont ouvert la porte de la petite chambre, à la place de l'homme il y avait un énorme serpent. Ils ont de nouveau fermé la porte pour laisser le serpent se métamorphoser en homme et sortir.

Concernant Temendauí, des informateurs racontent que, quand les villageois de ce village vont à la plantation le matin, ils trouvent des empreintes de pieds d'adultes et d'enfants sur la plage, comme si beaucoup d'enfants y avaient joué. Ils affirment aussi que, le soir, on voit ces êtres se baigner et courir sur la plage, puis on voit les *botos* qui plongent.

Presque toutes les personnes qui ont été *encantadas*, même si elles habitent au Venezuela sont parties à la ville de Temendauí.

Ainsi, au Venezuela, un homme est parti se baigner pendant que sa femme réchauffait de la nourriture. Il a retiré ses vêtements et est rentré dans l'eau. Il a fermé les yeux et quand il les a ouverts, il était dans une autre ville. Il a été emmené par une jeune fille avec qui il est resté une semaine à Temendauí. Un *pajé* (chamane) a réussi à le ramener.

En fait, tous les renseignements sur les villes *encantadas* ont été donnés par les personnes ensorcelées. Les villageois du Venezuela racontent qu'une fois les *encantados* ont emmené un homme du rocher de Únsuda, en aval de Cucuí. Les *pajés* l'ont fait revenir et il a raconté qu'au-dessous de Temendauí c'est une grande et belle ville et qu'il y a aussi une grande ville *encantada* sous le village de Marabitanas (un des villages où j'ai fait mes recherches) : « La ville de Marabitanas est comme un *flutuante* »[1] affirment les Baré.

L'autre ville des *máwalis* se situe à l'embouchure du fleuve Pasimoni, en aval du fleuve Casiquiare (Venezuela). Les Indiens du Venezuela ont parlé aussi de *Iwanarí*[2] et de l'île *Mawituri* (île des *máwalis*, dans la langue baré, selon certains d'entre eux) qui se situe en aval de Santa Rosa de Amanadona, comme un endroit « très dangereux ». Ainsi pendant la fête de Santa Rosa de Lima de Amanadona, un petit garçon a failli être enlevé par les *encantados*. Il a disparu quand il était assis à la porte, pendant que tous dansaient. On ne s'est aperçu de sa disparition que quand on a cherché l'enfant pour le coucher. Après cela, quelqu'un a dit qu'il avait vu l'enfant qui dansait avec une petite-fille et qu'après ils étaient sortis derrière la maison des fêtes. Puis le petit-garçon est revenu. Ils l'ont trouvé tout mouillé derrière la porte. L'enfant a dit qu'il n'était pas sorti de derrière la porte. Le sorcier a précisé qu'ils ont retrouvé l'enfant parce qu'il est sorti derrière la maison et non du côté du fleuve. (Le côté du fleuve c'est le côté des *máwalis*). Le *máwali* s'est métamorphosé en cette petite-fille qui était *cachirita* (petite blanche). Les villageois croient que c'était un *máwali* car il n'y avait pas de petites blanches. La *cachirita* (gamine blanche) n'a plus jamais été vue.

---

[1] Avec des « maisons flottantes.

[2] Mot dans la langue *nheengatu*, selon quelques informateurs, dont ils ne savent d'ailleurs pas préciser la signification.

Une autre ville *encantada* très peuplée se situe au-dessous de San Carlos de Río Negro. Ainsi, l'Indienne J.R. a « visité » cette cité, lors d'un ensorcèlement : c'était le Nouvel An 2006. J.R. après le réveillon à San Carlos de Río Negro, s'en est allée avec des amies à Guarinuma (petit village en amont de San Carlos), pour danser. Là-bas elle a parlé à d'autres personnes et s'est séparée de ses amies, qui sont rentrées à San Carlos. J.R. a été alors obligée de rentrer seule vers 4h30. En chemin elle a rencontré un très bel homme *catira* (blanc), différent des personnes du lieu ; il a commencé à marcher à côté d'elle comme les font des amoureux et l'a amenée dans un grand palais d'une grande ville au-dessous de San Carlos de Río Negro. Tout y était vraiment beau. Puis, vers 6 h, en traversant un petit pont en bois enjambant une rivière, elle a glissé et a mis le pied dans l'eau, elle a ouvert les yeux, désenvoûtée, et a entendu au loin le bruit de la centrale électrique de San Carlos. Elle a dit : « Mon Dieu, où suis-je ? Faisons demi-tour ». Ils sont arrivés au port de la marine de San Carlos, elle est alors sortie de la ville du dessous, à côté du rocher (porte d'entrée de la ville des *Máwalis*). L'homme lui a dit qu'il ne pouvait pas la déposer chez elle car le jour se levait. Quand elle a regardé, l'homme avait disparu et elle s'est rendu compte que c'était un *máwali*. Aujourd'hui J.R. a peur et ne sort plus toute seule la nuit.

Nous pouvons expliquer la figure de l'*encantado* ou *encanto*, à partir des définitions qu'en donne Eduardo Galvão. Celui-ci définit l'*encantado* comme le possesseur d'une force magique surnaturelle. De fait, dit cet auteur, la croyance est que des êtres humains, des animaux ou des objets peuvent être ensorcelés par influence d'un être surnaturel de cette sorte. E. Galvão signale qu'il s'agit de la coalescence d'éléments indigènes et d'éléments d'origine européenne qui « constitue actuellement une partie intégrante et active » des croyances amazoniennes (1976 [1955] : 66).

Le même auteur nous alerte ainsi sur le fait que plusieurs croyances en Amazonie brésilienne ne sont pas autochtones, mais sont le résultat d'un syncrétisme avec les croyances européennes (durant la phase de colonisation) et les croyances africaines de l'époque de l'esclavage. Les croyances amérindiennes, européennes et africaines se mélangèrent les unes aux autres à travers le catholicisme, donnant naissance à la « religion populaire »[1] du *caboclo* (métis) amazonien. Une telle fusion crée des difficultés pour définir les croyances purement amérindiennes et les croyances comportant des éléments extérieurs.

Le *boto* par exemple, l'un des animaux les plus cités dans les récits des Baré, est mentionné par le naturaliste H. W. Bates comme l'animal à l'origine du plus grand nombre de légendes en Amazonie. Les Indiens n'en étaient probablement pas les créateurs, elles ont sans doute été élaborées par les colonisateurs portugais (1979 [1863] : 238). Aucun chroniqueur colonial ne mentionne le *boto*, ni aucun autre mythe anthropomorphique : les éléments du *boto* n'existaient pas au Brésil des XVIe et XVIIe siècles. Le *boto* a été étudié en 1790 par Alexandre Rodrigues Ferreira, le découvreur scientifique de cet animal et les premières mentions du *boto* séducteur apparaissent au XIXe siècle (L. C. Cascudo 1954 : 116).

Pour les Baré, les *encantados* sont des esprits de la nature (forêt, eau et air) qui peuvent provoquer des maladies chez les personnes. Cependant l'*encanto* peut aussi être une protection : « c'est comme un ange gardien », affirment certains Baré. Pour quelques-uns l'*encanto* peut faire du bien et du mal.

Dans la cosmologie Baré, les *encantados* (ou *encantos*) sont divisés en trois catégories : les *máwalis* (*máwaris*) ou *maíwas* qui sont les *encantados* de l'eau ; les *encantados* de la forêt que sont les *curupiras* (*salvajes*, au Venezuela) et les *waribacanas* ; enfin, les *encantados* de l'air (*massarico* et *papinguaris*). Cependant cette troisième catégorie n'est mentionnée que par une partie des Baré. Pour les autres, ce sont toujours des *máwalis*, sur terre ou en l'air.

1. Les máwalis (maíwas)

« *Les máwalis sont des gens comme nous, mais nous ne le voyons pas* » (M.D.P.).

Tous les habitants (autochtones ou non) de la région amazonienne entendent parler du *boto* (*tonina*, dauphin d'eau douce) qui ensorcelle les gens, et de la *Cobra Grande* (grand

---

[1] « Ensemble de croyances et pratiques socialement reconnues comme catholiques, que partagent surtout les non-spécialistes du sacré… » (Raymundo Heraldo Maués, *Padres, Pajés, Santos e festas : catolicismo popular e contrôle eclesiástico*, Belém, Cejup, 1995, p. 17).

serpent ; Anaconda, Serpent d'eau) qui perturbe les bateaux dans les fleuves de la région. Mais ces mythes, quand ils se développent dans les grandes villes, perdent leur structure originelle et s'enrichissent de nouvelles interprétations. Si l'on prend le mythe du *boto* on constate que, dans les grandes villes, selon ce mythe, le dauphin engrosse les femmes si elles vont au fleuve quand elles ont leurs règles, tandis que dans le mythe des populations indigènes, si la femme va au fleuve avec ses règles, cela ne signifie pas qu'elle deviendra enceinte, mais le sortilège peut frapper celle qui a enfreint le tabou (une femme ayant ses règles ne peut pas se baigner dans le fleuve) ou une autre personne présente au bord du fleuve à ce moment-là. La relation entre grossesse indésirable et dauphin d'eau douce a été très utilisée dans les villes pour justifier la situation ou même donner un autre sens au mythe. Ainsi, dans des petites villes, souvent on entend parler d'enfant de *boto*. Ce sont quelques enfants de mères célibataires ou des enfants dont on ne connait pas le père.

Les *encantados* de l'eau sont nommés par les Baré *máwali, maíwa, majuba* ou *manjuba*. *Máwali* est un terme utilisé par les Baré du Venezuela. Cette entité provient d'une famille nombreuse, c'était un dieu qui a désobéi aux autres dieux ; il est un dieu mauvais, le dieu de l'eau. *Máwali*, s'est transformé en mauvais parce qu'il était ambitieux, vivait auprès des dieux, envisageant de voler leur pouvoir. Alors, les dieux l'ont jeté à l'eau, l'ont puni en le transformant en *máwali.* Il vit dans l'eau, tire des flèches sur les personnes et sort sur terre à la recherche de victimes pour leur lancer un sortilège. Il a volé celle qui est sa femme : *Iñámaro* (raie). Elle avait ses premières règles et est partie au fleuve se baigner. *Máwali* s'est transformé en un très bel homme, qui pêchait. Il l'a séduite et l'a emmenée dans le fleuve où il l'a ensorcelée.

Dans une autre version, *Máwali* s'est marié avec *Tonina* (dauphin d'eau douce, *Amádu* en baré). *Tonina* était une femme très belle, elle était amoureuse de *Máwali*. Alors, il l'a enlevée et personne n'a pu la récupérer[1], il tomba amoureux d'elle et la transforma aussi en *máwali*. De là vient le lignage des *máwalis*.

---

[1] Une autre version dit que *Tonina* était pauvre et vieille.

Maíwa est un terme utilisé par les Baré du Brésil[1]. Ce terme vient de la langue *nheengatu.* Selon le Dicionário do Folclore Brasileiro, *Maiwa* (ou *maíua*) vient de la contraction de deux mots : *Maa* et *aíwa* : « L'être mystérieux d'où vient tout le mal. C'est la *Maíua* qui peut abîmer l'enfant qui bientôt rentrera dans la puberté et un simple regard suffit pour le rendre inutile en tout et pour toujours »[2]. La *maíwa* surgit des cendres de *Uarli* (zoologie : tamanoir)[3] – « le vieillard qui ne sut pas garder le secret » (E. Stradelli 1929 : 519 ; L. C. Cascudo 1954 : 372).

Le *maíwa* est connu aussi par les Baré du Brésil comme *majuba* ou *manjuba.* Le terme *majuba* vient certainement du tupi et c'est le nom d'une herbe de la famille des *Campanuláceas*[4]. Le mot *manjuba (*terme utilisé par quelques informateurs) a diverses significations dans la langue portugaise : il désigne plusieurs sortes de poissons téléostéens, des anchois, de la nourriture, des repas, des bancs de jeunes poissons qui cherchent les sources des fleuves, mais, aussi, le pénis.

Il n'existe pas de relation claire entre la signification de *majuba* et *manjuba* et le mot *maíwa.* Pour quelques-uns de mes informateurs ces deux termes signifient *maíwa* en portugais. Je préfère donc utiliser le terme vernaculaire : *maíwa* ou *máwali*, sauf lorsqu'il s'agit d'une citation et qu'un autre terme est utilisé par l'informateur. Il faut aussi mentionner que *maíwa* est un terme utilisé par les Baré, pour désigner la maladie et les êtres surnaturels. J'ai suivi cette même approche. Afin de mieux comprendre le texte, il faut toujours voir la signification dans le contexte de chaque phrase.

Un nouveau terme : *saruã* est utilisé au Brésil pour désigner la maladie. Les Indiens disent que ce mot a la même signification que

---

[1] Les Indiens brésiliens dont les familles sont venues du Venezuela ou les Indiens qui ont migré parlent de *máwali* pour indiquer la *maíwa* dans la langue baré.

[2] Luíz da Câmara Cascudo, *Dicionário do Folclore Brasileiro.* Rio de Janeiro, Ministério da Educação e Cultura. Instituto Nacional do Livro, 1954, p. 372 ; d'après Stradelli, 1929.

[3] *Uarli* de la langue *Baniwa*, qui veut dire fourmilier (Stradelli). En fait, il y a toute une croyance qui rapporte que le *tamandua* (fourmilier) se nourrit de fourmis, d'où son synonyme en langue portugaise « papa-formigas » (mange-fourmis), mais en réalité il se nourrit de termites. *Tamandua* en portugais veut dire aussi question morale difficile à résoudre et gros mensonge.

[4] *Sphenoclea zeylanica.*

maíwa. Cependant, ce terme n'est pas utilisé pour désigner les êtres surnaturels à la différence du mot *maíwa* ou *máwali*.

Par ailleurs, le naturaliste Alexandre Rodrigues Ferreira, dans son journal de voyage « *Diario da viagem philosophica pela Capitania de São José do Rio Negro* », Brésil (1786), mentionne que les Indiens avaient une espèce de manichéisme (ils avaient deux dieux) : « Mauari » l'auteur de tout le bien et « Sarauá », l'auteur de tout le mal (1983 [1885-88] : 615). Il se peut que le terme « saruã » soit venu du nom de ce dieu[1].

Il est intéressant de voir que les deux dieux d'autrefois « Mauari » et « Sarauá » sont devenus des dieux auteurs du mal. Les mentions de *máwali* (*maíwa*) comme auteur du bien sont rares. En plus, « Mauari » et « Sarauá » sont devenus un même dieu. Ici une modification de l'imaginaire se produit au moins deux fois, car le « manichéisme » observé chez les Indiens par le naturaliste Alexandre Rodrigues Ferreira en 1787 pourrait déjà avoir été influencé par le christianisme. Ainsi, d'un dieu ou de dieux n'exprimant ni le mal ni le bien émerge un dieu auteur du mal et l'autre auteur du bien, qui évoluent ensuite en deux dieux méchants unifiés en un seul dieu. Avec la pénétration chaque fois plus forte du christianisme, la place du dieu bon est, dans la plupart des cas, dévolue au seul Dieu chrétien.

La *maíwa* est aussi appelée « bicho do fundo » (bête du fond [du fleuve]). Malgré la terminologie et l'origine différente des deux pays (Brésil et Venezuela), *máwali* ou *maíwa* sont les mêmes êtres et tous les deux sont plutôt représentés par le dauphin d'eau douce et par la *cobra grande* (anaconda, serpent d'eau). Les *máwalis* ou *maíwas* peuvent se transformer en personnes et avoir des contacts avec les humains, comme l'exprime l'Indien R.F :

---

[1] E. Stradelli, dans son traité de vocabulaire *nheengatu*-portugais donne plusieurs significations de *saruá* : le mal que quelqu'un peut produire, même de loin, et ce qui est attendu comme conséquence naturelle et nécessite un acte quelconque, volontaire ou non, pour nuire à des personnes de la propre famille ou extérieures, mais liées de quelque manière ou sur lesquelles on peut avoir une influence quelconque, pour posséder quelque chose qui a déjà appartenu à ces personnes ; l'influence qu'un père peut avoir sur ses enfants tout de suite après l'accouchement et pendant le bas âge, en mangeant ou buvant quelque chose d'interdit ; l'influence que la femme enceinte exerce sur les choses qui l'entourent ; toutes les femelles enceintes que les chasseurs doivent laisser partir en paix (1929 : 643).

> *Majuba* c'est de la nature, c'est de l'*encanto*, c'est comme un esprit, l'esprit personne ne le voit. La *majuba* se transforme, elle se transforme en personne ou en autre chose (…) cela fait partie de la nature, alors on ne peut pas le défaire parce que ce qui est de nature ne finit jamais… pour cela c'est important que les jeunes sachent ce qu'est cela.

Au Brésil et au Venezuela, les récits concernant ces êtres sont les mêmes ou semblables : les *máwalis* ou *maíwas* vivent dans les fleuves, mais ils peuvent être en tous lieux et ensorceler les humains.

2. Quand et comment le *máwali* (*maíwa*) ensorcelle

Le *máwali* ou *maíwa* ensorcelle les personnes qui désobéissent aux prescriptions rituelles comme : manger de la nourriture crue[1] ou froide[2] ; manger sans se laver ; aller en forêt lorsqu'on fait de « mauvais » rêves dans la nuit[3] ; pour une femme quand elle a ses règles, ne pas se baigner dans le fleuve, sauf si elle est surveillée par une vieille femme ; pour l'homme, quand sa femme accouche, ne pas faire d'efforts, et pour tous les deux ne pas manger certains aliments, tels certains gibiers ou poissons. Si l'on ne guérit pas une personne qui a désobéi à un interdit, les *encantados* l'emmènent dans leur monde[4]. Le *máwali* ou *maíwa* peut aussi provoquer des maladies ou même la mort quand la personne désobéit à la nature pendant la chasse ou encore manque de respect à l'*encantado* (*máwali*), parce qu'elle ne croit pas à ces êtres.

Ainsi, les *máwalis* sont la médiation pour les choses non admises socialement ou mauvaises. Ces éléments sont évoqués par tous mes informateurs, tel que :

> Les anciens disent que dans les affluents des fleuves, il y a des *máwalis* qui *encantan* (…). À une femme ayant ses règles il n'est pas conseillé de se baigner dans le fleuve, sauf si elle est surveillée

---

[1] Le « cru » ne se réfère pas seulement à des aliments qu'on doit faire cuire pour les manger, mais à la nourriture mal cuite comme le poisson, la viande.

[2] « Manger froid » signifie manger un repas cuit non réchauffé ou mal réchauffé.

[3] Le « mauvais rêve » est, surtout, celui au cours duquel on rêve de rapports sexuels.

[4] La personne meurt, disparaît ou perd connaissance. Pour les interdictions cf. aussi J. P. Santaella 2004 : 131.

par une vieille femme. On dit que sont toujours vulnérables ceux qui mangent de la viande pas bien cuite, froide, car les *máwalis* les emmènent. *Le máwali* est en tous lieux et il est toujours en train de tirer des flèches sur les gens. On dit qu'il peut se transformer en un animal, en éclair, en brise, en beaucoup de choses. Si le *máwali* est à l'endroit du fleuve où une femme qui a ses règles se baigne, il la rend enceinte et le bébé naît handicapé, mou. On dit que le *máwali* est terrible[1], il ensorcelle, détruit, tue ou transforme les gens en des êtres ou des petites choses ; il a beaucoup de pouvoir. Les personnes sont terrifiées par les *máwalis* (L.P.B.).

Être ensorcelé par le *máwali* signifie avoir un contact avec « le monde des *encantados* ». Parfois, il emmène la personne, corps et âme. C'est le cas de l'Indienne L.O. qui dit avoir été enlevée par les *encantados* et est réapparue 15 jours après, en bonne santé[2]. Le *máwali* peut aussi emmener l'esprit de la personne qui reste vivante (« il emmène l'esprit, et le corps reste endormi »), mais aussi il « peut la tuer » pour l'emmener : un serpent peut piquer pour que les *encantos* emmènent la personne. Quand les *máwalis* emmènent l'esprit d'une personne, il laisse le corps, qu'on trouve mort. Un *encantamento* peut aussi nous transmettre quelque maladie et nous pouvons en mourir.

Les Indiens affirment que parfois on voit l'esprit de la personne qui se baigne dans le fleuve, on le voit, on pense qu'il est la personne, mais on n'arrive pas à l'attraper. Puis, on va consulter un *brujo* (sorcier) que dit que la personne est déjà morte et que ce qu'on voit est l'esprit emmené par les *máwali*s. Puis avec l'aide du *brujo* on trouve le corps de la personne.

Voyager dans le monde des *encantados* est une caractéristique de la personne qui a reçu un sort. L'autre caractéristique est la rencontre avec des personnes de cet autre monde, des êtres invisibles, dont d'autres personnes n'entendent que les pas et les bruits. Pour les familles et les voisins, la personne ensorcelée devient bizarre, absente ou même léthargique. Parfois, le terme utilisé pour cet ensorcellement, est « devenir fou » : le contact avec

---

[1] Le vocable « terrible » apparaît souvent pour désigner le *máwali*.

[2] Quand quelqu'un se perd dans la forêt, au bord du fleuve, les villageois croient que ce sont les *máwalis* qui l'ont emmené. Ainsi, mes informateurs racontent qu'un homme a disparu plusieurs jours et que, plus tard, les villageois l'ont rencontré tout seul, en train de pêcher à l'endroit même où il pêchait auparavant.

l'autre monde, quelque chose de différent, c'est le « paraître » fou pour les autres[1].

Pour emmener ou ensorceler une personne, le *máwali* peut se transformer en un proche. Ainsi, A.B. était à la fête en Santa Rosa de Amanadona, après minuit. Elle dansait et d'un coup elle est sortie de la maison des fêtes et a rencontré un garçon qui lui a donné à goûter de la *guarapita* (boisson alcoolique) qui l'a fait tomber. Plus tard ce garçon a dit que ce n'était pas lui, c'est à dire, c'était un *máwali* transformé en ce garçon. Elle est restée trois jours au lit ; quand elle marchait, elle marchait « comme une folle »[2].

Il existe quelques précautions pour ne pas être atteint par les *máwalis*. Ainsi, quand on a ses règles, pour pouvoir aller au fleuve, si l'on n'est pas accompagnée par une femme âgée, il faut faire des fumigations avec du *chicantá*[3]. Au Venezuela, on dit que les *máwalis* ont toutes sortes de plantes, sauf l'« arbre *catamajaca* »[4], alors on l'utilise pour se protéger des *máwalis*. Une autre précaution est l'ail[5] : « quand on a ses règles, il faut se passer de

---

[1] À Manaus on utilise le terme *doido* (fou) pour les personnes ivres. Ainsi, le vocable « fou » est utilisé pour désigner folie, sortilège et ivresse.

2 Chez les Baré, il y a même des récits qui justifient cette métamorphose des êtres surnaturels en une personne du village : Le grand-père de U.D. a été *encantado*. Il était à San Carlos de Río Negro, un éclair a surgi et les *toninas* l'ont emmené. Il est parti à Temendauí. Là, il est monté sur un bateau et a voyagé dans la région du rio Negro, Guainía et Casiquiare. Quand il est revenu, les personnes pleuraient et il a demandé ce qui était arrivé. Son expérience lui a permis de voir qu'au moment de « dresser le mât » (rituel des fêtes catholiques populaires), il y a des jeunes filles qui ressemblent aux autres mais qui sont des *encantos*.

[3] *Protium spp.* Cette plante est aussi connue et citée par les Baré comme *breu branco*, *caraña* et *catamajaca*.

[4] *Protium spp.* (Comme nous l'avons déjà vu, il s'agit de la même plante).

[5] L'ail pour les Baré, comme pour les Brésiliens en général, est un élément important pour éloigner les êtres surnaturels. L'ail fait partie aussi de la sorcellerie européenne et probablement son utilisation en Amérique pour éloigner les êtres surnaturels est-elle due à la colonisation. Encore par rapport à l'ail : un travailleur d'une ferme de la région du Rio Negro devient « fou ». Le propriétaire l'a enfermé dans une réserve d'ail. Le lendemain quand il a ouvert la réserve, le travailleur était bien. Il a découvert que le « fou » avait mangé beaucoup d'ail car il y avait de la paille et des morceaux d'ail partout. Reste à savoir si cette « folie » était liée aux êtres surnaturels, puisqu'il existe toute une croyance comme quoi l'ail éloigne les êtres *encantados*, ou des maladies car la médecine populaire emploie l'ail pour guérir l'hystérie et la nervosité.

l'ail aux pieds pour n'être pas atteinte par les *botos* ». Pour se protéger des *maíwas*, on peut aussi faire le signe de croix avant d'entrer dans la forêt ou dans le fleuve pour se baigner. Pour certains des Indiens (catholiques pratiquants), si on est avec Dieu, on peut marcher tranquillement dans la forêt ou rester dans l'eau sans que rien n'arrive.

Par ailleurs, les *máwalis* ramènent toujours quelqu'un pour un motif important : la recherche continue, les pleurs, la prière, le travail d'un guérisseur et quand la famille souffre beaucoup de son absence. Parfois, on peut secourir une personne avant que le *máwali* ne l'emmène dans son monde. Ainsi, l'Indienne A.R.V raconte que quand sa fille allait à la plantation, un jeune homme a mis son bras autour de sa taille. Elle est partie à la plantation, récolter de l'ananas et quand elle est rentrée à la maison, elle se sentait déjà étrange, elle voyait des fantômes. « Elle était déjà folle ». Le guérisseur a dit que cet homme était *encantado*. Il l'a soignée avec des fumigations. Elle a guéri.

Une manière que le *máwali* a d'attirer sa victime c'est de l'aider à la production (collecte de latex, par exemple) ou de lui apporter des cadeaux. Ainsi, un garçon travaillait dans le caoutchouc et une belle jeune fille est apparue pour l'aider. Avec son aide, il recueillit beaucoup de latex. Elle lui a dit de ne rien dire à ses parents. Le garçon est tombé amoureux de la jeune fille. Tous les soirs, elle l'accompagnait jusqu'au port[1]. Une semaine après le garçon a dit à ses parents : « C'est une jeune fille qui m'aide au travail ». Où est-elle ? ont demandé les parents. « Elle vient jusqu'au port et dit au revoir ». Les parents ont dit : « C'est une *máwali,* fais attention ». Le garçon n'a pas donné d'importance à ces mots car la jeune fille était d'une beauté très rare[2]. Le garçon est parti rencontrer la fille. Elle lui a reproché : « Pourquoi as-tu dit à tes parents ? Je ne t'avais pas prévenu ? Maintenant tu vas rester ici ». Le garçon a disparu pendant une semaine, la famille a amené le *pajé* qui a découvert qu'il était dans le lac de Yucuta.

---

[1] Pour les Baré et d'autres Indiens de la région, le mot « port » signifie l'endroit où accostent des pirogues, soit devant un village soit devant une unique ferme.

[2] Ainsi que les personnages des contes de fées, les *máwalis* transformés en personnes sont d'une beauté très rare.

Les personnes qui disent n'avoir jamais été atteintes par les *máwalis*, affirment n'avoir jamais enfreint les règles. Par ailleurs, la majorité des récits qui parlent de personnes *encantadas*, sont racontés par d'autres personnes : des membres de la famille, amis ou voisins. Cependant, S.G., âgé de 89 ans, du village de Solano (Venezuela) qui a été *encantado* par les *máwalis* nous raconte son expérience, en 2003.

« Il y a des années... », raconte-t-il. En fait, tout s'est passé quand il était jeune, avant son mariage, il était amoureux d'une jeune fille brésilienne, de Marabitanas et le *máwali* a pris la forme de cette fille pour l'emmener dans son monde. D'abord c'étaient de simples rêves, après, une nuit pendant qu'il rêvait, « elle » est venue le chercher avec un beau bateau et l'a emmené sous l'eau. Dans le bateau, où il y avait du monde, il est demeuré une nuit.

Cette nuit-là, selon les villageois, pendant le temps que l'esprit de S.G. voyageait, son corps est resté à la maison, il était comme évanoui, endormi dans son lit. S.G. a voyagé avec elle sous des fleuves « très lointains » ; ils ont parcouru toute une région au Brésil et au Venezuela, ils ont parcouru toutes les « belles villes sous l'eau » (*encantadas*) où « il y a des maisons, des voitures et tout ce qu'il faut ». Il a vu des gens qui dansaient, il est allé à Temendauí (la ville *encantada* brésilienne très connue par les Baré des deux pays) qu'il précise être une grande ville. Ils se sont arrêtés dans une fête. S.G. était amoureux de cette fille *encantada*, ils ont eu des rapports sexuels, il l'a mise enceinte, et deux filles *encantadas* sont nées de cette relation : Mariele et Mariana.

Pour revenir au monde des humains, il a dit aux *máwalis* qu'il allait pêcher et est revenu. À ce moment-là, le sorcier H.C. l'a guéri en utilisant des herbes. Après cette nuit-là, cette « femme » venait toutes les nuits. Ils sont restés longtemps ensemble. Ensuite, il s'est marié (dans la vie « réelle »), il n'a plus jamais vu sa femme *encantada*, mais ses filles, aujourd'hui déjà adultes, viennent de temps en temps le voir. La relation est la même entre un père et une fille humaine, elles demandent la bénédiction, parlent, etc. Il ne sait pas si ses filles *encantadas* sont des *toninas*, car il les voit comme humaines. Sa femme actuelle et ses autres enfants ne voient pas ces filles, mais ne donnent pas d'importance à cela, ils n'ont pas peur, car « jamais ils ne les ont vues », ils le croient, ce qui est le plus important pour toute la famille.

En fait, le temps du rêve, de l'imagination, du voyage de l'esprit n'est pas le temps que nous vivons. Ainsi, pendant une nuit (de notre temps) S.G. a voyagé sur tous les fleuves de la région (avec leurs villes *encantadas*), a participé à une fête et a copulé avec une fille, l'a rendue enceinte et deux filles sont nées de cette relation. Le récit de S.G. est très connu des villageois, surtout parce qu'il donne des détails sur une fête qui a réellement eu lieu, cette nuit-là, dans un des villages de la région.

S.G., après sa guérison n'a jamais vu des *máwalis* comme auparavant (transformés en personnes, sauf ses deux filles *encantadas*), mais un jour il a tiré cinq fois sur une *paca*[1] et elle n'est pas tombée et devenait chaque fois plus grande, c'est-à-dire qu'elle n'était pas une *paca* commune, mais un *máwali.* Son épouse, J.G., raconte qu'auparavant, quand elle voyageait avec son mari dans l'embouchure du fleuve Pasimoni, les *toninas* les accompagnaient et elle avait peur de les voir derrière son mari. Le motif de la poursuite, elle ne le sait pas, car son mari ne mangeait pas de la nourriture froide. Après, le sorcier l'a guéri à nouveau. Mais elle assure qu'elle s'est mariée avec lui sans être au courant de ses relations avec les êtres *encantados* : « Quand on tombe amoureuse d'un homme, on ne sait pas qui il est ». Elle l'a découvert, quand elle était enceinte de sa première fille, une voisine lui a dit : « Peut-être que vous n'allez pas avoir une *tonina*[2] ? » Pourquoi ? a-t-elle demandé. « Parce que votre mari est *encantado* ». Elle a commencé à avoir peur, J.G. est allée voir un *brujo*, qui l'a assurée qu'elle allait avoir un bébé humain qui ne serait pas *encantado.*

Bruce Albert indique que dans la cosmologie Yanomami et dans celle des Amérindiens en général, les humains et non-humains sont regroupés au sein d'un collectif unique : humains et non-humains, visibles (animaux) ou non (esprits, morts), sont dotés de facultés et de subjectivités de même nature, ils entretiennent des relations sociales (de communication, d'échange, d'agression ou de séduction) et sont ontologiquement associés et distribués dans une même économie de métamorphoses (2003 : 47).

---

[1] Rongeur, *Coelogenys paca* ou *Cuniculus paca ; lapa*, au Venezuela.

[2] Dauphin d'eau douce.

Pour revenir aux Baré, si les *máwalis* ensorcellent, ils peuvent aussi faire du bien, comme le montre le récit ci-dessous. Ainsi, le mari de L.C. est parti de la maison conjugale après 30 ans de mariage. L.C. a beaucoup souffert, elle a dit croire que quelqu'un lui avait jeté un sort, mais qu'elle « travaillait » pour le faire revenir à la maison. Des mois après elle a dit qu'elle avait réussi à le reconquérir et elle a attribué sa réussite aussi aux *máwalis* : « Les *máwalis* m'ont beaucoup aidée, les *máwalis* et la Vierge ». Cependant, la majorité des récits sur les *máwalis* recueillis dans ce travail, sont d'ensorcellement et cela est motif de crainte ; les résultats sont là pour en témoigner.

3. Les enfants des *máwalis*

Nous avons vu qu'il n'est pas conseillé à une femme ayant ses règles de se baigner dans le fleuve, sauf si elle est surveillée par une vieille femme. Si elle enfreint cet interdit et si le *máwali* est à l'endroit du fleuve où elle se baigne, il peut la mettre enceinte et le bébé naît handicapé, mou. L'autre cas d'enfant handicapé est l'enfant des personnes ensorcelées par les *máwalis*.

De même, quand on a ses règles et qu'on ne suit pas les interdictions « la *majuba* (*maíwa*) se développe dans le ventre ». Les villageois racontent plusieurs récits de femmes qui sont allées se baigner au fleuve quand elles avaient leurs règles, elles ont été enceintes et ont accouché de serpents, d'escargots, etc. Ces femmes n'avaient pas eu de rapports sexuels avec des hommes. Ainsi, J.R. raconte que son père, guérisseur, a découvert que sa voisine était enceinte d'un serpent : il a traité son ventre par succion et a retiré le serpent. De même, les villageois du Venezuela ont raconté qu'au village d'Atabapo, une femme a été enceinte des *máwalis*, elle est tombée malade et elle a accouché de trois petits *acáras*[1]. Cette femme a été guérie par le *pajé*.

Les Baré du Venezuela racontent encore le récit d'une femme qui voyageait dans un bateau et à côté de ce bateau était un énorme

---

[1] Sorte de poisson, téléostéen, qui se caractérise par le soin qu'il prend de sa progéniture, arrivant même à cacher les enfants dans sa bouche quand ils sont menacés. Ce sujet est important à mentionner car souvent les animaux *encantados* sont choisis parmi ceux qui ont quelque vertu rencontrée chez les humains.

serpent. Après quelques mois, elle s'est aperçue qu'elle était enceinte. La petite fille est née « normale », mais quand la fille a eu cinq mois, pendant que la mère la baignait, elle l'a laissée assise dans une bassine et après, elle l'a vue comme un terrible serpent. Un autre jour, pendant que la mère dormait avec l'enfant, la grand-mère est rentrée dans la chambre et a vu le serpent dans les bras de la mère, au lieu de l'enfant. Une fois, la famille l'a trouvée assise sur une poutre de la maison. La famille croit qu'elle est montée comme un serpent. La petite-fille n'a vécu que sept ans : elle se baignait au fleuve, où elle a disparu et on n'a pas réussi à la retrouver. Les villageois affirment que la fille était *máwali* parce qu'elle était « mongoloïde » et qu'elle ne parlait pas.

Ce récit, parmi plusieurs autres récoltés sur mon terrain de recherche, démontre l'ordre et la relation avec la nature. Toutes les situations en dehors de ce qui est considéré comme normal, sont attribuées aux *máwalis*[1]. Cette relation est liée à la cosmologie et à la conception du monde arawak, très liée à l'ordre. Dans la mythologie baré, le monde a été détruit parce qu'il y avait des désordres. Ainsi, un être handicapé ne peut pas entrer dans les normalités du monde et dans les explications données par la biomédecine.

Le handicap de l'enfant est une « maladie-punition », où l'individu est puni d'une faute liée à l'ordre social (F. Laplantine 1986 : 363). En outre, l'enfant handicapé est considéré comme un non humain, un enfant de *máwali*. Par exemple, les récits montrent que les enfants *máwalis* ne tétaient pas. Rappelons que téter signifie le passage de l'état de la nature à l'état de la culture. Chez les Yanomami, par exemple, un nouveau-né est considéré comme « hors statut » avant qu'il ait été allaité. Dans ce cas, il n'est pas encore un être humain, il est « une chose en transition ». Pour cela, on peut le tuer quand il présente une malformation congénitale avérée ou même lorsqu'il n'est pas désiré par ses parents.

[1] J. P. Santaella indique que les personnes portant quelque handicap sont appelées *máwari*, car il y a une croyance disant que pendant leur vie intra-utérine peuvent être survenues des interférences avec certains êtres surnaturels répugnants et indésirables (2004 : 142).

« L'infanticide devient impossible dès que l'enfant a bu une seule fois le lait maternel[1]. »

Pour revenir à la punition, c'est la punition des parents pour avoir transgressé une loi. Ce sujet du péché des parents se retrouve dans différentes cultures, dans la culture judéo-chrétienne, par exemple on voit les disciples demander à Jésus : « … qui a péché, lui ou ses parents, pour qu'il soit né aveugle ? »[2] Par ailleurs, parfois la naissance d'un enfant handicapé peut être aussi une « demi-punition » où l'enfant non humain est le résultat d'une négociation avec le *máwali*, car la plus grande punition serait de rester parmi les *máwalis*. Nous avons vu plus haut que *máwali* est aussi le résultat d'une punition, il a été puni parce il a désobéi à d'autres dieux. Ceux qui désobéissent pourront être comme les *máwalis*.

Ainsi, L.B.O. disparut pendant dix jours car il avait été emmené par les *máwalis*. Il raconta que, pour s'échapper, il avait été obligé de faire un pacte avec les *máwalis* : « toi et ta femme ne pourrez procréer un être humain. Tous tes enfants auront la marque des *máwalis*, ils seront handicapés. Si tu veux avoir un enfant normal, tu dois permettre que ta femme couche avec un autre homme ». L.B.O. est revenu mais pendant cinq ans il est resté ensorcelé et lui et sa femme ont eu trois enfants (deux garçons et une fille) qui n'ont pas vécu, ils étaient handicapés et pour les villageois, c'étaient des enfants d'*encanto*, à cause des rapports de L.B.O. avec les *máwalis*. La fille a vécu jusqu'à trois ans et les garçons sont décédés plus tôt, à un an.

La femme de L.B.O. raconte : « Ils ne tétaient pas, ne restaient pas assis, ne parlaient pas, ne pleuraient pas, leurs corps étaient mous. Les enfants de *máwalis* ne sentent pas leurs corps, un jour un des miens est tombé et s'est cogné la tête contre une pierre et n'a pas pleuré ». Pour elle, les enfants de *máwalis* ne survivent pas, ils décèdent encore petits et ils sont beaux. Elle ajoute que les siens étaient beaux : blancs, des cheveux blonds, tandis qu'elle et son mari sont des Indiens.

---

[1] Jacques Lizot, *Le cercle des feux : faits et dits des Indiens Yanomami*, Paris, Éd. du Seuil, 1976, p. 25.

[2] L'Évangile selon saint Jean, 9, 1-3.

Par rapport aux enfants, auparavant, les jumeaux eux aussi étaient considérés comme hors règle. Ainsi, L.P.B. raconte qu'auparavant, quand les femmes avaient deux bébés, elles pensaient que l'un était méchant, que c'était le diable, et l'autre normal. Alors, elles emmenaient le plus beau et l'autre, elles le laissaient saigner, pour que les fourmis le mangent, elles l'enterraient ou le jetaient aux piranhas, aux poissons carnivores. Le plus sain et celui du sexe masculin était le préféré...

Comme nous le savons, la majorité des cultures donnent de l'importance aux jumeaux et tout ce qu'ils évoquent consciemment ou inconsciemment. Les jumeaux expriment souvent l'intervention de l'au-delà et la dualité et ils peuvent être bénéfiques ou maléfiques ou l'un bon et l'autre mauvais comme dans quelques ethnies de l'Amérique du Sud, y compris les Baré.

M. Augras, dans son article « Les jumeaux et la mort », sur la culture afro-brésilienne, fait un rapport entre les jumeaux et les enfants « nés pour la mort » (des enfants d'une même famille qui naissent et meurent successivement, ce qui pour les Yorubas évoque le même enfant qui meurt et renaît continuellement). Pour cet auteur, les jumeaux et les enfants nés dans des circonstances anormales font partie de « la même communauté que les enfants nés-pour-mourir », des « communautés des enfants de l'au-delà, c'est-à-dire, de ceux qui semblent condamnés à n'être que l'expression d'un pur désir fantasmatique » (1990-1991 : 5-17).

Nous avons vu plus haut, à partir des récits, que chez les Baré, les enfants « anormaux » ne sont pas seulement considérés comme des enfants de *máwalis*, mais aussi des enfants « nés pour mourir ».

4. Les « animaux » máwalis

Les Baré du Brésil et du Venezuela font entrer dans la catégorie des *maíwas*, le *boto* (dauphin d'eau douce), le serpent, le poisson *laulao* ou *valentón* (piraíba ; *Brachyplatystoma filamentosum*), la raie[1], le *muçum* (anguille d'eau douce), le *cajaro* (poisson ; *Phractocephalus hemiliopterus*), et encore le serpent-corail

[1] *Iñámaro* en baré. La raie fait partie de la mythologie baré : la raie a élevé le héros civilisateur Cuámate et, dans une des versions sur le dieu *máwali*, elle était sa femme.

(*Micrurus spp.*). Quelques Indiens parlent encore du poisson *puraqué* (*temblador* ; poisson électrique ; *Electrophorus electricus*)[1] « grand comme une *maíwa* ».

Les Baré du Venezuela, parlent aussi d'un âne d'eau (une sorte d'âne marin, mais d'eau douce)[2] et du « crapaud » *áparo* (une sorte de grenouille ; *Suriname toad*, *Pipa pipa*) qui, selon la mythologie baré, était un jeune garçon dont la fiancée a été décapitée par les membres de son village qui ne voulaient pas l'union des deux jeunes gens. *Aparo* pleure encore aujourd'hui sa fiancée perdue. L'*áparo* remonte le fleuve, les jours de froid de juin et juillet. À cette époque, la pluie est très fine et on dit que ce sont les larmes d'*Aparo* qui pleure à la recherche de sa fiancée. Cependant, *Aparo* est pour les Baré une divinité bénéfique, liée au cycle de la fertilité (H. Solano de Chacín, 1975 : 28-29 ; A. Pérez, 1988 : 466)[3].

Pour les *Warekena*, *áparo* est un *máwali*, il remonte le fleuve pendant une semaine avec tous ses équipements (*catumares*, *watura*, *canalete*[4], etc.) et quand il revient, quand il commence à faire froid, il laisse au bord du fleuve ses objets. Un de ces objets est le *canalete* (rame) d'*áparo*[5]. Les *Warekena* utilisent aussi l'*áparo* pour des actes bénéfiques : des femmes boivent de l'eau dans ces grenouilles aplaties comme récipient, pour ne pas avoir le gros ventre quand elles deviendront enceintes et des petits garçons y boivent de l'eau pour ne pas devenir pansus (O. González 1980 :

---

[1] Pour certains de mes informateurs, ce poisson n'est pas *encantado*, il est seulement un animal dangereux. Il faut faire attention de ne pas entrer en contact avec lui car sa blessure est très grave.

[2] Les Baré croient que, dans le port de San Carlos de Río Negro, il y a des êtres *encantados* comme une raie gigantesque, un âne d'eau et d'autres animaux immenses. Ils racontent qu'il y a quelque temps, une péniche étrangère stationnait au port avec un plongeur qui cherchait de l'or (*garimpo*). Il est resté cinq minutes au fond de l'eau et est remonté. Ensuite, il a eu de la fièvre et n'a plus jamais voulu redescendre et n'a jamais parlé de ce qu'il avait vu. De ce fait, les Baré pensent qu'il a vu des *encantados*.

[3] Avec le temps et l'influence européenne, le mythe d'*Aparo* se transforme en légende, un mélange des personnages de la création baré et des contes de fées : *Aparo* est un prince qui vole une princesse d'un autre royaume. La princesse est récupérée, et *Aparo* est transformé en crapaud (légende publiée par M. Henríquez, 1994 : 209-210).

[4] Qui signifient, respectivement, panier pour transporter le manioc ; panier ; rame.

[5] *Canalete de áparo* (*remo de arú*) est probablement une lance de cérémonie (A. Pérez, 2008, communication personnelle).

108). La vidéo documentaire « Somos Baré » (2006) montre cette dernière utilisation aussi parmi les Baré.

Parmi les animaux redoutés, les *toninas* (*botos*) sont les plus craints. Après viennent les serpents d'eau qui peuvent atteindre 12 mètres. Cependant, pour certains Baré, tout ce qu'il y a sous l'eau est *encantado*. Pour quelques-uns, les poissons sont des enfants des *máwalis* et pour d'autres, comme des objets personnels des *máwalis* : la raie en est le chapeau[1], le hareng la chemise, les grands serpents sont des autobus (cf. aussi J. P. Santaella 2004 : 138). Chaque animal représente un double de la culture des humains. Ainsi, M.M. a été *encantado* et quand il est retourné à « la vie normale », il a apporté des souvenirs à sa femme. Il lui a dit : « Tiens, j'ai un souvenir pour toi ». La femme a demandé : « Où est-il ? » M.M. est resté muet, car les colliers qu'il avait en main étaient devenus des serpents. Ensuite, il a raconté à tout le monde ses voyages à travers le Brésil et le Venezuela, y compris le village de Temendauí.

Pour les Baré du Venezuela, les *máwalis* peuvent être en tous lieux, se transformer en animal, en éclair, en brise, en papillon, en un fruit savoureux, en un bel homme. Cependant, la représentation du *máwali* est plutôt la *tonina* (*boto*, avec qui le dieu *máwali* s'était marié), mais aussi le serpent d'eau et quelques poissons. De plus, ces êtres, quand ils sont dans l'eau, sont des animaux et quand ils sont sur terre peuvent se transformer en humains.

On voit ainsi, une anthropomorphisation du monde animal : « si les êtres de la nature sont anthropomorphiques, c'est parce que leurs facultés sensibles sont postulées identiques à celles des hommes, même si leur apparence ne l'est pas » (P. Descola 1986 : 120). En général, dans les cultures totémiques, les animaux ont le statut de personne, nous allons voir au cours de ce travail que les êtres surnaturels sont des « personnes » dans leur monde et sur terre nous les voyons comme des animaux : *boto*, serpent ; « nous les voyons transformés en humains quand ils sont là pour nous *encantar* ».

---

[1] Les Baré du Brésil ne mangent pas ce poisson. Au Venezuela j'ai rencontré des personnes qui mangent de la raie, mais elles affirment aussi que la raie est *encantada*, qu'elle est le chapeau des *máwalis*.

Je décrirai ci-dessous quelques êtres-*máwalis* et des expériences des Baré avec ces êtres.

Le boto (tonina, dauphin d'eau douce)

La relation entre les humains et les dauphins est très ancienne, la Grèce antique honorait les dauphins comme des dieux et un sanctuaire avait été édifié au Dieu Dauphin. Les Maori (peuple du Pacifique sud), considéraient les dauphins comme des messagers des Dieux. Le nom dauphin, vient du grec « delphis » qui signifie « esprit de la mer ». Dans l'antiquité, ce cétacé était réputé pour sa capacité à guider les bateaux égarés et à sauver les naufragés.

Le dauphin d'eau douce, est nommé au Brésil *boto*, et au Venezuela, *tonina*. Dans mes recherches les Indiens mentionnent deux espèces : le *boto* rose (*Inia geoffrensis*), plus connu en Amazonie comme *boto* rouge, et le gris (*Sotalia fluviatilis),* plus connu comme *boto* noir ou *boto tucuxi.* Le boto *Inia geoffrensis* mesure de 1,80 à 2,50 m et pèse de 90 à 150 kg et le *boto Sotalia fluviatilis* mesure de 1,70 à 2,20 m et son poids moyen est de 60 kg. À partir de cette caractéristique, ils sont distingués en grand *boto* et petit *boto.*

En Amazonie, parfois, le *boto* rouge est considéré comme méchant et le noir comme bon. En effet, des études sur les dauphins ont confirmé leur rôle dans le sauvetage des personnes, mais il existe des cas où les dauphins se sont avérés dangereux : en retirant une personne de la zone de sécurité de baignade et en la maintenant au-dessous de la surface de l'eau. Cependant, aucun humain n'aurait été tué par des dauphins.

Mes informateurs parlent aussi de l'action bienveillante des *botos* noirs, en affirmant qu'ils sauvent les personnes quand une pirogue coule, mais les *botos* sont considérés avec crainte, car s'ils aident les personnes en les emmenant sur les bords du fleuve après un naufrage (il existe de nombreux récits de sauvetage), ils peuvent aussi ensorceler et emmener les humains dans leur monde. Pour ces Indiens tous sont des *máwalis*. Généralement pour les Baré les *máwalis* ne sont ni bons ni mauvais. Pour d'autres, comme pour M.L.C., par exemple, les *máwalis* étant des personnes, sont bons si on se conduit bien et méchants si on fait de bêtises.

Le *boto* est « connu » en Amazonie brésilienne en général comme un être qui se transforme en un beau jeune homme blanc, vêtu de blanc[1] et portant un chapeau (pour couvrir le trou qu'il a sur la tête). À l'époque de la pleine lune, il sort de l'eau et va aux fêtes des villages, pour rencontrer les jeunes filles et les femmes. Il va aussi dans les maisons, en l'absence du père ou du mari et met les femmes enceintes. Quelques-uns affirment que nous voyons ces êtres comme des *botos*, mais que ce sont des personnes. D'autres disent qu'ils se métamorphosent seulement en cas de besoin : « quand il y a dans le fleuve des rapides qu'ils ne peuvent pas passer, ils sortent de l'eau et marchent sur la terre »[2].

Les Baré du Venezuela ne parlent pas de la caractéristique de la *tonina* transformée en homme, indiquée par le trou dans la tête, cependant ils disent que les *máwalis* n'ont pas de nombril, ils ont le ventre lisse. En fait, pour eux, c'est ce qui différencie les *máwalis* des humains : les *máwalis* ne naissent pas d'une femme. Par ailleurs, si les Baré affirment que les *máwalis* ne naissent pas d'une femme, ils disent ne pas savoir comment ils naissent. L'unique information donnée par les Baré à ce sujet c'est que les *toninas* accouchent de leurs bébés sur terre et non, comme il est prouvé, dans l'eau, que les bébés pleurent comme des bébés humains et que la femelle de la *tonina* est semblable à une femme[3].

Pour revenir à la question du nombril, chez les Baré du Venezuela, celui-ci est un motif utilisé pour différencier un *máwali* transformé en personne d'un être humain. Ainsi, J.G.J. nous raconte que les gens, quand ils sont dans une fête et voient un étranger différent des gens du lieu, essayent de voir s'il a un nombril : « s'il n'en a pas, c'est un *máwali*, s'il en a, c'est une

---

[1] Le blanc était la couleur préférée des hommes pour les habits de fête (G. Galvão : 1953 : 6).

[2] La métamorphose du *boto* apparaît dans une version du mythe du héros civilisateur baré Poronominare : le *boto* se transforme en une personne et guérit le héros civilisateur (A. B. Amorim 1987 [1926] : 139). Cependant, dans ce mythe, le *boto* ne possède pas un côté séducteur, cette fonction-là est attribuée à Poronominare.

[3] En fait, des études sur le dauphin indiquent que les organes sexuels de la femelle sont semblables à ceux des autres mammifères. L'ouverture génitale est dans le ventre, où se trouvent les organes génitaux. À côté de cette ouverture, se trouvent, les deux glandes mammaires, avec les mamelons qui deviennent évidents pendant la période d'allaitement.

personne ». De même, comme nous le savons, le *máwali* pour tromper une personne peut se métamorphoser en se montrant sous les traits d'un proche. Ainsi, quand les Baré du Venezuela rencontrent une personne en forêt, s'ils doutent de son identité, ils essayent de voir si elle a un nombril.

Le fait de ne pas avoir de nombril est un signe pour indiquer qu'un être n'est pas humain. D'autres ethnies ont cette même indication. Chez les *Wauja* (ethnie du Parc indigène du Xingu), par exemple, leurs ancêtres Kwamutõ et les Yerupoho n'avaient pas de nombril, ce qui signifie que la formation du corps de ces êtres n'est pas passée par les mêmes processus, qui correspondent à la formation de l'être humain, c'est-à-dire qu'ils ne sont pas le résultat d'une gestation (A. Barcelos Neto, 2006 : 14).

Une autre caractéristique qui différencie le *máwali* des humains est l'odeur car les *encantos* sont « parfumés ». A.R.V. a déjà vu trois jeunes garçons, blancs et habillés en blanc également. Ils étaient parfumés et avaient les cheveux bien coiffés. « Le parfum qu'ils ont, les humains ne l'ont pas ».

Les caractéristiques différentes du *boto* transformé en humain (trou de la tête et manque de nombril), sont très importantes, car elles sont liées à la biologie de l'animal. Par rapport au trou dans la tête, le dauphin a une tête avec un front bombé ou melon et un bec effilé ou rostre et porte sur le sommet de la tête une unique narine, appelée « évent », qui reste fermée sous l'eau, avec une fonction uniquement respiratoire. C'est de là que vient l'analogie du trou qui ne se referme pas quand le *boto* est transformé en humain. Quant au nombril, les Indiens affirment que les *máwalis* sont lisses. En fait, les dauphins sont lisses et comme je l'ai dit plus haut, les organes sexuels du dauphin femelle se trouvent dans le ventre. Le mâle possède un grand pénis interne qui émerge au moment de l'érection, et des testicules internes. En plus, le cordon ombilical des nouveau-nés tombe tout seul, et ne forme pas un nombril comme chez les humains.

Tout cela correspond à des signes pour différencier les *máwalis* des humains. Mais pourquoi le trou de la tête mentionné au Brésil et le nombril au Venezuela ? Il faut considérer qu'en Amazonie brésilienne la représentation du *boto* est presque devenue une image folklorique : un homme vêtu de blanc avec un chapeau sur la tête. Cette image a aussi influencé la mythologie baré d'aujourd'hui.

Une autre question à considérer est l'écholocation des dauphins : pour communiquer et chasser, ils émettent des « clicks ». La fréquence de ces clicks est de presque 300 par seconde. Le dauphin diffuse un puissant faisceau acoustique, qui rebondit sur un objet et lui revient comme un écho, lui permettant de déterminer la position, la taille et la distance de cet objet. Ce sont les échos perçus par le tympan et analysés par le cerveau qui fournissent au dauphin une image acoustique de l'objet rencontré et lui permettent, par exemple, de déceler des bancs de poissons à plusieurs centaines de mètres. Ce système de sonar permet aussi aux dauphins de communiquer entre eux en cas de danger ou lors de la période de reproduction.

Nous allons voir au cours de ce travail que les animaux cités par les Baré comme étant des êtres *encantados* possèdent des caractéristiques spéciales. Le *boto* possédant l'écholocation, dont sont incapables les humains à l'état naturel, sera considéré comme surnaturel. Quant à la caractéristique du *boto* transformé en personne qui se manifeste par le parfum et la coiffure, elle indique le *máwali* comme une « personne » de la ville et non de la terre indienne. En fait, dans la majorité des cas, cet homme ou cette femme en qui le *máwali* se transforme est blanc : « Les *máwalis* sont blancs, ils sont *'curungo'* [blanc, étranger]. Il y a le mâle et la femelle »[1].

C. Severi met en rapport les images de l'homme blanc et les conflits historiques entre Indiens et Blancs (2000 : 121-155). On peut illustrer ce rapport avec la description de cette Indienne :

> Quand il [papa] allait avec maman à la plantation, d'un côté [de la pirogue] allait une *bota* [féminin du *boto*] blanche, de l'autre allait une noire, mais si noire qu'elle faisait peur. Et nous demandions au papa : « Qu'est-ce que cela signifie ? » « La noire est l'esclave de la blanche », il répondait. « Cette blanche est une reine et son

---

[1] Pour une petite minorité des Baré, les *toninas* sont comme des personnes : blancs, blonds, noirs, bruns.

palais est dans le bassin du Casiquiare » [à la frontière vénézuélienne][1]...

En réalité, les *botos* noirs nagent à côté des *botos* rouges (blancs) et les petits des deux sortes de *botos* jouent ensemble. Cependant, le plus important pour nous c'est la relation faite par le père du récit entre le noir et le blanc. La représentation des Noirs est ici une catégorie d'exploités, l'esclave du moment de la conquête. Pour C. Severi,

> il y a au moins deux manières de construire des mémoires sociales : l'une opère vers la narration (et renouvellement continu) d'une série d'histoires ; l'autre, toujours attachée à l'élaboration de la mémoire rituelle, tend à créer un nombre relativement stable d'images chaque fois plus complexes, chaque fois plus « chargées » de significations et chaque fois plus persistantes au cours du temps (2000 : 147).

La relation entre la couleur et la condition sociale apparaît aussi dans la représentation de la maladie (ensorcellement et vol de l'esprit). Par exemple, le guérisseur O.L.A. décrit comment il a rencontré l'esprit de son enfant volé par les *encantados*. Pendant qu'il dormait, il a vu que le rocher du port privé de sa ferme est une grande maison des *encantados*. Quand il « a ouvert » la porte, il a vu que la maison était belle et il y avait « tout dedans » : cuisinière, lit, etc. Il y avait une dame blanche, aux cheveux blonds et une dame noire, sa domestique, qui avait dans les bras son enfant.

Toutes les représentations du *boto* en tant qu'être surnaturel métamorphosé en homme ou femme sont liées à la couleur blanche, à la manière de vivre des Blancs et à la vie urbaine. Ces êtres sont mentionnés comme blancs : leurs maisons sont des palais ; leur mobilier est « beau » ; ils n'ont pas de petits villages, mais de grandes villes ; dans leurs habitations il y a toutes sortes de nourritures et en grande quantité.

Si la relation avec des êtres *encantados* fascine, elle comporte aussi un danger : la mort. Une fois ensorcelé, on ne peut rien manger dans ce palais, car ce serait le non-retour ; le contact avec ces êtres engendre une sorte d'isolement par rapport au monde

---

[1] Indienne Baré. Entretien réalisé pour le mémoire de master en psychologie sociale. *In* A. de Morais. *Desenraizamento cultural e desestruturação mental : o caso amazônico*, p. 125.

humain ; avoir des relations avec ces êtres signifie une courte vie ici et maintenant, puisque si le *pajé* ne guérit pas bientôt la personne ensorcelée, ces êtres viennent la chercher et l'emmènent dans le monde surnaturel.

Ce danger et cette fascination peuvent aussi représenter la relation des Indiens avec la colonisation : le choc entre deux cultures, le danger, la mort. Les Baré se sont beaucoup métissés avec des Blancs et à un moment de l'histoire, ils ont même renié leur identité. Vivre parmi les Blancs, voire se mélanger, donnait un statut plus élevé aux Baré. Ainsi, quelques informateurs ont mentionné que, parfois, des Indiens d'autres ethnies se faisaient passer pour des Baré pour se libérer des préjugés. Cependant, le mélange des Baré avec les Blancs a eu un prix : ils ont perdu des éléments de leur propre culture, ce qui constituait « leur identité indigène » et ont été exploités et utilisés par les Blancs. Le métissage est un couteau à double tranchant dont les Indiens ne peuvent que difficilement se délivrer.

Pour montrer l'ambivalence de tous ces êtres « surnaturels », il est important de signaler que le *boto* peut aussi être utilisé comme médicament ou objet magique : la dent du *boto* est un médicament contre la bronchite, l'huile de *boto* est utilisée pour guérir certaines maladies, surtout le rhumatisme (Nunes Pereira, 1967 : 394), l'on incruste l'œil du *boto* dans la culasse du fusil de chasse pour le rendre plus efficace (A. Pérez, communication personnelle, 2008) et on retire l'œil du *boto* pour que le *pajé* fasse une préparation pour attirer des femmes[1]. Pour l'Indien P. Y., « si l'on regarde une jeune fille avec l'œil de *tonina*, on peut l'ensorceler et elle répond à l'amour. Mais quand une personne tue une *tonina*, elle ne survit pas, car la *tonina* l'ensorcelle et l'emmène dans son monde ».

En fait, des villageois du Brésil racontent qu'un homme a tiré sur un *boto* et après il est devenu « fou ». Après six jours, les « copains » de ce *boto* (femelle), sont venus chercher cet homme et l'ont emmené au fond du fleuve. Là-bas, il est resté quatre jours. Quand il est arrivé au fond il a vu une belle fille couchée sur un beau lit. Il l'a vue comme femme, non comme *boto*. Le médecin

---

[1] G. Galvão indique que l'œil de *boto* est l'un des talismans les plus recherchés pour faciliter des relations amoureuses. L'auteur mentionne aussi que la viande de *boto* est un médicament contre la lèpre (1953 : 7).

(du monde *encantado*) a dit : « Écoute, si elle décède tu ne retournes plus sur ta terre ». De fait cet homme a disparu pendant ces quatre jours, après être allé au fleuve prendre son bain. Pour mes informateurs, il est guéri car il avait un bon guérisseur, un bon *sacaca*[1], mais aussi parce que la fille (*boto*) n'est pas décédée.

On ne peut pas tuer le *boto* (*tonina*), car selon certains Baré, il est le représentant des *máwalis* qui sont immortels et comme nous avons vu, dans la mythologie, la *tonina* est la femme du dieu *Máwali*. Le naturaliste anglais Henry Walter Bates raconte qu'il fallut des années pour convaincre un pêcheur de harponner un *boto* pour sa collection ; il réussit à avoir la collaboration d'une personne après avoir proposé une grande récompense à un moment où elle avait des problèmes financiers, mais cette personne a regretté toute sa vie d'avoir accepté d'exécuter le service, affirmant que sa chance l'avait quittée à partir de ce jour-là (1979 [1863] : 238).

Le **cobra grande** *(grand serpent, anaconda) et autres*

> *– Ma fille, tu vois dans l'eau ce tronc d'arbre qui, quand les gens voyagent, touche le bateau et le fait plonger ?*
> *– Mamie ce n'est pas un tronc d'arbre.*
> *– Si.*
> *– Quand j'ai regardé à nouveau, j'ai vu la peau du Serpent…* (M.L.A).

Ainsi, M.L.A. m'a raconté qu'elle est partie plus près du fleuve pour voir ce serpent, tout à coup elle a vu l'eau qui montait et descendait à cause du mouvement du serpent. Il était six heures du soir. Quand les pêcheurs passent à cet endroit du Rio Negro et voient ce serpent, ils pensent que c'est un tronc d'arbre, un rocher, et là-bas il y a un creux du fleuve et des personnes disparaissent dans ce creux. Ce creux était à l'origine petit (on le voyait quand le

---

[1] *Sacaca* : Du tupi *saka'ka*. En Amazonie, sorcier. Grand sorcier pour quelques Baré du Brésil. Les informateurs nomment *sacaca* un grand guérisseur et aussi un guérisseur *caboclo* qui, normalement, mélange les cultures indigène et blanche. *Sacaca* est aussi défini comme un chamane puissant capable de se transformer physiquement en êtres aquatiques pour voyager sous l'eau dans les villes enchantées (C. Slater ; J.-P. Chaumeil 2000 [1983] 318).

fleuve était à sec), puis il est devenu plus grand, « les vieux affirment que c'est la bête qui est là et a eu besoin de plus d'espace pour y demeurer ». Le soir où le creux s'est agrandi, il y a eu une grande tempête. Le lendemain, les habitants se sont aperçus qu'une partie de la plage avait disparu.

Le *Cobra Grande* est le serpent constricteur anaconda (*Eunectes murinos*)[1]. Les Baré du Brésil utilisent le terme *cobra grande*, *sucuri*[2] et *sucuriju*[3] et ceux du Venezuela, *culebra de agua* (serpent d'eau). Dans les deux pays, ce serpent qui peut atteindre dix mètres de longueur et qui avale des animaux après en avoir trituré les os par compression musculaire, est considéré comme un être surnaturel, comme on le voit dans les paroles de l'Indien F.A.G. : « Le *sucuriju* est une *majuba*. Le boa aussi. Le *sucuriju*, si on le coupe par la moitié et si on le laisse coupé, le lendemain on va le voir et il est déjà ressoudé. La graisse de *sucuriju* soigne les blessures qui se referment tout de suite »[4].

La représentation du *Cobra Grande* est celle d'un maître de rivière, d'un roi de palais :

> Dans cette légende, un palais existe sous le rocher (…) et le roi est la *Cobra Grande* (…). Chaque rivière avec des ponts est une issue du palais. (…) Quand une femme avait ses règles, si elle passait dans une de ces rues [rivières] de sortie du palais, au moment où passait un *encanto* [*maíwa*], quelque chose lui survenait : une hémorragie, une douleur, quelque autre mal (L.B.R.).

Le serpent est souvent considéré comme la « mère »[5] de l'*igarapé*[6]. La « mère » de l'*igarapé* est décrite par l'informatrice

---

[1] On ne peut pas confondre le mot « cobra » en portugais avec le mot « cobra » en français : serpent venimeux d'Asie et d'Afrique du genre naja, dont certaines espèces dépassent 4 m de long. Le « *cobra grande* » n'est pas un serpent venimeux, mais constricteur.

[2] Du Tupi suku'ri.

[3] D'autres termes sont utilisés au Brésil : *sucuriú, sucuruju, sucurijuba, sucurujuba, boiaçu, boiguaçu, boiuçu, boioçu, boiçu, boiúna, boitiapóia, arigbóia, anaconda, viborão.*

[4] L.B.R., aide-soignant, a eu l'occasion d'utiliser ce remède au Dispensaire de santé, en substitution à la pommade *fibrase* (*clorafenicol, dnase et fibrinolysina*), à la demande du patient. Pour L.B.R., l'effet est le même : la reconstitution de la peau et la cicatrisation.

[5] Esprit, maître.

[6] Du tupi, *íara'pe* : chemin de pirogue ; bras de rivière.

A.B., comme une énorme *sucuriju* que son voisin rencontra en traversant la rivière. Les serpents sont présents dans nos récits, le *cobra grande* étant l'un des plus redoutés car il fait plonger les bateaux. Ainsi, un soir, F.I.D. est entré dans la rivière pour pêcher, il a trouvé comme un grand tronc d'arbre sans feuilles au milieu du fleuve, il a rebroussé chemin par peur. Le lendemain, il est retourné pour voir : le tronc d'arbre n'était plus là, cela veut dire que ce n'était pas un tronc d'arbre mais un énorme *sucuriju*.

Cependant, le *Cobra Grande* est utilisé aussi pour faire le bien. Si parmi les *Bavenda* (Afrique du Sud), un sorcier peut transformer une liane grimpante en serpent en la « frottant avec une certaine médecine », et en faire son instrument pour la sorcellerie (H. A. Stayt 1932 : 277 ; L. Levy-Bruhl, 1963 : 281), en Amazonie une plante grimpante aussi, qui s'appelle *jibóia*[1], peut être transformée en serpent, cependant elle ne sera pas utilisée pour la sorcellerie mais pour protéger la maison. On peut avoir aussi, à l'inverse, un serpent qui se transforme en plante. Ainsi, le serpent d'eau (anaconda) se transforme en culture de *moriche*[2], c'est pourquoi une femme ayant ses règles ne peut pas en manger.

La représentation du *Cobra Grande*, est faite à travers des rochers. Ce sont des rochers ou pierres qu'on doit respecter. Une femme ne peut pas enjamber certains rochers quand elle est indisposée. Par ailleurs, on peut demander des grâces aux rochers :

> Ainsi même dans la région du Xié il y a un rocher *cobra grande*, on demande aussi à cet animal tout ce qu'on veut. Tout peut amener cet effet, si on a la foi ! Principalement nous, jamais on a été malade dans nos vies, jamais nous n'avons été mordus par le serpent, car nous avons demandé la protection de ces *encantados*, hein, ces *encantados*, je les appelle *maíwa* (A.R.V.).

Le piraíba (laulao, valentón)

Le vocable *piraíba* vient du tupi : *pira'iwa* (*pi'ra* : poisson ; *a'iwa* : mauvais). Poisson téléostéen *siluriforme* de la famille des *pimelodidae* (*Brachyplatystoma filamentosum*), à une très grande tête et une bouche, dans laquelle le maxillaire est plus important

---

[1] Du tupi Y'bói ; boa. C'est le nom que l'on donne au « boa » dans la langue portugaise du Brésil.

[2] Palmier ; *Mauritia flexuosa*.

que la mandibule. C'est le plus grand poisson à cuir (peau lisse) du Brésil, qui peut mesurer jusqu'à trois mètres et peser plus de 150 kg. En général, il est de couleur foncée, mais il y a des exemplaires clairs et dorés. Les jeunes sont plus appréciés en cuisine (synonyme : *piratinga*, *piranambu*). En Amazonie, il y a une légende disant que le *piraíba* avale les enfants et attaque des personnes adultes. Les Baré du Venezuela l'appellent aussi *laulao* ou *valentón*.

Pour la majorité des Baré ce poisson est *encantado*. Au Venezuela, les villageois racontent qu'un homme a pêché un *valentón* et a été ensorcelé. Il est parti vivre sous l'eau pendant huit jours. Il est arrivé jusqu'à Temendauí (la ville *encantada* déjà évoquée). De même, L.C. raconte le cas de son frère qui est parti pêcher le *laulao* sur le Rio Negro, il a vu un très grand *valentón* et, après, un serpent sur le rocher. Depuis ce jour-là, il ne pouvait pas sortir pour pêcher car il voyait des femmes. Il disait que quand il y avait des tempêtes, le bateau des *encantos* venait pour le chercher. Il voyait toujours deux femmes qui venaient se baigner sur le rocher. C'était des serpents.

Au Brésil, les villageois ont raconté l'histoire de F.T.O. qui, petit, a mangé un petit morceau cru de la *piraíba*, lorsqu'on la préparait. L'enfant a commencé à avoir de la diarrhée. Alors qu'il était en train de mourir, on l'a emmené chez le *pajé*, qui a traité son ventre par succion et a retiré deux petites *piraíbas* et l'enfant a guéri.

Au Brésil encore, L.B.R a raconté l'ensorcellement de son grand-père par le piraíba. Cet homme pêchait beaucoup et le poisson qu'il préférait pêcher c'était le *piraíba*, qu'on pêche dans le creux du fleuve. Tous les soirs il pêchait cinq, six, sept *piraíbas*. Un soir, il a tiré avec son hameçon une petite pierre et il l'a touchée. « Cette petite pierre c'était comme un piège… c'était la mère des *piraíbas*… À partir de ce contact, il a commencé à appartenir au monde des *encantados* ». Une semaine après, il est tombé malade et il l'est resté durant 30 jours. Quand il avait ses crises, il criait, gémissait et si on le laissait, il partait en direction du fleuve ou de la forêt. Alors, la nuit, on entendait le bruit de quelqu'un qui ramait sur une pirogue et qui s'arrêtait au port. Puis, on entendait les pas de personnes qui montaient dans le noir en direction de la maison. On entendait des bruits mais on ne voyait personne. Le *pajé* était dans la maison en train de faire son travail : il prenait un morceau de *breu* [*Protium spp.*], l'allumait et le jetait dans la direction d'où venaient ces pas d'*encantos* et ceux-ci s'éloignaient.

Cependant le *pajé* atténuait seulement la situation, en fait il ne réussissait pas à ramener l'esprit du patient, car par le contact avec cette pierre, l'homme a commencé à faire partie du monde des *encantados*, son esprit faisait déjà partie de cet autre monde, ici se trouvait seulement sa partie matérielle. Un jour, quand il allait mieux et que la famille et les voisins étaient retournés à leur maison, cet homme se trouvait seul avec sa femme, il a eu une crise à nouveau et il s'est noyé. On a trouvé son corps trois semaines après, et ce qui a étonné les villageois, c'est que son corps n'était pas détérioré, c'était comme s'il était décédé la veille. Pour les villageois, « mourir noyé » c'était une « excuse », en fait, il avait été emmené par les *encantados*.

5. Les plages mouvantes, celles qui diminuent et les creux du fleuve

Tous les mouvements de la nature ont une place importante dans la vie des Baré. Ainsi des significations importantes sont attribuées aux plages qui diminuent et aux creux des fleuves. De même des îles submergées sont souvent associées à la désobéissance, à une interdiction par un ou des habitants de l'île. Ainsi, sur la rive gauche du Rio Negro, en aval de la Ilha das Flores, il y a une grande plage et de ce côté du fleuve il n'y a pas de rapides, mais personne n'y voyage en bateau ou en pirogue ; les gens préfèrent risquer leur vie dans les rapides de l'autre côté que passer par cette rive du fleuve, car ils croient que par là-bas le sable est mouvant, que si on le touche, on coule. Passer par cette rive est dangereux surtout si, dans l'embarcation, il y a des femmes ayant leurs règles.

La plage de la Ilha das Flores était très grande, puis elle a commencé à diminuer, chaque jour elle diminuait un peu plus. Les villageois ont eu peur, « un vieux a béni cet endroit et les sables ont arrêté de disparaître ». À cet endroit du fleuve il y a beaucoup de *botos* et quand il y a une femme ayant ses règles, ils sont agités. Tous ceux qui arrivent au village sont obligés de se baigner (au fleuve) pour « purifier le corps » et n'être pas ensorcelés. Ainsi, P.G.A voyageait alors qu'elle était indisposée, un *boto* rose a suivi le bateau et l'a laissée « presque folle de peur ».

Quant au creux du fleuve, il est toujours le signe d'*encanto*, on dit que les *máwalis* vivent dans ces creux. Les Baré affirment par rapport à ces endroits : « là il y a un creux qui ne sèche jamais ». Comme nous l'avons déjà vu, l'eau des lieux *encantados* (des creux) ne sèche jamais, même pendant la sécheresse. Dans le fleuve Passimoni il y a un creux habité par des *toninas* ; J.G.J. nous raconte que se trouvant dans la région, il s'est vu en rêve sur un rocher alors qu'arrivait un grand camion sur une belle et grande route. Le chauffeur du camion était un vieux qui l'appelait : « Viens on y va, je suis venu te chercher ». Pour lui, c'étaient des *máwalis*, car quand il s'est réveillé, il a vu que les *toninas* sifflaient.

Les creux sont aussi considérés comme des portes d'entrée dans le monde des *máwalis*. Les villageois du Venezuela racontent qu'au village d'Atapapo, un garçon est parti à la pêche et a disparu. Il a reparu deux jours après dans la petite pirogue où il était avant sa disparition. Il raconta qu'il pêchait près d'un rocher et deux petits garçons sont venus se baigner à cet endroit. Ces petits garçons l'ont appelé et il est parti avec eux. Ils l'ont emmené dans une sorte de ville, sous l'eau. Il a raconté que l'entrée est ce rocher où il y a un creux par où ils sont entrés. Il a précisé aux villageois qu'il est resté deux jours avec ces deux petits garçons, mangeant du poisson et nageant. Pour les villageois, c'était des *máwalis*.

Les lagunes, l'eau stagnante et les rapides du fleuve sont aussi connus comme des lieux dangereux, plus particulièrement quand on a mangé froid. Ainsi, à l'embouchure du fleuve Casiquiare, les rapides sont considérés comme lieux *encantados* : les habitants y entendent des bruits d'eau engendrés par les pirogues. Ils préparent la maison et de la nourriture pour recevoir des visiteurs, qui ne viennent jamais.

Claude Lévi-Strauss souligne l'opposition « eau stagnante/eau courante, fortement marquée dans tout le continent américain » : l'eau stagnante est une eau neutralisée et l'eau courante est plus puissante et plus efficace, mais plus dangereuse, « habitée par les Esprits ou en relation directe avec eux ». De même, l'auteur souligne l'opposition entre l'eau « vive » et l'eau « morte », entre l'eau « relativement haute » et l'eau « relativement basse », l'eau « pure » et l'eau « impure ». Il décrit aussi une eau inoffensive et pauvre en poisson en opposition à une autre, dangereuse et riche en poisson. Au niveau de l'eau de cascade, l'eau bruyante est une eau « parlante » (1966 : 160-165).

À la lumière de ces oppositions sur l'eau, on peut penser que le concept de l'eau dangereuse pour le Baré peut paraître contradictoire, si l'on considère que l'eau des rapides et des creux du fleuve, qui est courante, s'oppose à l'eau stagnante ; pourtant, toutes les deux sont source de « maladies » pour eux. Cependant, nous pouvons remarquer les différences dans le danger : l'eau stagnante est dangereuse par rapport à la souillure (par exemple l'eau stagnante où l'on a lavé un tapir, ou des linges de jeunes filles menstruées ou de femmes qui viennent d'accoucher). L'eau courante est dangereuse à cause des êtres surnaturels qui y vivent.

Parfois au-delà des creux, certaines parties du fleuve sont aussi considérées comme lieu des *encantados*. Ainsi, du côté colombien, dans un affluent du Rio Negro, des personnes disparaissent et à un endroit du Rio Negro, le soir, au coucher du soleil les chauves-souris sortent de l'eau. Au Brésil il y a un endroit semblable. Les villageois croient que ces endroits sont *encantados*, les chauves-souris sont des *encantos*.

Claude Lévi-Strauss admet que la pensée mythique sud-américaine différencie deux types d'eau : « une eau créatrice, d'origine céleste, et une eau destructrice, d'origine terrestre » et deux types de feu : « l'un céleste et destructeur, l'autre terrestre et créateur, qui est le feu de cuisine » (1964 : 195). Mes observations chez les Baré sont en accord avec ces réflexions. Ainsi, nous avons vu que, chez les Baré, l'eau terrestre est un motif de danger. Dans les villages, l'eau d'origine céleste (l'eau de pluie) est collectée pour être utilisée comme eau potable. De même, nous allons voir dans le cinquième chapitre que les maladies peuvent être provoquées par le tonnerre et la foudre et, par ailleurs, tout au long de ce travail on constate que c'est le feu terrestre, le feu de cuisine qui va empêcher les maladies qui proviennent de la nourriture froide et mal réchauffée.

CHAPITRE II

LE MONDE DU DESSUS : LES *ENCANTADOS* DE LA FORÊT

« *La forêt aussi est traître.* » (P.G.A)

Si dans la cosmologie *baré* il y a des villes *encantadas*, où nous ne pouvons aller qu'emportés par les *maíwas*, il y a aussi des bois *encantados* où l'on peut se rendre par soi-même, car ces bois sont dans ce monde (dans la forêt). Ces bois sont mentionnés comme des endroits très giboyeux et poissonneux, mais au sein desquels on ne doit ni chasser ni pêcher. Par exemple, dans la lagune Cepucaí (Venezuela) et autour d'elle, il y a beaucoup de poissons et de gibier, mais on ne peut pas les tuer, « car ce sont des êtres surnaturels ». Ceux qui ont essayé d'enfreindre le tabou sont décédés ou ont disparu à jamais.

À ce sujet, E.L.D. raconte que son cousin (S.L.) était parti à la chasse avec son copain. Une fois arrivés à la source de la rivière, son copain est rentré à la maison, et lui a continué sa chasse. Il tira une paca[1] : au premier coup il la blessa et au deuxième il la tua. Après il alla jusqu'à la pirogue chercher des cartouches. À son retour, quand il voulut prendre la paca, elle se métamorphosa en une souris. Il essaya encore une fois et il sentit des frissons. Il redescendit à la pirogue mais n'eut pas la force de mettre en marche le moteur. Il réussit quand même à rentrer à sa ferme et demanda à sa mère de lui préparer une tisane, car il ne se sentait pas bien. Il raconta l'histoire à sa famille et resta triste toute la journée. Il avait peur car il pensait que l'animal avait une âme et était l'*encanto* de la forêt. Le bois où il avait tiré la paca était interdit, car il était *encantado*. Quelques jours après, il tomba malade, partit à l'hôpital et y mourut.

Ce même interdit existe également dans la mythologie des Goajiro (ethnie détachée du groupe Arawak). Ainsi, pour les

[1] *Cuniculus paca.*

Goajiro, il existe « les lieux *pulówi* » où il y a une abondance de gibier. *Pulówi* est la « maîtresse » des animaux sauvages de la terre et de l'eau. « Elle veut bien concéder aux hommes quelques têtes de son « troupeau » mais à la condition que ceux-ci n'en abusent pas » (M. Perrin, 1996 [1976] : 154).

1. Les interdits et la protection de l'environnement

Pour les Baré, au-delà de ces bois *encantados*, il faut faire attention à la forêt en général, puisque chaque animal a son « maître » (*dueño*), son « défenseur », qui est là pour protéger les siens. Par rapport à cela, nous trouvons différentes élaborations chez les Baré :

a) Chaque animal a son double, son esprit.
b) Tous les animaux sont considérés comme *encantados*.
c) Les animaux appartiennent aux *máwalis*.
d) Les animaux du bois appartiennent à l'être *encantado*, appelé *curupira* (*salvaje*), connu aussi en Amazonie comme « mãe da mata » (mère des bois)[1].
e) Quelques animaux sont *encantados*, d'autres pas. Sont *encantados* surtout les grands animaux, ceux qui sont interdits aux femmes pendant leurs règles et aux hommes et femmes pendant la couvade et la période des couches.

Cependant, dans toutes les possibilités présentées, les animaux ne sont pas des êtres banals. Nous avons des récits dans lesquels les chasseurs ont trouvé des événements sortant de l'ordinaire dont ils ont lié les faits aux *máwalis*. Ainsi, J.C. est parti chasser avec un copain. Le premier à entrer en forêt fut son copain. J.C. a entendu un tir, il a allumé sa cigarette de *tauary*[2] qui protège des *salvajes*, a pris son arme, a fait trois tours sur le fleuve avec sa pirogue, quand il a vu sa première paca. Elle était forte, après en est venue une autre, puis une autre. Après en est venue une plus grande, il a tiré

[1] Je parlerai du *curupira*, de manière détaillée un peu plus loin.
[2] Grande cigarette de tabac enveloppée dans l'écorce d'un arbre. Le nom *tauary* (*tauarí*) indique la cigarette prête, l'écorce et l'arbre (*Couratari tauary*). Le *tauary* est fumé au contraire, avec la partie allumée dans la bouche, et au lieu d'aspirer la fumée comme on le fait avec d'autres cigarettes, le *pajé* la souffle avec force pour enfumer l'environnement, les objets et les malades (R.H. Maués 1994 : 74).

et l'animal n'est pas tombé. Elle a avancé, a grandi, il a tiré à nouveau et elle n'est pas tombée. Elle a grandi encore plus et il a senti que venait un troupeau de pacas. À ce moment-là, il a crié vers son copain. « Quand les animaux se sont aperçus qu'il y avait d'autres personnes, ils sont partis ». J.C. tremblait de peur et il a dit à son copain qu'il n'allait pas rentrer à la maison seul dans sa pirogue. Il est rentré dans la pirogue de son ami et est arrivé à la maison tremblant de fièvre. Son ami, qui connaissait bien cette maladie, a dit à la famille qu'il était ensorcelé, la paca représentait les *máwalis*. Il a dit à J.C. de boire un jus de citron et de mettre de la *caraña*[1] sous le hamac. Après, il est parti appeler un *sacaca* (grand guérisseur) pour retirer le mal.

Ce récit indique que quand l'être surnaturel « s'est aperçu » que d'autres personnes étaient présentes, il est parti. Cette indication est présente dans plusieurs récits ; cependant d'autres montrent que plusieurs personnes voient, en même temps, les êtres surnaturels. Dans ce récit, on utilise de la *caraña* et du citron pour soigner les maladies provoquées par des êtres surnaturels. La *caraña* apparaît souvent comme remède pour éloigner les êtres surnaturels et soigner les maladies provoquées par eux. Par ailleurs, c'est l'unique récit des Baré qui montre le rôle du citron. Cependant ce fruit est utilisé dans plusieurs civilisations. Au-delà de son utilisation pour soigner différentes maladies, le citron est aussi utilisé dans la magie : pour nettoyer des objets magiques de seconde main, dans les bains, pour ses « propriétés purificatrices », pour faire des amulettes, etc.

Dans ce même récit apparaît l'animal qui « grandit », après avoir reçu un coup de fusil et c'est à partir de cela que le chasseur s'aperçoit qu'il est confronté à un être surnaturel. D'autres récits montrent cette même analogie. Parfois, quand il s'agit de grands animaux, ils ne grandissent pas, mais ils ne tombent pas non plus, malgré les coups de fusil. Ainsi, un Indien avait été attaqué par un jaguar « grand comme un taureau ». Il l'a tiré et le jaguar n'est pas tombé. Les gens du village ont alors préparé leurs cartouches et sont partis à la recherche du jaguar. Ils l'ont tiré, le jaguar est parti en titubant mais ne s'est pas écroulé. Il n'avait pas attaqué. Le jaguar a reçu 25 balles et n'est pas mort. Les villageois ont suivi

---

[1] *Protium spp.*

ses traces jusqu'à une petite plage sur une rivière, où ils ont trouvé une spirale dessinée sur la plage avec les empreintes d'un animal. Les chasseurs croient que le jaguar est arrivé jusqu'à cette spirale, il a fait un effort sur ses pattes avant et a disparu dans le monde invisible. Cette hypothèse est due au fait qu'ils ont trouvé les empreintes de ses pattes enfoncées dans le sol. À ce sujet, affirmait un Indien chasseur : « Cet animal n'était pas un jaguar commun mais le diable ».

Le diable, dans ce récit, a le sens de *máwali*. D'un autre côté, la spirale dessinée sur terre rappelle des récits liés aux extra-terrestres. En outre, ce récit nous ramène à d'autres ethnies d'Amazonie. Pour les *Huni Kuin*, par exemple, le jaguar et l'anaconda sont ce que P. Deshayes appelle « des sortes d'anti-êtres » parce qu'ils portent en eux la rupture entre les deux mondes. Ainsi, selon l'auteur, quand les *Huni Kuin* rencontrent un jaguar dans la forêt, ils ne savent pas ce qu'ils rencontrent, d'où la crainte que cet « être-animal » leur inspire (P. Deshayes 2000 : 185).

Les Baré affirment que si on ne respecte pas certains « animaux », les conséquences peuvent être fatales : des décès et des maladies dus au non-respect de la nature. Ainsi un Indien chassait ou pêchait tous les jours et blessait ou tuait par plaisir (et non pas seulement pour se nourrir). Un jour, il est devenu « fou » et est resté dans sa pirogue, inactif. Son copain l'a rencontré et l'a secouru, il lui a jeté du sel[1] et l'a ramené chez lui. Cet homme a raconté que pendant qu'il était dans sa pirogue, il s'était trouvé transporté dans un grand hôpital, quelqu'un lui faisait des reproches : « Tu vois, cette vieille dame blessée, c'est ton œuvre, tu vois cette jeune fille blessée, c'est ton œuvre, celui-là c'est ton œuvre… ». Et ainsi ils ont parcouru tout l'hôpital. En fait, l'homme voyait, sous forme humaine, tous les animaux qu'il avait blessés. Pendant un certain temps, il n'a plus tué d'animaux, mais il est devenu comme fou et dangereux : il a tué un homme et il s'est promis de tuer trois personnes.

---

[1] Le sel ici est utilisé en pensant que la personne est tombée malade à la suite d'une action des êtres *encantados*. Le sel fait partie de la sorcellerie européenne et son utilisation pour désenvoûter est venue avec la colonisation.

Les Indiens du Venezuela parlent aussi d'une amulette, appelée *pusana*[1], que les chasseurs peuvent utiliser pour chasser et les pêcheurs pour pêcher (pour avoir de la chance). Cette amulette est composée à partir de certaines plantes : écorce, racine, feuilles et fleurs[2], que l'on mélange sans aucune préparation. Chaque animal « a sa propre *pusana* », elle est utilisée dans l'arme à feu (on la met devant la balle), ou on mâche ses racines pendant qu'on est en train de chasser ou de pêcher (on les crache après avoir eu les poissons ou le gibier désiré). Au-delà de servir pour attirer le gibier et les poissons, les *pusanas* servent pour éloigner les animaux dangereux : jaguars, serpents (J. P. Santaella 2004 :134)[3].

Les Baré disent que les personnes qui utilisent des *pusanas* pour chasser sont tuées par un autre chasseur qui les prend pour l'animal qu'il chassait avec la *pusana*. Ainsi R.J. raconte que son père a été tué par son meilleur ami, qui l'a confondu avec un cerf. Il utilisait des *pusanas* pour chasser des cerfs et des pacas[4]. Peu de temps avant sa mort, il a vu un grand cerf et il a tiré six fois et le cerf n'est pas tombé. Après, il a fait une croix sur l'arme et a tiré, et l'animal a disparu, mais n'est pas tombé. R.J. croit que cela était un signe pour qu'il s'arrête de chasser. Son ami est parti en prison, mais les villageois croient que cet homme avait vraiment confondu son ami avec un cerf[5].

Cette question de « l'abus » par rapport aux animaux sauvages peut nous amener à faire une relation entre le mythe et la défense de l'environnement. R. H. Maués indique que les êtres surnaturels sont aussi en quelque sorte des défenseurs mythiques de la forêt et des fleuves. L'auteur rappelle que tout a une « mère » (un *encantado*) et que les abus sont punis : quand le fleuve est pollué, la punition vient de la mère du fleuve ; quand la forêt est dévastée, de la mère de la forêt. L'auteur cite, comme exemple, le mauvais

---

[1] Les *pusanas* sont des plantes qui possèdent des vertus spéciales.

[2] Parmi les différentes plantes qu'on utilise à cette fin, il y a le *yurí* (*umarí, poraqueiba sericea*), (dont il existe) mâle ou femelle (J.P. Santaella 2004 : 145).

[3] Je développerai la question des *pusanas* d'une manière détaillée dans le sixième chapitre.

[4] *Cuniculus paca.*

[5] Dans le village de Solano, dans les années 1985, un homme a tué son propre enfant en le confondant avec un animal (A. Pérez, 2008, communication personnelle).

œil que les êtres de la forêt provoquent et leur pouvoir de faire perdre les personnes en forêt, surtout quand les chasseurs commettent des abus, tuent avec persistance une seule espèce d'animal ou chassent une quantité supérieure à leurs besoins (1994 : 76)[1].

Il est important d'analyser ici le concept de « mère ». Le général Couto de Magalhães écrit en 1876 dans son œuvre *O Selvagem*, que la théogonie des Indiens est fondée sur l'idée que chaque chose créée a une « mère » (1935 [1876] : 157). Par ailleurs, E. Galvão mentionne que le concept de mère (*mãe*) d'êtres, d'objets, de lieux, est probablement issu d'un syncrétisme luso-amérindien qui a remplacé les êtres de l'eau et de la forêt, appelés « *donos* » (maîtres) par les indigènes, par la personnification d'entités féminines, les mères, venues de la mythologie catholique ibérique (1953 : 8).

Il s'agit du résultat de la « colonisation de l'imaginaire » analysée par Serge Gruzinski dans son œuvre *La colonisation de l'imaginaire*[2], dans laquelle il travaille les processus d'occidentalisation des sociétés indigènes au Mexique. Cet auteur dit que « c'est probablement la diffusion du culte marial qui éclaire le mieux les premières étapes de la christianisation de l'imaginaire indigène ». L'auteur cite par exemple *Tonantzin* qui, autrefois, avait servi à désigner une des formes de la déesse mère et est choisie pour nommer la Vierge Marie. De même, l'auteur écrit qu'au nord de la ville de Mexico, à l'endroit où s'élevait autrefois un sanctuaire consacré à la déesse-mère *Toci*, s'est développée une dévotion mariale à la Vierge de Guadalupe, dans une chapelle pauvre, à la fin des années 1540.

---

[1] Pour revenir à la question de la défense de l'environnement, il est important de rappeler que le *boto Inia geoffrensis* fréquemment cité dans ce travail est une espèce menacée, classée comme vulnérable par le IUCN (International Union for Conservation of Nature and Natural Resources), Cetacean Specialist Group 1996. *Inia geoffrensis*. *In* IUCN 2006. 2006 IUCN *Red List of Threatened Species.*

[2] Serge Gruzinski, *La colonisation de l'imaginaire : sociétés indigènes et occidentalisation dans le Mexique espagnol XVIe-XVIIIe siècle,* Paris, Gallimard, 1988, p. 241-248.

Pour les Baré quand nous transformons la nature, nous éloignons les *encantados*[1]. Ainsi, A.R.V. nous raconte qu'auparavant, elle voyait souvent un *sucuriju*[2] dans l'*igarapé*[3] à côté de chez elle, mais aujourd'hui, elle ne le voit plus. Pour elle, c'est la raison pour laquelle l'*igarapé* s'est tari, car l'*igarapé,* qui était large de 50 cm, ne mesure maintenant que 5 cm et même quand il pleut, il reste petit. Pour A.R.V., l'*igarapé* est grand seulement quand il y a une « mère » et la « mère » était ce serpent, qu'on a tué ou qui est parti. On voit ici à l'œuvre un intéressant retournement de la causalité dû à l'imaginaire social du groupe.

L'étude sur les imaginaires sociaux de B. Baczko peut nous aider à discuter cette question du mythe, les croyances et la défense de l'environnement. Pour cet auteur, les imaginaires sociaux et les symboles sur lesquels ils reposent structurent les systèmes complexes et composites tels que les mythes, les utopies et les idéologies. Pour lui, les imaginaires sociaux ne fonctionnent pas isolément mais entrent en rapport avec d'autres types d'imaginaires, en se confondant parfois avec eux et avec leur symbolisme.

> L'impact des imaginaires sociaux sur les mentalités dépend largement de leur diffusion, des circuits et des moyens dont elle dispose. Pour parvenir à la domination symbolique, il est d'importance capitale de contrôler ces moyens qui sont autant d'instruments de persuasion, de pression, d'inculcation de valeurs et des croyances (B. Baczko, 1984 : 36).

Le mythe est la base de la conception de l'univers indigène, c'est-à-dire que c'est le mythe qui va formuler la conception de la santé et de la maladie, de la vie et de la mort, de la préservation ou la destruction de la nature, etc. À la différence des contes des fées, où les personnages sont dans le passé, une grande partie des histoires racontées par mes informateurs se répètent au présent et les personnages sont reconnaissables. Cette répétition est le propre du mythe ; de cette manière, l'histoire racontée a une plus grande force pour transmettre le message : c'est un avertissement à la

[1] J'ai trouvé aussi cette affirmation à Manaus, tant chez les Indiens que chez les *caboclos* qui sont venus de la campagne.

[2] Anaconda, *Eunectes spp.*

[3] Bras de rivière.

population, car si elle ne respecte pas l'interdit, il peut lui arriver les mêmes ennuis.

Il s'agit de la réactualisation inhérente au mythe, puisque comme l'affirme Lévi-Strauss, « la pensée mythique n'accepte la nature qu'à condition de pouvoir la répéter » (1964 : 347). Pour cet auteur, « la valeur intrinsèque attribuée au mythe provient de ce que les événements, censés se dérouler à un moment du temps, forment aussi une structure permanente. Celle-ci se rapporte simultanément au passé, au présent et au futur » (1974 [1958] : 231).

Par ailleurs, pour C. Castoriadis (1975)[1] la notion d'imaginaire se réfère à quelque chose d'« inventé », qu'il s'agisse d'une invention « absolue » ou d'un glissement, d'un déplacement de sens, où des symboles déjà disponibles sont investis d'autres significations « normales » ou canoniques. Selon cet auteur, la société ne constitue pas son symbolisme dans une liberté totale : le symbolisme s'accroche au naturel et à l'historique, à ce qui était déjà là, et il participe enfin au rationnel. Cela fait que des enchaînements de signifiants, des rapports entre signifiants et signifiés, des connexions et des conséquences émergent, qui n'étaient ni visés, ni prévus, ni librement choisis, ni imposés à la société considérée. Le symbolisme détermine des aspects de la vie de la société en même temps qu'il est plein d'interstices et de degrés de liberté.

Pour revenir aux Baré, dans leur conception du monde tout est lié à la nature ; respecter les êtres *encantados* c'est aussi respecter la nature. Dans cette conception rien n'est séparé ou isolé, ainsi, les bruits d'enfants réveillent les *encantos* qui « gardent certaines parties de la forêt »[2]. P.G.A et L.A.O. racontent que quand elles étaient petites et commençaient à crier, à faire du bruit, une tempête se déclenchait, et quand on rentrait à la maison, il n'y avait pas de tempête, c'est-à-dire, que la tempête n'arrivait qu'à cet

---

[1] Cornelius Castoriadis, *L'institution imaginaire de la société*, Paris, Seuil, 1975, p. 175-177.

[2] Par rapport aux bruits, E. Galvão dans son travail « Vida religiosa do caboclo da Amazônia » mentionne que les bruits non nécessaires, comme le fait de salir l'eau du fleuve avec le sang d'un animal mort et poursuivre quotidiennement une même espèce d'animal attirent la méchanceté des « mères » de la nature : animaux, fleuves, etc. (1953 : 8).

endroit-là, pour faire fuir les personnes. Cela se passait dans un temps où il y avait peu d'habitants dans ce lieu. Le père n'aimait pas quand les enfants faisaient du bruit, car c'était lui qui en supportait les conséquences, comme le mal au genou ; la mère avait mal au bras, c'est-à-dire qu'ils avaient des maladies provoquées par les êtres *encantados*.

Pour les Baré, ces maladies arrivent parce que le bruit effraie ou incommode les esprits de la forêt, le *curupira* par exemple. Les maladies sont des vengeances des êtres surnaturels, c'est comme s'ils tiraient des flèches empoisonnées invisibles pour causer des maladies aux personnes. De même, la tempête est provoquée par ces êtres surnaturels pour effrayer et éloigner les humains, c'est aussi une vengeance.

Plusieurs récits indiquent que les êtres surnaturels n'aiment pas les bruits d'enfants, les pleurs par exemple. Cela peut indiquer que le bruit rappelle la civilisation. Une forêt éloignée ne peut pas rappeler la civilisation, elle est l'endroit des *encantados*, c'est à l'être humain de la respecter. Auparavant, quand les Baré allaient chercher de l'argile pour fabriquer de la poterie, ils devaient rester silencieux, sinon, survenaient de forts orages avec beaucoup d'éclairs ou bien apparaissaient le *máwali,* le *Biwuri* (sorte de *curupira*) et d'autres êtres surnaturels[1] (J. Pirela *et al.*, 1999 : 23).

Il est important de comparer ce respect des Baré par rapport aux êtres surnaturels avec les W*arekena*, ethnie Arawak comme les Baré. Les Indiens de cette ethnie ne passent jamais devant un rocher sacré en faisant du bruit. Ils font attention de ne pas accoster, ils passent à jeun et sans être trop brûlés par le soleil ; en passant ils ne doivent manger aucune sorte de nourriture qui ait été exposée au soleil. Enfin ils ne doivent pas murmurer dans une langue autre que le *warekena* (O. González, 1980 : 70).

[1] Pour extraire de l'argile et faire de la poterie, on devait aussi faire un jeûne de trois jours. (Consommer peu d'aliments, manger un fruit appelé *cupana*). La qualité et la réussite de la poterie dépendaient de ce jeûne (J. Pirela *et al.*, 1999 : 23).

2. Les *encantados* de la forêt

Nous avons vu dans le premier chapitre, les interdictions liées à la souillure et aux règles de conduite par rapport à l'eau. Cette partie sera dédiée aux êtres de la forêt, les « maîtres » et « protecteurs » de celle-ci. Ces êtres entrent en jeu lors de la désobéissance aux interdictions et prescriptions liées à la souillure et aux règles de santé. L'homme se doit de respecter la nature et ces êtres surnaturels.

Si les *máwalis* (*maíwas*) vivent dans des villes très belles sous les fleuves, les *encantados* de la forêt vivent dans des repaires comme d'autres animaux, sans avoir aucun privilège par rapport à la vie des humains. Probablement, est-ce pour ce motif que la majorité de mes informateurs ne les considèrent pas comme des *maíwas* mais simplement comme des êtres *encantados*. Cependant, pour tous, ces *encantados* peuvent aussi ensorceler des personnes, les amener dans leurs repaires pour vivre avec eux et provoquer la maladie. Je décris ci-dessous l'être *encantado* de la forêt dont parlent le plus les Baré : le *curupira.*

Le curupira (salvaje)

Il y a deux étymologies du mot *curupira*. La première indique que le terme vient du tupi : *kuru'pir* (couvert de pustule). La deuxième, on la trouve dans Luís da Câmara Cascudo, qui s'appuyant sur Stradelli affirme que *curupira* signifie corps de gamin ; venant de la combinaison des mots *curu*, abréviation de *curumí* (d*o tupi kuru'mi,* gamin) et *pira*, corps (1943 : 78-79 ; 1954 : 220-221). L'existence du *curupira* apparaît dans la littérature depuis 1560, à partir des écrits du Père Joseph de Anchieta :

> Il est connu et se diffuse par la bouche de tous, qu'il y a certains démons que les *Brasis* [brésiliens] appellent *corupira*, qui attaque les Indiens fréquemment dans la forêt, les frappe, les blesse et les tue. Nos frères sont témoins de cela et ont quelquefois vu le corps de ceux qui ont été tués. C'est pour cela, que les Indiens quand ils passent par le chemin qui va à l'intérieur de la forêt, au sommet de la plus haute montagne, ont l'habitude d'y laisser, des plumes d'oiseaux, des éventails, des flèches, et d'autres choses

semblables, comme une espèce d'oblation suppliant avec ferveur les *curupiras* de ne pas leur faire du mal »[1].

Avec le temps, le *curupira* a reçu des attributs et des formes physiques d'autres êtres menaçants issus de l'antiquité classique (L. C. Cascudo 1954 : 220). Les croyances au *curupira* apparaissent dans la culture des différentes ethnies, ainsi que dans tout le Brésil, même si parfois elles prennent la forme d'une figure folklorique[2]. Le *curupira* est connu aussi en Amazonie par le nom de *caapóra* et *caipóra*, d'origine tupi-guarani et d'autres variantes comme *korupíra*, *Iporá*, *Caaporá* (J. Hurley, 1934 ; G. Antolínez, 1946).

Pour les Baré, les *curupiras* vivent dans la forêt, ce sont des « personnes poilues ». Ils peuvent se transformer en un animal quelconque, « ils sont féroces, ils poursuivent, sucent le sang et attirent les personnes ; ils arrivent avec la tempête, le tonnerre ». Le *curupira* n'a pas d'équivalence animale connue. Au Venezuela, cet être est plus connu comme *salvaje* (sauvage).

E. Galvão, dans son travail sur l'acculturation indigène dans le Rio Negro, mentionne que les *curupiras* sont partagés en « grands » (*Tupinéae*) et en « petits » (*Wakaruna*), affirmant que « tous sont nuisibles et capables de terrifier ou de provoquer des maladies » (1979 : 182). C. Wagley, décrit le *curupira*, comme suit :

> petite créature, dont les pieds sont tournés vers l'arrière. Il vit au cœur de la forêt, d'où fréquemment, émane son sifflement strident. On dit qu'il a un penchant spécial pour l'eau-de-vie et pour la cigarette. Il attire les chasseurs vers l'intérieur de la forêt jusqu'à ce qu'ils se perdent, sans espoir de retour. Le *curupira* imite la voix humaine : il appelle le chasseur ou le récolteur de latex (*seringueiro*) qui, pensant entendre l'appel d'un copain, se dévie de son chemin (C. Wagley 1988 [1957] : 235).

---

[1] Cité par L.C. Cascudo, *Dicionário do folclore brasileiro*, Rio de Janeiro, Ministério da Educaçao e Cultura, Instituro Nacional do Livro, 1954, p. 220.

[2] En fait, cet être ou un être similaire est évoqué dans différents régions ou pays de l'Amérique latine : « Diable de bois » pour les *caboclos* (métis), *Maboya* aux Antilles, *Munyía* en Équateur, *Yawahoo* en Guyane ; *Sisimite* (*Tzitzimitl*) au nord de l'Amérique centrale, etc. Il s'agit de personnages mythiques similaires aux Hommes Loups de l'Europe médiévale tels que : *Barghaist*, Loup-garou, *Lobishomen*, etc. (R. Spruce, II, 404, 438 ; A. Pérez 1983 : 181).

La majorité de mes informateurs qui ne classent pas le *curupira* (*salvaje*) dans la catégorie de *máwali*, rappelle que les *máwalis* sont des êtres qui vivent sous l'eau et sortent sur terre et le *salvaje* vit dans la forêt, c'est « l'animal du *monte* » (forêt) et il « n'emmène pas » la personne dans le monde *encantado*[1]. Le peu de personnes qui classent le *salvaje* comme *máwali*, le font parce que, pour eux, le *salvaje* est aussi *encantado* et attaque celui qui désobéit à l'interdit. Pour le guérisseur A.B., le *curupira* n'est pas *encantado*, mais il est dangereux à cause du choc (décharge électrique) qu'il provoque, si le choc touche le cœur, il tue.

Les Baré du Venezuela parlent de trois sortes de *salvajes* :

1. *Inténte*. Il est grand comme un singe, poilu. Sa femme s'appelle Mariuri. Mariuri est une femme qui lors de ses premières règles, a désobéi au rite d'initiation. Le *salvaje* a vu son sang, l'a rattrapée et l'a transformée en sa femme. Pour les Indiens, « l'*Inténte* sait quand la femme a ses règles, il sait quand on a peur. Il a des pouvoirs spéciaux ».
2. *Yamádu* : C'est comme un grand singe, il a un bras enroulé sur lui-même. Il dégage un gaz toxique. Ce gaz fait perdre connaissance à la personne. Une fois la personne tombée, le *salvaje* l'emmène dans sa fosse, il lèche la plante de ses pieds ; sa langue a une substance infecte et est très âpre. Il laisse la personne punie, elle ne peut pas revenir. Les Baré affirment « qu'il crie fort : *éééééééé* et après il se réjouit avec ses cris et fait : *cuta, cuta, cuta* ». Pour eux, ses cris sont terribles, on n'arrive pas à savoir d'où ils viennent et on pense qu'ils sont plusieurs, mais il est unique ». Il a peur de l'eau, c'est pour cela que la manière de se sauver du *Yamádu* est de se jeter dans l'eau. Il est moins fort que l'*Inténte*.
3. *Biwuri*. C'est une sorte d'ours et il a des marques sur le poil, « on dit qu'il est un roi, le dieu du caoutchouc. Il suce les résines des arbres et le sang des animaux et des personnes ». On affirme qu'il en a déjà tué beaucoup. C'est comme un monstre, il n'arrête que quand il a tué. Il est silencieux, il arrive surtout le soir. C'est pourquoi, quand

[1] Cependant, le *curupira* emmène la personne dans son repaire pour vivre avec lui.

les gens vont dans la région du fleuve Casiquiare, ils font des habitats en haut des arbres pour se coucher car les *biwuri* n'aiment pas monter.

Au Brésil aussi, quelques Indiens ont dit qu'il y a plusieurs sortes de *curupira*, en disant qu'il y a ceux qui sucent la personne et ceux qui la mangent crue (sur le coup). D'autres ont dit qu'il y a le grand et le petit. La majorité a décrit le *curupira* comme une personne, mais poilue : « le visage comme un singe, bras et jambes de personne, mais poilu. Il peut se transformer en un animal quelconque. Il est vaillant ». Il est décrit par tous comme un être poilu, qui a les pieds tournés vers l'arrière, comme le rapporte C. Wagley.

Deux des informateurs brésiliens ont parlé d'un *curupira*, appelé *mapinguary*. Un des informateurs (O.L.A.) l'a déjà vu de loin, puis il est tombé malade : il a eu de la fièvre pendant deux jours. Pendant sa maladie, il a perdu connaissance et il a vu le *mapinguary* à nouveau, et cette fois, près de lui. L'autre informateur (G.A.L.) affirme que le *mapinguary* est le plus grand *curupira* qui existe mais il affirme que le petit est le pire.

Le *mapinguary* (*mapinguari, mapiguary*) est connu aussi en Amazonie, comme être surnaturel, indépendant de la catégorie *curupira*. Il est décrit comme un animal de plus de deux mètres de hauteur (debout), qui émet une désagréable odeur qui fait perdre connaissance à la personne[1], il est poilu et cela cache une carapace qui le protège des armes à feu et flèches.

Au Venezuela, quelques-uns de mes informateurs ont déjà vu le *salvaje*, surtout à la source du fleuve Casiquiare (quand on va à Solano, Venezuela). L'Indienne R.J., par exemple, raconte qu'elle a vu un *salvaje* : c'était un petit garçon à peau rouge. Il était au milieu de la forêt, elle a dit à son mari d'arrêter la voiture, mais le *salvaje* s'est sauvé. Pour elle et son mari, c'était bien l'animal *encantado* car cette forêt épaisse était inhabitée et un enfant ne pouvait y vivre seul. Des Baré du Venezuela racontent qu'un petit garçon est monté dans une voiture militaire, mais les soldats n'ont pas réussi à l'attraper car le garçon avait une force immense. Cela fait croire que c'était un *salvaje*.

---

[1] Cette caractéristique le fait ressembler au *Yamádu*, sorte de *curupira* cité par les Baré du Venezuela.

Tous mes informateurs du Brésil ont déjà entendu parler du *curupira*, pourtant seule une informatrice a vu le *curupira*. Il s'agit de B.A., quand elle était enfant. Elle était avec d'autres enfants, ils ont entendu un cri, puis ils ont vu le *curupira*, les pieds tournés en arrière et le corps tout poilu, sur une branche d'arbre. Puis il est descendu, les chiens ont aboyé, mais il ne faisait pas attention. Les chiens avaient peur. Il avait une odeur très désagréable. Puis, le jour est devenu noir, il a commencé à y avoir du vent. Puis, le *curupira* est rentré sous une fougère et il a commencé une tempête à casser des arbres. Les enfants n'ont pas eu peur, ils riaient de ses pieds, mais les adultes effrayés, ont appelé les enfants, en leur rappelant que le *curupira* vient le soir pour sucer ou manger les personnes ou les prendre pour les ensorceler.

Si la majorité des Indiens n'ont pas vu le *curupira*, ils ont entendu son sifflement ou son « cri assourdissant », « qui laisse la personne comme sourde ». La plupart de mes informateurs croient en l'existence du *curupira*, en ont peur et ont lié le *curupira* à la désobéissance aux règles. Ainsi comme dans le cas du *máwali*, on est attaqué par le *curupira* quand on désobéit à l'un de ces interdits : manger une nourriture froide[1] ou mal réchauffée, laisser le café ou une autre nourriture déborder à la maison ou en forêt, rêver d'une femme (ou d'un homme, s'il s'agit d'une femme) puis sortir en forêt ; manger en forêt sans se baigner ou au moins se laver la bouche ; ne pas se baigner avant manger ou après avoir reçu de la pluie sur la tête ; pour une femme, ne pas aller à la source d'un fleuve en ayant ses règles. En fait, comme nous l'avons vu, les deux femmes, celle du *Máwali* et du *Inténte* (sorte de *curupira*), ont été enlevées lors de leurs premières règles.

Le *curupira* poursuit la personne en forêt. Être attaqué par *le curupira* ne signifie pas seulement être mangé par cet être, mais être atteint par sa « malignité » comme se blesser avec un bois, faire un faux mouvement, avoir mal à la jambe, au bras ou au corps entier. Pour certains au Brésil, le *curupira* ne fait pas de mal à une personne et pour les autres encore il y a le *curupira* bon (de petite taille) et le *curupira* mauvais (grand). Il y a aussi ceux qui ne font

[1] Parfois, le *curupira* est aussi motif de blague : quand une jolie femme devient amoureuse d'un homme laid, on dit qu'elle a mangé froid, c'est à dire, qu'elle a désobéi à l'interdit (P.Y.).

pas la différence entre celui du bien et celui du mal, en disant que le *curupira* est bon quand on le rencontre dans la forêt et mauvais quand on le voit dans son repaire ou après avoir désobéi aux règles ou transgressé un tabou comme manger froid ou, pour une femme, aller dans la forêt quand elle a ses règles.

Quant au bien que le petit *curupira* peut faire, les informateurs ont dit qu'il peut indiquer un chemin ou indiquer où se trouvent les produits de la forêt. Le signe, après quelque hésitation, c'est un bruit, *touuuuu*. B.A affirme : « Tu écoutes, *touuuuu*, c'est bien là le chemin, tu vas voir il [le *curupira*] est là. Il frappe le bois indiquant le chemin, il nous aide beaucoup dans la forêt, jamais il ne nous a fait de mal ». En fait, le *curupira* est considéré comme le maître de la forêt, comme le signale le guérisseur A.L. :

> Quand on va en forêt, on ne voit rien, mais la forêt a un maître, il faut lui parler : « bon, je vais retirer cela (couper un arbre par exemple) ». Quand on a transpiré, on ne doit rien manger, sinon il [le *curupira*] vient. Ici [village de Tabocal] il n'y en a pas beaucoup, il y en a plus là où le poisson abonde. Alors survient le bourdonnement. Tout bourdonne, bourdonne la feuille, bourdonne le bois, bourdonne le caïman, même le jabuti[1].

Relation entre la tempête et les curupiras (salvajes)

Les Baré, tant du Venezuela que du Brésil, font la relation entre la tempête et les *curupiras*. Plusieurs Baré mentionnent que « le *curupira* vient avec le vent ». Ainsi, l'Indien B.F.S affirme qu'à cinq heures du soir, quand il y a une menace de tempête, le *curupira* frappe une racine de bois, qui éclate « *tom* », dans la direction de la montagne. D'autres ne mentionnent pas l'heure, disent seulement qu'avant une tempête, le *curupira* frappe le bois[2]. Les Indiens affirment que quand les villageois entendent cela, ils peuvent penser que le lendemain, ils ne vont pas pouvoir travailler car il vient une tempête. Quelques Baré affirment aussi que quand

---

[1] *Geochelone carbonaria.*

[2] On trouve aussi cette référence dans Luís da Câmara Cascudo : « Antologia do Folclore Brasileiro » et « Dicionário do Folclore Brasileiro ». L'auteur indique que le *curupira* frappe les troncs et les racines des arbres pour s'assurer qu'ils peuvent résister à l'ouragan et prévenir les habitants de la forêt que le danger s'approche (1943 : 78-79 ; 1954 : 220-221).

on mange de la nourriture froide, le *salvaje* vient sous forme de pluie, d'éclairs.

En ce qui concerne les tempêtes chez les Baré, elles sont aussi liées au *waribacana.* Il s'agit d'un être surnaturel qui se métamorphose en petit singe des bois[1]. Quand il apparaît, il y a des tempêtes et un vent violent. À son arrivée, il mange la personne sans en laisser un morceau. Il atteint la femme quand elle accouche. Il apparaît aussi, quand on mange de la nourriture froide ou qu'on laisse une casserole déborder. Ainsi, B.E.L., quand elle va à la plantation, apporte un grand faitout pour éviter le débordement et de cette manière elle évite d'être mangée par un *Waribacana* ou un jaguar[2]. Cet être est évoqué au Brésil, ainsi qu'un autre être appelé « *bacana* ». Il se transforme en une bande de singes et poursuit les gens ; s'ils les attrapent, ils les mangent. Au Venezuela, certains Indiens ont mentionné des singes avec deux têtes, qui arrivent quand on mange froid. Ils endorment leur victime. Probablement, il s'agit du même être, car dans tous les cas il s'agit de singe.

Nous avons vu, qu'il y a le *boto* et le *curupira* bons et mauvais, c'est-à-dire il y a l'ambiguïté, le bien et le mal réunis en un même être. Parmi les *Marúbo*, les *curupiras* ont aussi cette position ambigüe, pouvant agir pour le bien et pour le mal. D. Montagner indique, par exemple, que lorsqu'un enfant a disparu en 1982, les Indiens ont fait appel aux esprits *curupiras*, pour les aider dans leur recherche. Cependant, en même temps les *curupiras* étaient accusés d'avoir enlevé l'enfant (1996 : 190).

Cette ambiguïté existe dans la majorité des cultures non chrétiennes ou christianisées. Parmi les *Goajiros*, par exemple existe le « bon *wanili* » ou « riche *wanili* » par opposition au « *wanili féroce* », qui envoie une flèche et qui tue. Il y a encore « le *wanili* qui est mon esprit » ou « *wanili* protecteur » (M. Perrin : 1996 [1976] : 139).

---

[1] Adélia Engrácia de Oliveira, dans son article « São João : povoado do Rio Negro (1972) », parle de *Oribacana*, un être surnaturel qui peut prendre la forme du singe et de la loutre (1975 : 44).

[2] Se faire manger par un jaguar (après avoir laissé la casserole déborder) serait un effet de l'action des êtres surnaturels. Ce n'est pas parce qu'il s'agit d'un jaguar, il pourrait s'agir d'un autre animal de la forêt.

En plus des êtres surnaturels de la forêt, les Baré parlent de deux *encantados* de l'air : le *maçarico* (*Tringa flavipes*) et les *papinguaris*. Le *maçarico* apparaît dans les récits comme un oiseau dont il faut éviter la poursuite car cela peut entraîner pour la personne des conséquences graves. Ainsi, l'Indien L.A., quand il était petit, aimait bien chasser les oiseaux avec une fronde, et tuer les *maçariquinhos* (petit *maçarico*) ou les ficeler. À l'âge de 10 ans environ il tomba malade, eut des plaies aux jambes, n'arrivant pas à marcher droit. Il ne pouvait pas étendre sa jambe. Le nerf était dur, mais même en boitant, il poursuivait des oiseaux. Sa famille va trouver un *pajé* qui dit que sa maladie vient de ce qu'il poursuivait des oiseaux. Le *pajé* l'a soigné pendant deux jours, en le traitant par succion et en lui jetant de l'eau ; il retirait du fil de *piaçava*[1] et des cheveux enroulés. Il l'a guéri. Le *maçarico* est connu comme oiseau *pajé*, d'où peut venir la croyance de ne pas le poursuivre.

Les *papinguaris* sont des oiseaux carnivores qui attaquent aussi quand on mange sans se laver, après avoir transpiré. Ainsi, F.A.G. a voyagé avec sa famille et des amis dans la région du Fleuve Xié. Il a tué deux tapirs et ils ont travaillé toute la nuit pour le traiter, le griller, faire de la saucisse, etc. Les gens ont commencé à manger sans se laver et ils avaient transpiré. D'un coup, il a commencé à venter, avec le vent venaient des petits oiseaux « comme des petits perroquets, qui s'appellent *papinguari* ». Ils ont rempli les arbres. « Les *papinguaris* sont très dangereux, ils sont carnivores, mangent les personnes comme les piranhas ».

Les gens sont partis au fleuve, car l'unique manière de se sauver c'est d'aller nager au milieu du fleuve. « Les *papinguaris* sont allés jusqu'au bord et sont restés sur les rochers ». Avec les oiseaux est venue une tempête, qui faisait tomber les bois de la baraque. F.A.G. a donné un coup de fusil sur les rochers et ils sont partis, le vent s'est arrêté aussi. Les gens ont pris leurs affaires et sont partis car « les *papinguaris*, reviennent discrètement la nuit pour manger les gens ».

---

[1] *Piaçaba*, du tupi, désignant deux palmiers, producteurs des fibres utilisées dans la fabrication de balais : *Attalea funifera* et *Leopoldinia piassaba.*

CHAPITRE III

LES LIEUX *ENCANTADOS* : MONTS ET ROCHERS SACRÉS

Dans la cosmologie baré il y a des endroits sacrés, qui accompagnent la vie des Indiens, depuis leur mythologie de création jusqu'à ce jour. La pêche, la chasse, la maladie, la guérison, le loisir dépendent aussi du respect apporté à ces endroits qui sont la demeure d'êtres surnaturels. Ce sont des sources sacrées qui peuvent nourrir, guérir, apporter des succès si on sait les respecter, leur faire des offrandes et leur demander des grâces. Pourtant ce sont aussi des porte-malheurs si on veut les utiliser pour faire du mal à quelqu'un ou si on ne sait pas comment avoir une certaine convivialité avec les entités qui habitent ces endroits.

1. Les monts

S. Vidal mentionne des endroits sacrés comme les chaînes de montagnes de l'Alto Siapa et de l'Alto Bariá-Maturacá, Mont ou Pierre de Cucuí et Mont Maraguaca, où, selon la mythologie, ont été réalisées des cérémonies de création ou re-création de personnes, qui ont permis « le surgissement de nouvelles unités de descendance » (1993 : 79). L'auteur mentionne aussi, comme sacrés, les endroits où ont eu lieu les premières cérémonies d'initiation de jeunes et de chamanes : ce sont Alto Pasimoni (où se trouve la maison de Kúwai[1], où il y a des animaux sacrés) Mont Parima (Maison de Purúnamínali[2]) ; les rapides du fleuve de São Gabriel da Cachoeira (surtout Biburí[3], Kurukúi ou Cocorubi) et

[1] Personnage important de la mythologie arawak.

[2] Héros civilisateur.

[3] Tourbillons dans la langue *baré*.

plusieurs endroits du Fleuve Casiquiare[1] avec des tourbillons et de grands rochers avec des pétroglyphes.

Le mont (*serra*) dont parlent le plus les Baré est en Colombie, à la source du fleuve Guainía, où il y a un rocher d'où sort une résine ressemblant à une bougie fondue, on la retire pour *estragar* (empoisonner)[2] les personnes. Sur ce même mont, on trouve toutes sortes de plantes bénéfiques et maléfiques pour guérir ou faire du mal aux personnes. Avant d'arriver là-bas il faut faire un jeûne très rigoureux.

2. La « mère » des rochers : respect, désobéissance, vengeance et grâces

« Tu peux parler avec ce Rocher, en demandant sa protection » (A.R.V.)

Le sous-sol des terres de Baré est de la période précambrienne. Dans les roches du complexe basique du bouclier de Guyana (gneiss, granit, etc.) de plus de deux milliards d'années se sont déposées des roches sédimentaires du Groupe Roraima depuis environ un milliard 700 millions d'années ; après sont arrivées des roches ignées (granits et *diábasis*) environ depuis un milliard 300 millions à un milliard 600 millions d'années. Alors, dès la période précambrienne ce bouclier est affecté par des processus érosifs et tectoniques (A. Pérez, 1988 : 419 ; d'après A. Gibbs et Barron, 1983). Avant, le drainage se faisait vers le Pacifique, pourtant à cause de la formation des Andes actuelles, il y a environ 70 millions d'années, le sens des cours d'eau a changé et les produits de la météorisation ont glissé jusqu'à l'Amazonie (A. Pérez, 1988 : 419).

Cette couche de roche peut expliquer toute une relation entre la mythologie baré et les différents rochers. Pour les Baré, les rochers ont des « mères », *dueño* (maître) – ils sont habités par un esprit, c'est-à-dire un *máwali*. L'esprit peut apparaître sous la forme d'une « personne » ou d'une « bête ». Ici nous avons un vestige de

---

[1] Pour S. Vidal, le nom Casiquiare vient probablement du mot Kasimájada ou Kasíjmakasi, qui signifie cérémonie d'initiation ou de jeûne.

[2] Je traiterai le sujet de l'empoisonnement dans le sixième chapitre.

l'animisme qui, selon Philippe Descola, « est l'imputation par les humains à des non-humains d'une intériorité identique à la leur » (2005 : 183).

Ainsi, J.R. ne marche pas sur les rochers, elle a peur car les rochers ont des *dueños* (maîtres). Elle dit qu'elle a l'impression que quelqu'un va sortir du rocher. Pour J.R., tous les rochers du fleuve et de la forêt ont des maîtres. Les rochers et pierres de la maison ne sont pas dangereux pour elle, mais il y a des personnes qui affirment que les pierres et les rochers de la maison ou du jardin sont aussi dangereux. Dans ce cas, il faut savoir quand il est *encantado*. Pour quelques Indiens, les rochers ou pierres ayant des « mères » sont ceux qui attirent notre attention : « on sent quand le rocher est *encantado*, on sent de la peur ou quelque chose d'autre » (P.G.A).

Pour quelques Baré, certains rochers doivent être respectés, recevoir des offrandes, d'autres n'exigent pas ces « obligations » et peuvent même être foulés aux pieds sans que rien n'arrive. Parfois, il y a aussi des rochers ou pierres qui, auparavant, avaient des « mères » (esprits), mais aujourd'hui les « mères » sont parties car l'endroit où elles se trouvent est davantage habité par des humains ou bien quelqu'un a « chassé » la « mère » du rocher avec du *breu branco* (*Protium spp.*). Ce *breu* est utilisé dans les séances de guérisons ou pour faire des fumigations, comme nous l'avons vu dans le premier chapitre.

Ce respect pour les rochers et les monts chez les Baré et le fait de leur faire des offrandes pour pouvoir recevoir, nous amènent à la littérature andine sur les *wak'as*. Le *wak'a* est une espèce d'esprit ancestral qui peut habiter un rocher, un mont ou une source, être dans l'air ou dans l'eau. Ainsi, chaque *wak'a* correspond à un « don » particulier. Certains peuvent apporter de l'argent, d'autres, le triomphe, etc., et la foi de ceux qui les sollicitent peut agir sur tout et réaliser tout. De plus, les *wak'as* remplissent cette tâche pour un certain temps seulement, chaque année ils échangent leur fonction particulière et l'autorité qui lui est inhérente. Il en résulte qu'ils ont la même organisation que les humains et, peut-être, que ceux-ci l'ont simplement « copiée ». Les *wak'as* répondent toujours à la réciprocité, cependant ils peuvent punir si la solidarité fait défaut (F. Pairumani, 2000 [1999] : 22-23).

Dans le cas baré, une fois que les rochers sont habités par un esprit de la nature, par un *máwali*, il faut faire attention à ces rochers pour n'être pas « puni ». Pour les Baré, quand une femme a ses règles, il lui faut faire attention de ne pas enjamber des rochers ou pierres. Presque tous les informateurs ont décrit à ce sujet leur expérience ou l'expérience d'un voisin ou d'une personne connue. L'informatrice B.A. nous raconte son expérience avec la pierre *Arraia* (raie), où l'on est obligé de passer pour aller à l'église : « ... quand on a ses règles, il faut passer de l'autre coté de la rue, mais quand on est en retard, on oublie ». C'est ainsi que B.A. a attrapé mal aux jambes, dès qu'elle est passée à cet endroit.

L'être surnaturel en forme de rocher, se rencontre aussi chez les Indiens Goajiro, comme la « *pierre pulówi* » appelée Palásapain, située en Goajira colombienne. Cette pierre « est si redoutable que les enfants qui passent dans ses parages meurent promptement » (M. Perrin, 1996 [1976] : 152). Ce respect des rochers et des pierres nous ramène aussi à la litholâtrie : culte très populaire des pierres sacrées, monolithes et blocs erratiques structurés par les érosions. Ce culte a été pratiqué dans différentes cultures primitives. Dans le Nord-Est brésilien cette pratique au sein des cultes afro-brésiliens a été travaillée en particulier par Waldemar Valente (M. Aubrée, 2002b : 89).

Pour les Baré, il faut respecter les pierres et rochers et leur faire des offrandes. Ainsi Júlia Mendes (Brésil) m'a parlé de son expérience d'un rocher sacré dans le fleuve Casiquiare[1]. D'après elle, il y a des endroits sacrés où il faut faire une offrande pour être autorisé à passer à côté du rocher. Si l'on ne fait pas d'offrandes, des orages, des bruits retentissants et des tourbillons dans l'eau, cela empêcherait les gens de continuer :

> ... le ciel pouvait avoir n'importe quelle couleur, avec un soleil bien chaud, mais si on passait à côté et qu'on ne donnait aucune offrande à ce rocher, cinq ou dix minutes après, le temps se bouchait et il faisait de l'orage, et personne ne pouvait plus passer. Il fallait rentrer[2].

---

[1] « Il a la taille d'un éléphant : la queue, la tête, cette chose de la trompe de l'éléphant, le dos... »

[2] Júlia Mendes, entretien réalisé pour mon Mémoire de Master en psychologie : *Desenraízamento cultural e desestruturação mental : o caso amazônico, op. cit.*

Dans une partie du Rio Negro (entre Santa Luzia - Venezuela et Cucuí - Brésil) souvent il y a des tempêtes, que les Indiens attribuent aux *Máwalis*. À cet endroit il y a un rocher appelé « pierre de lune » qui est l'accès au monde des *encantados*[1]. Les Indiens disent que le rocher de lune est lisse et rond comme la lune et de cet endroit, de temps en temps, sort un petit garçon d'un ou deux ans, il fait un tour circulaire assez près du rocher et retourne au fleuve, on ne voit que les empreintes de ses pieds nus. Cette plage est très belle.

Pour quelques Indiens, il faut faire des offrandes à ce rocher quand on passe à côté, sinon il se venge en provoquant une tempête ; d'autres disent que pour naviguer il faut demander la permission au maître du fleuve : « Seigneur, maître du fleuve protège-moi dans ce voyage ». Le maître du fleuve est un être surnaturel, un *máwali.* Ceux qui sont plus liés à la religion catholique affirment qu'il faut prier Dieu, avant le voyage.

Il y a aussi des rochers qui sont importants dans le processus de guérison. Ainsi, les *pajés* tirent des petits morceaux du rocher « *cobra grande* » (grand serpent) pour *benzer* (bénir)[2] les personnes.

« Êtres-rochers » les plus mentionnés

a) Waymi - Brésil

Un des rochers très connus chez les Baré de la ville de Sao Gabriel Cachoeira (Brésil) est la *Waymi*, vieillotte en *nheengatu*, traduite en portugais par *Vovózinha*[3], qui peut faire du bien si on lui donne des offrandes et du mal si on ne la respecte pas. *Waymi* est dans le fleuve près de la Ville de Sao Gabriel da Cachoeira, mais cette croyance est régionale à cause des échanges culturels et des passages de bateaux par cet endroit. Les Baré affirment que si on donne du tabac à Waymi, on peut lui demander n'importe quoi : faire un bon voyage, de l'argent, de la santé, « pour éviter que le serpent nous morde », pour ne pas manquer de nourriture à la

---

[1] En fait, les tourbillons sont décrits dans l'œuvre de R. Wavrin, comme des endroits qui cachent les portes d'un autre monde (1937 : 515).

[2] Réciter des formules magiques pour soigner les malades.

[3] Petite grand-mère.

maison… *Waymi* aime aussi recevoir de la nourriture, elle aime bien recevoir des parfums, surtout elle aime bien être respectée. C'est de cette manière que les informateurs ont raconté l'histoire d'un décès :

> Cette vieille-là [*Waymi*] est vaillante, beaucoup de monde est déjà mort, ceux qui ne croyaient pas, qui ont abusé d'elle. L'année dernière, un jeune homme a plongé là, parce qu'il voulait, vous savez quoi ? Il était un peu ivre, il a dit qu'il allait mourir, hein ? Il a plongé et est mort là à cet endroit (…). Il a dit qu'il allait mourir, il était mécontent de sa vie. Mais les *pajés* disent, hein – qui savent – que c'était elle qui l'a fait mourir, car il avait commencé à maltraiter la vieille (…) s'est moqué, parce que ces jeunes d'aujourd'hui ne croient pas à ces choses-ci, ceux qui y croient c'est nous, qui sommes vieux » (A.R.V.).

N. Wachtel souligne que dans la tradition andine, « les manifestations des divinités paraissent généralement ambivalentes ». Ainsi, « Viracocha est à la fois créateur et destructeur », et Pachamama « refuse de produire de bonnes récoltes si elle ne reçoit pas les offrandes dont elle a besoin : car ce sont les règles de l'échange qui commandent également les rapports entre les hommes et les dieux » (1990 : 579)[1].

Pour les Baré ce sont aussi les règles d'échange qui vont commander les rapports entre les hommes et les êtres surnaturels. L'homme doit respecter la nature et les règles du groupe, dans le cas contraire, il est ensorcelé par des êtres surnaturels. Je vais approfondir ce sujet dans le cinquième chapitre.

La modification du « système indigène de représentations », à travers l'évangélisation « dans la mesure où celle-ci intègre les catégories occidentales du bien et du mal », est considérée par N. Wachtel, comme une innovation et non une rupture radicale : « malgré les changements sémantiques affectant certains éléments essentiels du système, celui-ci conserve son armature, ainsi que les principes logiques qui l'ordonnent » (1990 : 579).

---

[1] Cependant, il convient de souligner que les rochers occupent des places symboliques et physiques inversées, dans les Andes et en Amazonie : dans le premier, ils sont omniprésents et dans le deuxième, exceptionnels.

b) Les êtres de la Fortaleza - Brésil

La Fortaleza est un ensemble de cinq rochers accolés, qui se trouve dans la ville de São Gabriel da Cachoeira. Elle tire son nom d'une ancienne forteresse militaire. Sur ces rochers se trouvent plusieurs lieux sacrés. Je décrirai les différents éléments qui la composent à partir de la visite que j'en ai faite avec l'informatrice B.A.

Des larmes de Notre Dame

« Des larmes de Notre Dame » est un petit puits d'environ 15 cm sur le rocher de Fortaleza, endroit où il y a toujours de l'eau jaillissante et où des personnes déposent des photos quand elles souhaitent une grâce. Des Indiens affirment que cette eau sert à guérir toutes sortes de maladies. Quand j'ai visité ce puits, il y avait la photo (3 x 4cm) d'un homme et autour du puits il y avait des restes de bougies.

La croyance dans cette eau miraculeuse peut avoir surgi à travers l'influence de la colonisation portugaise, voire de l'Église catholique. Cette idée tient au fait qu'il existe au Brésil de nombreuses eaux sacrées, dont la croyance s'est implantée dans ladite période. Les eaux de Lagoa Santa, par exemple, étaient, au XVIIIe siècle, exportées vers Lisbonne. Son succès peut être évalué à partir de l'interdiction de sa vente au Portugal, due au préjudice que cela causait aux eaux de Caldas (W. A. Barbosa 1971 ; A. Laming-Emperaire *et al.*, s.d. : 45). Mais cette croyance des Baré peut aussi provenir de l'importance donnée à « l'eau purificatrice », souvent évoquée dans différentes cultures indigènes, comme dans les cultes de la *jurema* et du *catimbó* dans le Nord-est brésilien (M. Aubrée 2002b : 88).

De même, la photo dans le rituel de guérison a certainement subi l'influence des pratiques de l'Église catholique. Au Brésil, dans les « salles de miracles » des basiliques de pèlerinages, on trouve beaucoup de photos de personnes ayant fait des promesses, et aussi des morceaux de corps en cire, représentants les parties guéries.

Pied d'ange

Le pied d'ange est un « trou » en forme de pied dans la pierre, où l'on peut mettre un pied de n'importe quelle taille – si votre pied entre bien cela signifie que tout va bien pour vous, s'il n'entre pas cela indique que vous allez mourir et, encore, s'il est trop large, l'indication est que vous serez malheureux.

Les objets et les présages de vie et de mort apparaissent aussi dans d'autres régions du Brésil et dans la religiosité populaire. Ainsi, dans une province de São Paulo, avait lieu auparavant pendant la fête de la Saint Jean (juin) une procession vers la rivière, qui symbolisait le fleuve Jourdain de la Judée (référence biblique). Celui qui n'arrivait pas à voir le reflet de son visage dans l'eau allait mourir dans l'année, c'est-à-dire qu'il disparaîtrait avant la prochaine procession.

L'eau de jouvence

L'eau de jouvence est une eau qui s'écoule toujours de la pierre ; cette eau est considérée comme bonne pour laver le visage, le pied ou la main, afin de rester toujours jeune, « pour ne pas vieillir vite, pour ne pas créer de rides ». Des informateurs ont raconté qu'il y a un esprit, une petite fille qui reste assise à côté de cette eau. Ils affirment aussi que cette eau s'appelait *kunhantãiá* (l'eau de jeune fille) en *nheengatu* et que les Blancs l'ont appelée « eau de jouvence ».

L'endroit où un tapir a été tué

Le mythe raconte qu'on a tué un tapir à cet endroit. On voit la forme du tapir sur le rocher, mais elle est en train de s'effacer au fur et à mesure que les Indiens allument des bougies. Le tapir apparaît dans les mythologies étudiées par C. Lévi-Strauss (Le cru et le cuit) : le tapir comme nourriture ; le tapir séducteur de femmes, qui est poursuivi par les maris de ces femmes ; le tapir femelle qui enlève un enfant ; un jeune homme qui épouse une femme tapir ; ou encore un Dieu immortel en forme de tapir. Toutes les versions de ces mythes offrent l'aspect alimentaire et sexuel. En plus, comme l'affirme C. Lévi-Strauss, « comme dans le reste du monde, les langues sud-américaines attestent que les deux aspects [manger x copuler] sont étroitement liés » (1964 : 274).

Il y a un autre aspect important, les Baré sont nommés par les *Desana* (ethnie du fleuve Tiquié) : « Gens Tapir » (P. Bidou 2001 : 62 ; d'après D. Buchillet). Le tapir est aussi important pour d'autres ethnies de la région. Ainsi, selon la narration *tariana*, le premier occupant de la région du fleuve Vaupés était un tapir (P. Bidou 2001 : 63).

Chez les *Piaroa*, quand un tapir passait par leur champ ou quand ils observaient ses traces près de leurs cases, ils les abandonnaient définitivement ; ils laissaient l'endroit à cet animal, car pour eux c'était « le grand ancêtre qui venait en prendre possession » (R. Wavrin 1937 : 470 ; 498). P. Oldham signale que les *Wothïha* (*Piaroa*) ne mangeaient pas le tapir parce qu'il était leur grand-père, et manger le tapir c'était comme manger le créateur. Les *Wothïha* affirment qu'il est possible d'en manger, mais le chamane doit chanter pendant un mois pour préparer le gibier et pouvoir le consommer. Manger le tapir sans cette préparation a diverses conséquences néfastes : douleurs dans les articulations, démence et même, croit-on, selon cet auteur, la gonorrhée (1997 : 231).

Pour revenir aux Baré, dans la mythologie de création les frères, les plus importants de la fratrie primitive Baré semblent être les *Téma* (ou *Déma*), c'est-à-dire les tapirs (S. Vidal 1993 : 75). Dans la cosmologie baré j'ai trouvé des maladies liées à la graisse de l'eau où le tapir a été lavé. Ainsi, L.U.L. a bu de l'eau stagnante du fleuve où on avait lavé le tapir. La nuit elle a commencé à avoir mal à l'estomac, chaque fois plus fort, au point de crier de douleur. Le lendemain, elle était encore plus mal, la famille l'a emmenée chez un *pajé* qui lui a donné un remède, sans résultat. Puis, le lendemain, chez un autre *pajé*, qui a dit que son esprit n'était plus avec elle et qu'il allait le chercher. Le *pajé* a traité son estomac par succion[1] et a retiré de la graisse de tapir. Cette nuit-là, L.U.L. a réussi à dormir car elle allait mieux.

Le lendemain, le *pajé* a « jeté de l'eau »[2] avec des plantes sur son corps, et de la graisse et des poils de tapir sont tombés de son ventre. Une sorte de petit iguane, appelé *tamaquari* est tombé aussi

---

[1] Traiter le malade par succion (le lieu de la maladie) pour enlever l'objet pathogène est une pratique de guérison des *pajés*.

[2] Jeter de l'eau est une des techniques des *pajés* pour enlever la maladie.

de son ventre. Le *pajé* a dit qu'il était en train de grandir et que si elle avait un mari, cela serait pour elle comme un enfant. Pour lui, cela est arrivé parce que quand elle a eu ses premières règles, elle a mangé un poisson quelconque, comme la *piraíba*. Le *pajé* lui a demandé de rester un an sans aller en forêt et sans manger de grand gibier comme le tapir. Et après, de ne jamais aller en forêt quand elle avait fait des « mauvais rêves ». En fait la maladie (mal à l'estomac) de L.U.L. a duré un an.

Le tapir fait partie aussi des quelques interdits alimentaires des Baré. Ainsi, à partir des théories de C. Lévi-Strauss et de la mythologie de la création baré, nous pouvons avancer les considérations suivantes :

- Une personne ne peut pas manger l'animal de son totem.
- Le tapir est un être surnaturel. Les cultes réalisés sur sa forme dans le rocher en sont un signe.
- Le tapir est *encantado*, comme tous les grands gibiers.

Certainement, le tapir occupe une place dans la mythologie baré d'hier et d'aujourd'hui. Le fait qu'il y ait des restes de bougies à l'endroit où le tapir a été tué mérite l'attention. Je reviendrai sur ce thème de manière plus détaillée au septième chapitre, lorsque je parlerai de l'attachement des Indiens à la mythologie Baré et à l'église « populaire ».

Le rocher du géant

Ce rocher nous a été présenté comme un endroit où a vécu un géant : « Il y avait ici un géant anciennement, je crois dans une autre ère » (B.A). En ce lieu, il n'y avait aucun signe de culte. Nous manquons d'informations sur ce lieu dans la mythologie baré. L'imaginaire du géant en Amérique latine date de l'époque de la colonisation : il n'y avait pas de géants dans les mythologies précolombiennes. Voir par exemple le texte de Cristóbal de Acuña & José de Maldonado : « Río de los gigantes »[1]. Dans la majorité des cas les géants sont assimilés à des monstres et aux *salvajes* (*curupira*). Cela explique qu'il n'y ait pas de traces de culte dans ce rocher car les Baré ne font pas de culte aux *salvajes*.

[1] « Relaciones del descubrimiento del río de las Amazonas », 1942 [1642], p. 140-141.

Par ailleurs, l'absence de traces de culte peut indiquer que la relation avec le géant dans la mythologie n'est pas « amicale » mais de concurrence. Le travail de Cristina Dasso (1988) sur la tribu des géants dans la mythologie des Indiens *Mataco* du Chaco Argentin, signale, par exemple, des paris, disputes, menaces ou tueries entre le héros civilisateur et les géants.

c) Le rocher Cucuí (cocui) - Brésil

À Cucuí, dans la forêt, se dresse un rocher en forme de visage d'Indien. Pour aller au Mont de Cucuí il faut auparavant faire un jeûne de trois jours. Pour chasser à cet endroit, il faut faire attention car il y a des *encantos*. Cette question du jeûne et du respect est importante car le Mont ou Pierre de Cucuí (Cocuí) fait partie de la mythologie de création. À cet endroit il y a des histoires d'ensorcellement car pour les Indiens, le rocher du Port de Cucuí est un rocher *maíwa*.

d) Le rocher de San Raphael - Colombie

Les Baré du Venezuela affirment que sur l'autre rive du fleuve, à Saint Rafael (Colombie), il existe une petite île avec un rocher, d'où l'on accède à une ville *encantada*. Certains disent que deux professeurs y sont entrés et sont ressortis à Cuba[1]. On dit aussi que, de ce rocher, on peut entendre jouer de la guitare. Les Indiens affirment que près du rocher de San Rafael, se sont produits beaucoup d'événements : un jour des pêcheurs ont entendu du bruit venant d'une pirogue qui faisait naufrage et ils ont aperçu deux pieds en l'air et n'ont vu personne, il régnait un silence total. Ensuite, ils ont entendu la pirogue traverser le fleuve.

Les Indiens affirment aussi qu'au village de San Rafael il y a une ferme dont les habitants changent souvent car à une certaine époque de l'année, on entend le galop d'un cheval qui vient de la

---

[1] Le fait que ces personnes soient sorties à Cuba, mérite de retenir notre attention. Pourquoi Cuba et non un autre pays ? En sortant du Venezuela par mer, Cuba est une des îles où l'on peut arriver, en ligne droite. En outre, il y a des rapports entre le Venezuela et Cuba : plusieurs jeunes vont étudier à Cuba et il y a des rapports politiques entre les deux gouvernements. Il est important de souligner que parmi les récits de Baré, celui-ci est le seul lié au fait que la route atteint la mer ; tous les autres récits parlent du dessous des fleuves.

forêt en direction du fleuve où il entre en faisant un bruit retentissant. Après cela, il sort et va jusqu'au rocher de San Rafael. Ensuite, il galope, hennit et retourne vers le village. Par ailleurs, si l'on monte sur le rocher à n'importe quel moment, on entend le bruit du galop et du hennissement.

e) Le rocher de Santa Rosa de Amanadona - Venezuela

Santa Rosa de Amanadona est considérée comme « maison des *toninas* », comme son propre nom l'indique (*Amádu*, du baré *tonina*). Le rocher de Santa Rosa se trouve à l'entrée du village. Les Baré affirment qu'à Santa Rosa de Amanadona il y a un endroit où se trouvent des peintures de chiens et de personnes sur la pierre qu'ils prennent pour une entrée de la ville des *máwalis*, située en dessous.

Le père de l'une des informatrices (J.R.) « qui a voyagé partout sous l'eau » disait qu'il y a là une route qui va jusqu'à Temendauí. « Du rocher on entend des bruits de voitures (sous le rocher) ». « Les alentours de ce rocher sont dangereux, l'eau ne sèche jamais, c'est une porte [entrée au monde des *máwalis*] ». À cet endroit il y a des cas de disparitions des personnes. Ainsi, la tante a donné à manger à un petit garçon de la paca (gibier, *Coelogenys paca*) mal réchauffée[1]. Les villageois sont partis au secours d'une petite fille qui était en train de se noyer et ne savait pas nager. D'un coup, le garçon est tombé aussi dans l'eau (à cette entrée de la ville des *máwalis*). Ils ont trouvé la petite-fille, mais le garçon est mort noyé. Ils ont trouvé son corps, il allait tomber dans ce creux (porte). L'homme qui a trouvé le garçon a dit qu'à cet endroit il y a une eau froide qui le suçait. Pour les Indiens, « l'esprit a été emmené par les *máwalis*, ils ont laissé le corps ».

À Santa Rosa, il y a aussi un endroit où depuis longtemps les anciens ne laissent pas les gens se baigner ; aujourd'hui une partie des berges de ce lieu a été érodée et s'est effondrée. Cela veut dire, pour les Baré, qu'un « animal » habitait à cet endroit.

---

[1] Je reviendrai sur cette interdiction de la nourriture mal réchauffée dans les prochains chapitres.

f) Le rocher San Carlos de Río Negro - Venezuela

À San Carlos de Río Negro il existe un rocher, sous lequel se trouve un grand *temblador*[1] *encantado*. À cet endroit il y a eu des décès : des militaires et un étudiant universitaire. Souvent à cet endroit les villageois voient une « petite vieille », dont ils croient que c'est le rocher transformé en personne. À côté de ce rocher, il en existe un autre, d'où sortent trois petits mulâtres (maîtres de ce rocher). Les personnes mentionnent le creux de cet endroit du fleuve et disent que cet endroit est très dangereux. Pour eux, « c'est le port de la ville des *máwalis* ». Les Indiens parlent de cet endroit comme « pas beau »[2], par contre, ils disent qu'en dessous il est beau.

g) Le rocher cavalo marinho (cheval marin) - Brésil

Près de Cucuí (entre Cucuí et Marabitanas) il y a une petite île de cinq mètres. Il s'agit d'un rocher avec un tout petit peu de sable et au milieu un arbre. « Quand on le voit de loin, il ressemble à une plante en pot ». La « mère » (esprit) de cette île est un cheval marin. « Il y a aussi une belle jeune fille » (esprit). Quand on manque de respect à ce cheval marin, il punit.

Ainsi, B.A. s'est moqué « de cet esprit » et le lendemain, surgit un nodule sur son bras et elle ne pouvait plus bouger le bras à cause de ce nodule. Quatre jours après, elle ne sentait plus son corps, ne voyait plus, n'entendait plus car « quand on est *encantado*, nos oreilles sont bouchées pour les gens de ce monde, on entend seulement des choses de l'autre monde ». Elle fermait les yeux et voyait des personnes inconnues, il lui semblait être couchée dans un salon, au milieu de beaucoup de monde et elle voyait des inconnues qui passaient. Vers sept heures du soir, la famille était assise autour de son lit en attendant sa mort. Mais, sa sœur a amené un *pajé* qui l'a bénie, souffla sur elle avec la fumée d'une cigarette et passa un onguent[3] sur son corps. Vers minuit elle

---

[1] *Electrophosus eletrictus* est un poisson qui, au moment d'un contact direct avec la peau d'une personne transmet une espèce de « décharge électrique ». En portugais ce poisson est nommé *peixe elétrico* (poisson électrique).

[2] Comme nous l'avons vu au premier chapitre le mot « pas beau » ici veut dire dangereux.

[3] Du Vicks® et de l'alcool.

sortit de son demi-coma. Le *pajé* dit que s'il ne l'avait pas soignée, elle allait mourir car son esprit était déjà en train de sortir de son corps.

h) Le rocher Cué-cué (crapaud) - Brésil

« Cué-cué est un rocher, un crapaud, une vieille ». Si les enfants d'autres communautés (qui ne connaissent pas ce rocher) restent sur le rocher, ils commencent à avoir des taches sur la peau, comme s'ils avaient été piqués par des moustiques. A.L., guérisseur, guérit les enfants atteints par cette maladie, en priant et en parlant avec le rocher (crapaud).

i) Le rocher de la rivière Lémi

Les Baré du Venezuela parlent aussi du rocher sacré de la rivière Lémi et des règles à suivre par rapport à ce rocher. En fait, pour les *Warekena* (aussi Arawak), ce rocher est en rapport avec les mythes de création arawak. Le rocher est nommé *Deré-dere-náwi* et il s'agit du rocher le plus haut placé dans la hiérarchie et le respect parmi les *Warekena*. Les ancêtres affirment que ce rocher symbolise le pénis de Nápiruli (dieu créateur arawak) ou le pénis de la foudre. On ne peut pas y accoster ; et pour passer autour il est nécessaire d'être à jeun. Avant d'arriver à *Deré-dere-náwi*, il existe un rocher en forme de crocodile, qui a la fonction de « gardien » de l'entrée (O. González 1980 : 70).

Nous avons vu que le jeûne revient souvent par rapport aux lieux sacrés, lors de l'extraction de l'argile pour la fabrication de la poterie, pour chercher des remèdes, dans des endroits sacrés, etc. Le jeûne pour les Baré, au-delà d'être un signe de respect et de réussite peut avoir à voir avec les jeûnes des rites d'initiation, d'apprentissage et de responsabilité comme personne adulte (les enfants ne jeûnent pas). Nous allons voir dans les prochains chapitres, les maladies survenues par manque de « jeûne », et le jeûne « obligé » comme traitement pendant la cure.

j) Les rochers-bateaux des maíwas

Au Brésil, en un certain endroit du Rio Negro se trouvent des rochers en forme de bateaux (pirogue, canoë, bateau de sauvetage, bateau à moteur, navire, etc.) que les Indiens affirment être des bateaux de *maíwas*. Personne ne peut s'approcher de cet endroit.

k) Des êtres-rochers plus privés

Au-delà de la croyance collective, il existe des endroits sacrés proches de la maison ou de la ferme de chaque informateur, ou de la maison d'une autre personne, sujet de l'histoire racontée. Ces endroits peuvent être un rocher ou pierre où on lave du linge, où l'on se baigne. Évidemment, quelques fois, à partir d'un événement connu de tous, ces objets deviennent objets sacrés collectifs et à partir de ce moment l'endroit doit être respecté par tous. Ainsi, G.J. raconte que dans un lieu appelé *Oso* (ours) il y a un rocher, considéré comme un temple et très respecté par les pêcheurs. Dans ce rocher il y a un « œil ». On y entend chanter et parler. Les pêcheurs évitent cet endroit, surtout, ils n'y passent pas de nuit. Cet « œil » est une porte qui communique avec un Temple.

Outre des rochers et pierres, les sables aussi peuvent être *encantados* et être motif de maladie. Ainsi, P.G.A, petite, a eu des cloques à la plante des pieds, très petites, comme des grains de sable. Elle avait des démangeaisons. Le *pajé* lui a dit que c'était l'*encanto* du sable, qu'elle avait marché sur du sable *encantado*. Il a retiré ces cloques et l'a guérie.

Conclusion

Nous avons vu dans cette partie, les deux mondes qui font partie de la cosmologie Baré : le monde du dessous, où se trouvent les *encantados* de l'eau et le monde du dessus, où habitent les *encantados* de la forêt. Les êtres de ces deux mondes ensorcellent les humains, quand ils désobéissent aux interdictions qui sont parfois liées à la protection de l'environnement. Nous avons vu aussi les monts et les rochers sacrés, qui apportent des grâces si on les respecte et se vengent si on leur désobéit. La partie suivante sera consacrée aux tabous et maladies liés à ces *encantados*.

DEUXIÈME PARTIE

TABOUS ET MALADIES LIÉS AUX ÊTRES *ENCANTADOS*

CHAPITRE IV

LES INTERDITS ET LA VULNÉRABILITÉ DES HUMAINS

« *Les* toninas *sont agressives, quand une femme a ses règles et quand un homme mange de la nourriture mal réchauffée* » (U.D.).

Chez les Indiens Baré, on retrouve des éléments des mythes des origines de l'ethnie dans les maladies qui ne sont pas du ressort de la biomédecine chez les Baré, car elles ont une relation directe avec la cosmologie de cette ethnie. L'étude de L. Garnelo et D. Buchillet sur les Indiens *Baniwa* et *Desana* de la région du Haut Rio Negro indique que les taxinomies de maladies et les respectives conceptions de cure de ces ethnies sont orientées par l'omniprésent thème de l'altérité et les épisodes de maladie sont l'expression physique des événements mythiques spécifiques actualisés et réinterprétés afin d'offrir des réponses à des événements qui quotidiennement, menacent l'intégrité des individus et la continuité de la vie sociale. La maladie serait alors un événement typiquement relationnel, i. e. le produit d'interactions conflictuelles engagées entre personnes originaires des différents plans d'existence humaine ou non humaine (2006 : 253-254).

De même, Bruce Albert dans son travail sur les Yanomami indique que la maladie est conçue comme le point de convergence d'un ensemble de forces agressives, sociales ou surnaturelles, qui viennent subvertir l'équilibre ontologique (1985 : 174-175).

Ce qui est valable pour les Indiens *Baniwa*, *Desana* et Yanomami l'est aussi pour les Baré. Dans la cosmologie baré, ainsi que dans celles d'autres ethnies de la région du Haut Rio Negro, il existe une division du travail thérapeutique et un classement des maladies : j'ai relevé quatre catégories de maladies et quatre sortes de professionnels de santé chez les Baré : les « maladies des Blancs » ou « naturelles » qui ressortissent au travail des médecins, des infirmiers, des aides-soignants et des agents indigènes de santé communautaire ; les maladies provoquées par l'action des esprits de la nature, qui sont traitées par le *pajé* (*brujo*) ; les maladies provoquées par l'action d'une autre personne, qui sont suivies par le *rezador* (*curandero*) ou le *pajé* (*brujo*) et d'autres maladies encore qui ne relèvent pas de la biomédecine, qui sont traitées par la sage-femme ou le *rezador*.

Comme nous l'avons vu dans le premier chapitre, les humains les plus vulnérables, c'est-à-dire des proies faciles pour les *máwalis*, sont ceux qui mangent de la viande ou du poisson mal cuit ou cru et de la nourriture froide, ceux qui mangent sans se laver, puis les enfants, les femmes, en particulier celles qui ont leurs règles surtout les premières règles (femme *kasimájada*), celles qui sont en période de couches et les femmes très âgées, ceux qui vont en forêt lorsqu'ils ont fait de « mauvais » rêves dans la nuit, ceux qui désobéissent à la nature pendant la chasse et ceux qui manquent de respect à l'*encantado* (*máwali*), parce qu'ils ne croient pas à ces êtres. Sont aussi vulnérables ceux qui agissent contre l'éthique du groupe : « si un homme se comporte mal, la *tonina* profite de l'occasion pour l'*encantar* » (P.Y.). Ces « proies faciles » peuvent être emmenées par les *máwalis*. Cette prescription est importante car elle sert à surveiller les comportements des membres du groupe, surtout des jeunes.

Arrêtons-nous sur cette idée de la « transgression », et développons maintenant en détail cette vulnérabilité, ainsi que les soins du corps en rapport avec les interdits.

1. L'alimentation

La manière correcte de manger, de partager les aliments riches en protéines est suivie strictement par les Baré. Ainsi, il y a des règles à suivre pour manger des animaux de la forêt en général. Au Venezuela, par exemple, les Indiens affirment qu'on ne peut pas manger du gibier et du poisson ensemble, car cela fait surgir une tumeur dans le corps. Il faut élaborer une combinaison en accord avec le monde animal. Par exemple, on peut manger du poisson avec de la paca[1] parce que la paca mange des poissons.

Avoir des règles à suivre concernant l'alimentation et la santé est commun aux différents groupes indigènes. Chez les *Desana*, par exemple, les maladies provoquées par des êtres de l'eau et de la forêt sont le résultat d'une erreur de la part de la personne malade comme : la transgression alimentaire, en brisant des règles concernant la préparation culinaire du gibier, l'utilisation abusive de charmes de chasse, la chasse excessive, etc., et/ou d'autres personnes comme l'oubli involontaire par les *Kumus* (sorte de *pajé*) de noms d'animal ou d'esprit pendant la récitation d'incantations protectrices dans les rites de cycle de vie ou durant le rite chamanique de décontamination des aliments (D. Buchillet 2004).

Des règles à suivre quant à la manière de mélanger les aliments existent aussi parmi la population *cabocla* (métisse). Par exemple, le travail de R. H. Maués avec la population de Itapuá, (Pará - Brésil) montre que la femme menstruée ou enceinte et l'homme, quand sa femme est enceinte, ne doivent pas manger de viande en même temps que du poisson ou des fruits de mer et que la désobéissance à cette interdiction provoque, pendant la grossesse, une maladie appelée *mola*, qui entraîne une fausse couche (1990 : 50-51).

Chez les Baré, nous avons vu dans les deux premiers chapitres que le *máwali* et le *curupira* ensorcellent quand on mange de la nourriture crue, froide, mal réchauffée ou avec le soleil sur la tête, le corps chaud et transpirant. Pour quelques-uns, manger de la nourriture froide ne provoque rien quand on est en ville, pour d'autres, une nourriture faite le jour même peut être consommée froide. Pour d'autres, un gâteau peut se manger froid, d'un jour à l'autre quand on est en ville, mais cela est proscrit quand on va au fleuve ou en forêt.

Quelques informateurs ont mentionné que manger une nourriture mal réchauffée est encore pire que la manger froide, ce qui s'explique tout à fait avec certains aliments comme le haricot (et les Baré le mangent par influence de la culture des Blancs) qu'il faut faire bouillir pour qu'il ne « s'abîme pas ». Cependant, les

---

[1] Rongeur, *Cuniculus paca.*

Baré parlent aussi de l'attaque des animaux dans la forêt : « quand on mange de la nourriture mal réchauffée et qu'on va à la plantation, parfois un serpent nous prend en haine » ; « si on mange de la nourriture froide, le serpent nous saute dessus, même quand il est loin ».

L'Indien U.D. précise que, dans son enfance, les vieux le conseillaient : « ne mange pas de la nourriture froide sinon le serpent va te piquer » et c'était une réalité, si on mangeait le serpent piquait ; « ne mange pas de poisson froid sinon va t'apparaître un *máwali* » et, quand le garçon se réveillait, l'*encanto* l'avait déjà pris et on avait besoin du *brujo* [sorcier] pour le guérir. Il raconte que son frère, qui avait mangé de la nourriture froide, a été piqué par un serpent. De même, le guérisseur F.A.G. raconte qu'il avait un jour mangé du poisson mal réchauffé et il a failli être attrapé par un jaguar.

Dans les deux pays, plusieurs histoires ont été racontées par les Indiens au sujet de personnes qui ont mangé de la nourriture froide et ont été poursuivies par le *máwali* ou le *curupira.* Ainsi, les Indiens racontent qu'en amont du village Santa Rosa de Amanadona, des hommes ont mangé de la nourriture froide et le soir quand ils ramaient, ils ont vu une lumière comme un phare de voiture[1], qui venait et quelque chose comme un yacht est passé très rapidement devant eux. « C'était un animal comme un moteur ». Ils se sont dépêchés, mais le flot s'est retourné sur eux. Après, cet « animal » est revenu, ils se sont reculés et l'animal est parti dans un creux du fleuve à cet endroit. À cet endroit un *pajé* disait que vivait un grand serpent. « Il est très dangereux quand on est dans une pirogue ». L'horaire le plus dangereux est entre onze heures du soir et minuit, « c'est l'horaire où le serpent nage en direction de ce creux ».

Cette question de la nourriture froide nous amène aux œuvres de C. Lévi-Strauss. L'auteur parle de la place essentielle de la cuisine dans la philosophie indigène, qui « ne marque pas seulement le passage de la nature à la culture, mais par elle et à

---

[1] Par rapport à ces « phares », il y a des histoires des plongeurs qui ne sont pas restés longtemps sous l'eau car ils ont vu comme des phares. Pour eux c'étaient les yeux et la tête du grand serpent et ils sont vite remontés. Dans la culture *cabocla* (métisse), il y a une représentation du *cobra grande* qui prend la forme d'un navire *encantando* (E. Galvão 1953 : 7).

travers elle, la condition humaine se définit avec tous ses attributs, même ceux qui – comme la mortalité – pourraient paraître les plus indiscutablement naturels » (1964 : 172).

Ainsi, chez les Baré, manger de la nourriture crue, froide, mal réchauffée ou manger avec le soleil sur la tête, le corps chaud et transpirant, ne passe pas par la condition humaine et cette désobéissance aux règles va « gêner » les êtres surnaturels. Si quelqu'un mange de la nourriture froide, il peut ne plus appartenir à la condition humaine, il peut faire partie du monde des *encantados*. Le cru et le pourri seraient l'« anti-cuisine » (C. Lévi-Strauss 1966 : 395) et le foyer domestique le « médiateur entre le ciel et la terre » (C. Lévi-Strauss 1964 : 304).

2. Le bain

Au-delà de la notion d'hygiène liée aux interdictions, les bains ont aussi un sens curatif. Les bains font partie de l'ensemble des soins pour faire revenir ou maintenir la santé (Catherine Alès 1997 : 51). Ainsi, le bain a été l'unique soin de la maladie de la famille du guérisseur O.L.A. Il a perdu connaissance et quelqu'un qui à ses yeux était un saint est apparu et lui a dit :

> Regarde, tu vas te lever aujourd'hui, par le pouvoir de Dieu. L'Esprit saint va t'illuminer, ce sera une lumière pour le bien, pour le chemin. Tu continueras ta vie propre à ce moment-là. Dieu va te bénir. Et demande à ton épouse de se lever, ne garde pas cette maladie avec vous, et demande à ton épouse d'aller se baigner, bien se laver, c'est fini. À partir de cela vous allez vous améliorer.

O. L.A. s'est réveillé, il se portait bien, il est allé au fleuve, se baigner. Puis, il a fait une petite bouillie pour son épouse, mais elle n'a pas accepté de manger. Alors il lui a dit : « Regarde, descends [du hamac] Dieu a dit que tu dois te baigner, pour ne pas garder cette maladie. Allez vous [la femme et l'enfant] baigner parce que c'est Dieu qui l'a dit ». Son épouse est partie au fleuve prendre son bain. Le guérisseur raconte que sa femme était très maigre et que cela l'a fait pleurer. Son enfant a pleuré et tous les deux se baignèrent. Quand ils sont revenus à la maison, le guérisseur a fait un petit repas et leur a donné à manger. Ils ont mangé et ils ont été guéris. Après, le guérisseur a encore prié trois fois pour les guérir. Ils ne sont plus tombés malades.

De même, comme nous pouvons le voir au cours de différents récits de ce travail, il est fréquent que les guérisseurs envoient leurs patients se baigner après la session de guérissage. Le bain au petit matin est aussi utilisé par les Arawak comme un soin de beauté et de santé. Ainsi, une partie d'un mythe *baniwa* transmet cet enseignement :

> Avec la caisse [contenant un collier de perles blanches et un de perle noire, des grillons et d'autres insectes qui chantent la nuit] la mère de la nuit avait aussi offert à Inápirikuli un coq, lequel devrait annoncer que le nouveau jour était arrivé. Elle lui avait dit : quand le coq chante, alors vous devrez vous lever. Si vous restez dans vos hamacs, vous serez laids comme moi, avec des rides au visage, des cheveux blancs et la peau laide. Si vous manquez le bain du fleuve au commencement du jour, alors vous vieillirez rapidement[1] ».

Quant aux interdictions, elles sont liées à l'acte de se nourrir. Ainsi quand on est en forêt ou quand on rentre de celle-ci, on ne doit pas manger sans se laver. Le danger existe aussi, quand on a pris la pluie. Ainsi C.R. raconte que sa sœur (J.R.) quand elle était petite (12 ans), a failli être emmenée par le *máwalis*. Ils avaient mangé de l'ananas[2] dans la forêt, après avoir pris la pluie et sans se baigner. Elle était la dernière de la file, elle a marché dans la forêt suivant des voix qu'elle croyait être de sa famille. Elle s'est arrêtée devant un grand fossé qu'elle n'a pas pu traverser. Ils l'ont cherchée partout et après ils l'ont trouvée toute mouillée (il pleuvait), assise dans une pirogue. Le père qui était guérisseur, quand il connut la situation, a demandé ce qu'ils avaient mangé. Il a précisé que les *máwalis* l'avaient laissée parce la famille l'avait beaucoup cherchée.

---

[1] Wilhem Saake, « Mitos sobre Inápirikuli, el heroe cultural de los Baniwa ». *In* O. González, *Mitología Guarequena*, Caracas, Monte Avila Editores, 1980, p. 256.

[2] L'ananas apparaît dans plusieurs récits des Baré. L'ananas (*mawajáule*, en baré) est un fruit important dans la nourriture des Indiens, depuis les temps immémoriaux. Dans toutes les plantations des Baré aujourd'hui il y a ce fruit.

3. Forêt, rêves, chasse et manque de respect à l'*encantado*

Comme nous l'avons vu dans le premier chapitre, il ne faut pas aller en forêt lorsqu'on a fait de « mauvais » rêves dans la nuit et que le mauvais rêve est illustré surtout par des rapports sexuels. Ainsi, il faut faire attention même lors des rapports sexuels avec sa propre femme (dans le rêve), car c'est peut-être un *encantado* transformé en sa femme pour le tromper : « si un homme rêve d'une femme et va voyager sur l'eau, il peut arriver des choses... être atteint par la *majuba* » (F.I.). Pour F.O.R., quand on a un mauvais rêve, il n'est pas conseillé de manger du poisson. Pour elle, le danger c'est que parfois on ne se souvient pas des rêves. Par ailleurs, certains Baré disent que le *boto* peut apparaître et emmener un homme qui rêve toutes les nuits d'une femme ou l'inverse, même sans voyager sur l'eau ou en forêt.

Depuis l'antiquité, le rêve est le grand allié de l'être humain ; dans différentes sociétés, avec un langage, codé ou non, le rêve oriente la vie de l'être humain et il est la voie de communication entre un monde et l'autre. Chez les Baré, le *máwali* e/ou le *curupira* peuvent aussi provoquer des maladies ou même la mort quand la personne désobéit à la nature pendant la chasse ou encore quand elle manque de respect à l'*encantado*, parce qu'elle ne croit pas à ces êtres. Il y a des cas de perte de personnes à cause de ce manque de respect.

Ainsi, C.C. est partie en forêt avec son amie récolter des *moriches*[1] et elles se sont perdues. Elles avaient déjà récolté et allaient rentrer à la maison, quand elles ont entendu le bruit des *moriches* qui tombaient. « Tout était jaune » (de *moriches*). Elles sont parties les chercher. Son amie a dit : « Comme il y a des *moriches* ici, j'aimerais bien les emmener même si j'étais poursuivie par des *máwalis* ». Elles ont commencé à récolter plus de *moriches*. Elles allaient porter les *moriches* à la plantation, mais chacune disait être dans le vrai chemin et elles se sont perdues, partout où elles allaient les *moriches* tombaient sur leur tête. Elles étaient encore perdues, jusqu'au moment où elles ont entendu un bruit et ont crié : « Venez nous chercher nous sommes perdues ».

---

[1] Fruit du palmier : *moriche, Mauritia flexuosa.*

Une dame est apparue et leur a montré le chemin, qui était là, mais elles ne le voyaient pas. Elles étaient parties de la maison vers six heures du matin et sont rentrées vers seize heures. Elles croient que c'étaient les *máwalis* qui ont fait cela, mais elles assurent qu'elles étaient dans les règles (sauf le « manque de respect », en mentionnant la poursuite des *máwalis*). En tout cas, on dit que le *moriche* est une plante dangereuse. Plus jamais C.C. n'est partie chercher des *moriches* ni de *yurís*[1], elle les achète pour en manger.

4. Les règles, la période de couches et la couvade

Quand la femme accouche, elle est obligée de suivre « la période de couches » pendant une semaine ou 15 jours ou même un mois (sans sortir de la maison). Certains affirment que la mère garde le régime jusqu'à ce que le cordon ombilical tombe. Ces interdits servent à n'être pas poursuivi par les *máwalis* et à ne pas « abîmer » l'enfant.

Ainsi, l'Indienne B.A a failli mourir deux fois à cause de la rupture de deux périodes de couches, c'est-à-dire qu'elle est tombée malade car elle n'a pas suivi toutes les interdictions. La première fois, huit jours après son accouchement, elle est descendue au fleuve pour retirer les poissons de son *cacuri*[2] et les traiter. Le lendemain, un petit bouton est apparu à son bras, près du poignet et a commencé à devenir mou. B.A. a fait éclater ce bouton qui est devenu une blessure. Dans cette blessure il y avait un trou, que ressemblait à un petit tunnel et on pouvait voir l'os. Elle est partie chez le médecin et a subi beaucoup de piqûres, des antibiotiques et rien ne résolvait son problème. B.A. a souffert huit mois, elle n'avait plus que la peau et les os. Elle a dépensé tout ce qu'elle avait pour acheter des médicaments et payer les guérisseurs. Il lui est resté deux robes, elle a donné même son hamac.

Puis son père l'a prise et l'a emmenée dans la région du fleuve Xié, à la recherche de *pajés*. Avec des moyens de transport peu rapides, ils ont voyagé trois mois. Elle a consulté beaucoup de *pajés*, les uns ont dit qu'il n'y avait pas de guérison possible, d'autres qu'elle allait perdre le bras. Mais le dernier des *pajés*, un

---

[1] *Yurí* (au singulier) : *umarí*, fruit, *Poraqueiba sericea*.

[2] Du tupi kaku'ri, nasse, piège à poissons.

Indien *Werekena* lui a dit qu'elle avait des pierres d'*aracu*[1] dans le bras et lui a promis de la guérir. Le lendemain, le *pajé* a travaillé de sept heures du matin à douze heures, pour la traiter. Il est arrivé, s'est assis, et a commencé à parler avec B.A., puis il a senti son *paricá*[2] et « a commencé à changer ». Puis il a commencé son travail, il jouait de la *maraca*[3] dans la direction du soleil en appelant les animaux pour l'aider à guérir. D'abord vint un papillon, après une abeille, puis une guêpe et puis trois corbeaux. Après l'arrivée de ces trois derniers, le *pajé* s'est senti prêt pour guérir B.A. et a traité par succion son bras en retirant trois pierres belles et brillantes, de différentes tailles (l'une a rempli sa bouche). Pour le *pajé*, c'étaient les mères de poissons que B.A. avait pêchés quand elle était en période de couches car elle avait touché les poissons sans se bénir et encore elle avait eu un « mauvais » rêve. Une semaine après, B.A. n'avait plus de blessure, à la place s'était formé un trou sec.

B.A. a eu son deuxième bébé à l'hôpital et y est restée six jours, puis elle est partie chez sa belle-sœur, où elle est restée deux jours. Après, pour rentrer chez elle, elle a pris son bébé dans ses bras, et tout doucement elle est partie au port de Muçumquara (un lieu peuplé de beaucoup d'*encantos*). Là-bas, elle est montée sur le bateau et s'est assise dans son hamac. À ce moment-là, elle a eu mal à la ceinture. B.A. affirma que les villageois ont dit que c'était l'*encanto* qui l'avait attachée. Quand elle est arrivée à la maison, elle avait mal à l'endroit de l'opération, comme si quelque chose était en train de la serrer. Elle est retournée à la ville, où elle est restée une semaine pleurant et prenant des analgésiques, la douleur ne passait pas. Elle est rentrée chez elle, elle pleurait jour et nuit, et son état empirait chaque jour. Elle marchait courbée comme une

---

[1] Du tupi ara'ku. Désignation commune de plusieurs espèces de poissons fluviaux téléostéens, spécialement de genres *leponinus spix et schizodon Agass* à la petite bouche avec une forte dentition et qui se nourrissent de matière végétale et d'animaux en décomposition. Synonymes : *piaba, piava, piau, lambari.*

[2] Du tupi : pari'ká ; arbre de la famille des légumineuses – *piptadenia peregrina.* Il est beaucoup utilisé dans les séances de guérison.

[3] Instrument de percussion constitué d'une coque contenant des grains durs, fixée au bout d'un manche, et destiné à être secoué. Cet instrument est utilisé dans les solennités religieuses et guerrières. Le *maraca* est considéré comme l'objet le plus sacré pour un grand nombre d'ethnies (O. Zerries 1981 : 328 ; D. Gallois 1996 : 44).

petite vieille. Elle est restée souffrante 40 jours, elle marchait avec un morceau de bois comme béquille. Puis elle a vu un *pajé* qui débroussaillait près de chez elle, elle a demandé à son neveu d'aller l'appeler. Le *pajé* est venu, B.A., a raconté son histoire, en disant qu'elle « avait un *encanto* ». Le *pajé* l'a bénie et après une semaine elle était déjà bien. Le *pajé* a rêvé que le *muçum* (poisson : anguille d'eau douce) avait la queue enroulée autour de la taille de B.A.

Le chiffre 40 mentionné par B.A. a un sens important, puisqu'autrefois la période de couches au Brésil durait 40 jours. Il peut s'agir aussi d'un chiffre symbolique lié au christianisme, Jésus est resté 40 jours dans le désert. Seulement après 40 jours, B.A. a vu le *pajé* qui débroussaillait près de chez elle. Cependant, elle savait que cet homme était guérisseur, mais n'a pas eu l'idée d'envoyer son neveu le chercher chez lui auparavant.

Après la période de couches, avant de descendre au fleuve ou d'aller en forêt, il faut bénir les femmes[1] et les maris et faire des fumigations sur leur corps, avec du *chicantã*[2] béni par le *pajé*. Les Baré affirment que les femmes descendent au bord du fleuve, avec

---

[1] Ici on distingue clairement un syncrétisme indien-judéo-chrétien. Dans l'Ancien Testament, nous trouvons dans le Lévitique, la loi de Moïse sur la purification de la femme accouchée : Si une femme enfante un garçon, elle sera impure pendant 40 jours (sept jours comme au temps de la souillure de ses règles et elle restera encore 33 jours de plus pour « purifier son sang »). Si elle enfante une fille, elle sera impure pendant 84 jours (deux semaines comme pendant ses règles, plus 70 jours, pour « purifier son sang »). Pendant cette période (soit pour un garçon ou une fille), elle ne touchera à rien de consacré et n'ira pas au sanctuaire. Quand sera achevée la période de purification, la femme apportera au prêtre, à l'entrée de la Tente du Rendez-vous, un agneau d'un an pour un holocauste et un pigeon ou une tourterelle en sacrifice pour le péché. Le prêtre l'offrira devant Yahvé, accomplira sur cette femme le rite d'expiation et elle sera purifiée de son flux de sang (Lv 12). Dans le Nouveau Testament, nous trouvons la purification de Marie dans l'Évangile de Saint Luc (Lc 2, 22-35). L'Église catholique a placé la présentation de Jésus au Temple, et les « relevailles » de la Vierge Marie, 40 jours après Noël (fête de la Chandeleur), c.-à-d. le 02 février. Pour les « relevailles » des femmes chrétiennes, pendant quarante jours, l'accouchée est considérée comme « impure ». Elle ne pourra quitter sa maison, ne pourra aller puiser de l'eau au puits (qu'elle tarira), ne pourra toucher le pain (aliment sacré), ne pourra se rendre à l'église. Au quarantième jour, l'accouchée devra aller à l'Église pour être bénie par un prêtre et redevenir pure. Ce rite est tombé en désuétude à la fin du siècle dernier, mais a néanmoins conservé certains « adeptes » en milieu rural jusque dans les années 1940-1950.

[2] *Protium spp.*

leur bébé. Là-bas, on leur fait des fumigations et après, elles peuvent entrer dans l'eau. Ce travail peut être fait par les mères ou les belles-mères. Quant à l'homme (le père), il lui faut faire la couvade, c'est-à-dire que quand la femme accouche, il doit rester à la maison. Il ne peut pas aller en forêt, ou faire des efforts[1]. S'il n'observe pas la couvade, il peut aussi devenir malade.

Cependant tous ne suivent pas cette prescription. Ainsi E.M.E. affirme que certains hommes sont têtus, ils vont pêcher, chasser, deux jours après l'accouchement. Elle croit que c'est pour cela que son mari (F.R.A.) est malade : quand elle accouchait, il ne restait pas à la maison ; il pêchait, chassait, faisait de la cuisine en forêt et y mangeait. Pour elle, quand une femme accouche, le mari doit rester à la maison, faire une couvade. Son mari a été atteint de *walama*[2] ; quand le *pajé* « a jeté de l'eau » sur lui, des petits morceaux de bois sont tombés de son corps. F.R.A. rêvait des femmes *encantadas* qui essayent de lui donner leurs bébés. Pour sa femme et le *pajé*, ce rêve est lié à la désobéissance aux règles : aller pêcher, chasser après l'accouchement de la femme et sans faire les rites de protection nécessaires[3].

---

[1] Par rapport aux efforts, j'ai eu une expérience, avec mon ancien guide, pendant mon premier voyage de recherche au Brésil : tout était prévu pour mon voyage, mais je ne savais pas que sa femme attendait son bébé dans les jours suivants. Or le bébé est né deux jours avant la date de mon voyage. Alors je lui ai proposé de rester chez lui avec sa femme, mais il a insisté pour venir avec moi. Nous sommes donc partis, mais après une demi-heure de navigation, il a commencé à y avoir un problème au moteur de la pirogue. Nous sommes revenus et nous avons pris un autre moteur, qui n'a pas marché non plus. C'est alors que le guide a accepté de renoncer au voyage. À titre d'information il faut dire que les deux moteurs ont marché entre les mains d'autres personnes et que j'ai fait le voyage de recherches avec le deuxième moteur.

[2] Flèche de la *maíwa*, dont je décrirai plus loin.

[3] F.R.A. était un ancien *leader* indigène, il était sur un hamac depuis cinq ans. Sa maladie a commencé avec une diarrhée. Le diagnostic donné par les médecins était qu'il souffrait de colite. Il avait même été hospitalisé à Manaus et il a été traité par plusieurs médecins, sans résultats. Les médecins lui ont proposé de chercher un *pajé*. Il en a rencontré plusieurs. Les uns disaient que c'était *majuba*, d'autres que c'était *estrago* (poison). Finalement, il a trouvé un *pajé* très réputé, J.O.S., qui le traitait pendant mes recherches. Ce *pajé*-là disait que la maladie était *saruã* (*majuba*). F.R.A. utilisait les remèdes prescrits par le *pajé* et par le médecin, mais il a dit qu'il avait une tendance à croire à ce *pajé*, car pendant cinq ans il a utilisé des médicaments de la biomédecine sans résultat. Avec le traitement prescrit par le *pajé*, il était mieux. (Avant le traitement avec ce *pajé*, F.R.A. ne

Pendant la couvade et la période de couches, les parents ne peuvent pas tuer d'animaux. Si le père va en forêt et voit un serpent, l'enfant devient rayé comme un serpent, s'il tue un serpent, l'enfant meurt. Le père ne peut couper du bois, sinon le nombril ne sèche pas et l'enfant meurt. Les parents doivent faire aussi attention à ce qu'ils mangent : ils ne peuvent pas manger certaines nourritures, comme certains gibiers ou poissons, pendant six mois, et d'autres pendant un an. S'ils mangent une nourriture interdite, alors sa forme apparaît sur la peau du bébé ou elle influence son comportement. La petite A.O. grognait parce qu'on était parti acheter de la viande de paca[1] et qu'on leur avait vendu de la viande de jaguar à la place. Sa maman l'a mangée et a fait mal à l'enfant. De même, si la mère ou le père du bébé mange une paca qui a été tuée ou mordue par un jaguar, il arrive la même chose au bébé.

Par rapport au mal qu'on peut faire à un enfant, les villageois ont raconté le récit sur le petit M.O. : il vivait malade car sa mère ne l'aimait pas. B.A. l'a adopté, il est devenu beau et fort, mais sa mère (biologique), par méchanceté, a mangé un gibier. Des cloques sont sorties sur le corps de l'enfant et « mangeaient son corps ». Il est décédé. B.A. l'a su car la mère de l'enfant a raconté qu'elle avait mangé ce gibier par méchanceté.

Nous avons vu dans le premier chapitre que la maladie *maíwa* est surnaturelle et ne dépend pas de l'homme, sauf si l'on pense aux désobéissances aux règles, mais elle ne dépend pas de la volonté de l'homme, sauf dans un cas comme ci-dessus, quand quelqu'un mange un aliment (gibier) interdit pour enfreindre une règle afin de « tuer un enfant ».

---

marchait pas, car quand il se levait, il perdait connaissance et faisait ses besoins au lit). Le *pajé* a modifié aussi sa nourriture. Il lui a prescrit de manger seulement de la viande de bœuf et du poulet sans graisse, grillés (viande non bouillie et non frite). Le *pajé* cherchait des remèdes de la forêt, en essayant ceux qui donnent des résultats. Quand nous nous sommes rencontrés, il marchait déjà au jardin et avait l'espoir de reprendre son travail à la campagne et son rôle de *leader* dans son organisation. Il a stimulé mon travail de recherche, et m'a dit qu'il était conscient de son importance pour la population indigène. Un an après, quand je suis arrivée pour faire une autre étape de la recherche, j'ai appris que F.R.A. était décédé. Cependant, le *pajé* m'a expliqué qu'il était décédé parce qu'il avait désobéi : sa maladie était *majuba* (*saruã*) et il l'avait attrapée dans sa ferme, il ne devait pas retourner là-bas et avoir à nouveau de contacts avec la *majuba*.

[1] Rongeur, *Cuniculus paca*.

L'attention que doivent avoir les parents pour ne pas provoquer de mal à l'enfant est commune en Amazonie. Chez les Tukano, par exemple, les parents et l'enfant restent de trois à dix jours reclus ensemble dans une pièce à l'intérieur de la maison. Pendant cette période, les activités et le régime alimentaire des parents sont stricts pour éviter du mal à l'enfant (S. Hugh-Jones, 2002 : 56).

C. Fausto, dans son article « Banquete de gente : comensalidade e canibalismo na Amazônia »[1], affirme que l'accouchement est l'extériorisation d'un processus interne de transformation qui, fréquemment, remonte à la capture d'un principe vital externe. En s'appuyant sur Peter Gow, l'auteur précise que la fabrication-transformation de l'enfant ne s'interrompt pas avec la naissance et qu'au contraire, la période post-partum est cruciale pour la définition de l'« espèce » du bébé : le père, la mère et sa parentèle concentrent des efforts pour fabriquer l'enfant comme personne humaine et semblable à eux (2002 : 19). En effet, le corps du nouveau-né risquerait, au cours de ce processus de « création » de se constituer à l'image du corps de personnes étrangères à la parentèle, ou même d'animaux (A. Vilaça, 2002 : 359 ; C. Fausto, 2002 : 19).

A. Vilaça dans son article « Devenir autre : chamanisme et contact interethnique en Amazonie Brésilienne » écrit que chez les Wari, après la naissance, le corps de l'enfant, composé d'un mélange de liquide séminal et de sang menstruel est progressivement élaboré par l'ingestion d'aliments et l'échange de fluides corporels avec ses parents, frères et sœurs et d'autres proches. En s'appuyant sur P. Gow et R. Da Matta, l'auteur souligne que « le corps amérindien n'est pas une donnée générique mais quelque chose qui se construit tout au long de la vie au moyen des relations sociales » (1999 : 245-246).

Pour revenir à l'ethnie Baré, de même que pour l'accouchement, quand la femme a ses règles elle doit, comme nous l'avons vu, faire attention. Au niveau de la nourriture, elle ne peut manger de *caribe* (poisson) car il mord, pas de grands poissons parce qu'ils sont carnivores[2]. De même, elle ne peut

[1] Mana 8 (2) : 7-44, 2002.

[2] Pour certains les femmes ayant leurs règles ne pouvaient pas manger de poisson, elles ne pouvaient manger que des oiseaux et du petit gibier, car pour eux tout le gros gibier était *encantado*.

prendre beaucoup le soleil et elle doit aussi respecter d'autres interdits déjà évoqués : ne pas manger de la nourriture froide, se baigner avant de manger, etc. E.M.E. m'a expliqué pourquoi cette prescription doit être suivie :

> Auparavant, on restait trois jours à la maison, sans aller en forêt ou au fleuve à cause de *walama*[1]. Quand on avait un bébé, on y restait un mois (…). Nous avons peur d'aller au fleuve quand nous avons nos règles ou quand nous accouchons à cause de la *maíwa* (…), car c'est dangereux : le serpent ou le *boto* rentrent en nous ou nous restons handicapées. Ma mère racontait souvent que sa cousine (…), une belle jeune fille, indisposée, partit au fleuve se baigner. C'est alors qu'elle entendit un sifflement (…) au milieu du fleuve, près des rapides (…). De nouveau, le sifflement se fit entendre et elle vit un *sucurijú* bondir. Le *cobra grande* a vu la fille et a sifflé après elle. Après, le serpent vint en nageant près de la fille. Elle sortit du fleuve, s'habilla, courut et heurta un os de bœuf qui la blessa et qui avait été mis là par la *maíwa*. Elle souffrait, criait beaucoup et rêvait d'un beau jeune homme. Elle « vivait » avec ce jeune homme. Les parents, informés de la situation dirent : « c'est *saruã* [*maíwa*] » et ils partirent chercher le *pajé* pour la bénir (…). La douleur s'arrêta, le *pajé* l'a guérie, mais elle resta handicapée d'une jambe. Cela est arrivé parce qu'elle était têtue (…). C'est pour cela, dit ma mère, que nous ne pouvons marcher dans le bois quand nous sommes menstruées car tout peut arriver… »

Une femme qui a ses règles ne peut pas aller à la plantation, dans la forêt. De même, elle ne peut pas se baigner dans le fleuve, sauf si elle est surveillée par une vieille femme. Cette question de la femme âgée respectée se trouve dans toutes les ethnies, probablement liée aux règles : une femme qui n'a plus ses règles n'est plus une menace pour la population. Ainsi, Maurice Godelier, d'après son travail avec les Baruya écrit : « … l'autorité des femmes grandit quand elles n'ont plus ces écoulements menstruels qui constituent une menace pour les hommes… » (1996 [1982] : 250).

Chez les Baré, il y a plusieurs récits qui montrent des cas de femmes qui, en désobéissant aux tabous, sont parties en forêt ou au fleuve en ayant leurs règles et ont été atteintes par les *encantados*. Par exemple, une jeune fille est partie se baigner au fleuve avec ses règles et après elle a commencé à voir un garçon (*máwali*) qui

---

[1] Flèche de la *maíwa*, que je décrirai plus loin.

venait la chercher. Elle gémissait dans son hamac. On dit que les *encantos* avaient emmené sa *sombra* (ombre, esprit). Le *pajé* est venu, mais ce garçon a poursuivi la jeune fille jusqu'à cinq heures du matin.

Les Indiens racontent aussi qu'une fille ayant ses règles est partie avec d'autres personnes à la plantation, elle y a mangé le fruit de *cubiu*[1], sans se laver la bouche. Quand elles sont revenues de la plantation, un serpent est apparu dans le fleuve, la pirogue a coulé. La fille a disparu, n'est pas rentrée à la maison. De temps en temps, on voit son image (comme si c'était une peinture) avec une robe rouge sur le rocher. Le *pajé* a essayé de l'attraper, mais quand il arrivait près d'elle elle disparaissait.

Cependant, le danger existe par rapport aux premières règles même quand on n'enfreint pas clairement un tabou. Ainsi, la fille plus âgée d'A.R.V a eu ses premières règles dans une ferme du Tarumã, quand ce lieu n'était pas beaucoup habité et était « vaillant »[2]. À la fin de l'après-midi, sa famille voit trois jeunes hommes qui fumaient. La fille commence à devenir « folle », elle veut sortir de la maison. Puis, elle a dit à sa mère qu'elle avait ses règles. Cette nuit-là, la famille a été poursuivie par les *majubas*. Ils ont commencé à siffler, et à la fin, ont commencé à appeler par le nom de la fille plus âgée d'A.R.V., avec une « voix horrible ». Ils entendaient du bruit de la forêt, comme si l'on traînait des feuilles.

La mère d'A.R.V lui a dit quel remède on utilise pour arrêter cela : brûler du piment sec. Ils ont pris une grande coupe, ont mis du piment sec dedans, puis ont allumé et mis hors de la maison. Après cela, les *majubas* sont partis. Le lendemain, de bonne heure, A.R.V est partie avec sa fille dans un village et a cherché une guérisseuse, qui lui a dit que si elle n'avait pas emmené sa fille, les *majubas* l'auraient « emmenée encore en vie : elle serait devenue folle, se serait mise à courir et personne n'aurait pu l'attraper ». La guérisseuse a précisé que c'était les *encantos* du *Boiaçu* (serpent, *cobra grande*), très vaillants.

Le piment éloigne les êtres *encantados*. Par ailleurs, A.R.V précise que l'ensorcellement se passe à un moment où l'endroit

---

[1] *Solanum sessiliflorum.*

[2] Les Indiens disent qu'un endroit est « vaillant » pour mentionner qu'il y a beaucoup d'êtres *encantados*.

n'est pas très habité. Les *máwalis* poursuivent les personnes plutôt dans des endroits peu habités. Ces êtres sont liés à la nature et loin de la culture. Ce même problème A.R.V ne l'a pas eu avec ses autres filles car elles ont eu leurs premières règles en ville.

Par rapport aux règles, un autre aspect important est que si une femme ayant ses règles ne peut « rencontrer » un serpent, une femme piquée par un serpent ne peut pas non plus rentrer en contact avec une femme ayant ses règles. Ainsi, J.R. a été piquée par un serpent. « La piqûre laisse une douleur qui ne guérit jamais ». Elle a mal à la jambe quand elle marche sur les traces des femmes qui ont leurs règles, quand il va pleuvoir, faire de l'orage. À cause de ces événements, J.R. appelle le lieu de la morsure « *brujo* » (sorcier) car c'est grâce à lui qu'elle « devine ».

De même, comme nous l'avons vu dans le premier chapitre, si la femme menstruée enfreint le tabou, en allant au fleuve, le sortilège peut aussi frapper une autre personne présente au bord du fleuve à ce moment-là. Ainsi, les villageois du Brésil racontent qu'une vieille dame est rentrée de la plantation et est partie prendre un bain dans le fleuve avec une dizaine de jeunes filles. Une de ces filles avait ses règles. Cette dame a commencé à avoir mal à l'estomac. Elle prit alors des médicaments, mais sans effet. Cela a duré trois ans, puis elle a vu un *pajé* qui a traité son estomac par succion et a retiré une petite pierre transparente. La dame a guéri et n'a plus jamais eu de troubles à l'estomac.

Ces villageois racontent aussi l'histoire du petit garçon E.B. Il tétait encore, sa tante qui avait ses règles est descendue au port le baigner vers cinq ou six heures du soir. À sa sortie du port, l'enfant est resté paralysé, pleurait beaucoup et ne voulait plus téter. La famille, désespérée, a fait une fumigation avec de la paille d'ail et avec de la *caraña*[1], mais sans succès. Alors, elle a appelé le *pajé*, qui a donné son diagnostic : l'enfant s'était baigné dans les traces d'une femme qui avait ses règles et les *encantos*, les *botos* ont tiré une flèche sur lui. Le *pajé* l'a guéri, mais l'enfant est retombé malade, une tumeur s'est formée dans son ventre et l'enfant est resté tout rouge. Le *pajé* l'a guéri une fois de plus.

Ces deux récits montrent la vulnérabilité tant des femmes âgées que des enfants. Pour la femme âgée, comme nous l'avons vu, ce

---

[1] *Protium spp.*

sujet peut paraître paradoxal car elle peut aussi surveiller les filles pour aller au fleuve quand elles ont leurs règles. Cependant, nous pouvons penser que cette vulnérabilité est liée à leur état de santé lié à l'âge avancé. Quant aux enfants, ils sont toujours vulnérables.

5. La vulnérabilité des enfants

Les enfants sont vulnérables, même sans désobéissance à une interdiction. Ainsi C.C. a peur que les *máwalis* emmènent sa petite-fille car sa maison est entourée d'affluents comme si elle habitait une île. « Il suffit de laisser un enfant seul, pour qu'il soit emmené ». Ainsi, les Indiens racontent que les parents ont laissé un petit garçon et une petite fille seuls et sont partis travailler au caoutchouc. Le *máwali* est apparu sous la forme de la mère et a demandé aux enfants de fermer les yeux et prévenu qu'il allait leur dire le moment de les ouvrir. Les enfants lui ont obéi et quand ils ont ouvert les yeux, ils étaient sur un rocher. Quand les parents sont arrivés, ils ont vu les enfants, mais quand ils prenaient la pirogue pour aller les chercher, les enfants plongeaient dans l'eau. Les enfants sont perdus pour toujours. Ils disaient à leur mère : « Maman, tu ne vas pas nous retirer du rocher, nous vivons ici, notre maison est très belle ». C'était la maison des *máwalis*.

Les Indiens racontent aussi qu'une famille des alentours du Rio Negro près de Santa Rosa de Amanadona avait quatre garçons. Un jour les enfants n'ont pas accepté d'aller à la plantation avec leurs parents. Les enfants sont restés se baigner dans le fleuve. Les garçons avaient trois perroquets. Un de ces enfants avait une maladie de peau. Les enfants ont vu dans l'eau un tronc d'arbre qui venait avec une perruche et ils ont attrapé le tronc pour se saisir de la perruche. Mais ce n'était pas un tronc d'arbre, mais un serpent, un anaconda. L'anaconda a attrapé les trois enfants et les perroquets. Le garçon qui avait des problèmes de peau est resté. « On dit que l''animal' n'emmène pas une personne malade ». Les trois garçons sont partis en criant jusqu'à leur disparition dans le fleuve. On dit que cet anaconda est apparu au Brésil. Quand les parents sont revenus de la plantation, ils ont trouvé le garçon qui avait des problèmes de peau pleurant, désespéré et il a raconté ce qui était arrivé. « Les anciens affirment qu'ils étaient sûrs que les enfants avaient mangé du poisson de la veille et du *cazabe* (sorte de galette) qu'il y avait à la maison ».

De nombreux exemples de récits évoquant des perroquets et des perruches sont inclus dans cette recherche. Il est important de mentionner que dans la région, il est commun d'avoir ces oiseaux comme animaux domestiques. En même temps il est intéressant de voir la relation entre ce qui est de l'air, de l'eau et de la terre : les oiseaux qui sont de l'air et sont sur le « bois » (serpent), dans l'eau (fleuve), les enfants qui sont de la terre et veulent attraper les oiseaux dans l'eau. Dans ces mythes on voit la relation entre les mondes, non seulement entre le monde du dessous et celui du dessus, mais entre les êtres des différents éléments (terre, air et eau).

Par rapport au problème de peau mis en évidence dans le dernier récit, j'ai trouvé plusieurs récits où les enfants ont des problèmes de peau. R. Wright rappelle, dans son œuvre « História indígena e do indigenismo no Alto Rio Negro », que les maladies exogènes ont augmenté proportionnellement au contact. L'auteur mentionne que Koch-Grünberg a observé dans la région du Fleuve Aiary, des cas d'une maladie de peau contagieuse appelée *purupuru* (boussarolle ; *treporema carateum*)[1], (J. C. Carvalho 1952 : 61 ; R. Wright 2005 : 208).

Pour revenir à l'aspect mythologique du récit en question, il indique que sont libres de cette vulnérabilité les enfants qui ont des problèmes de peau. Le problème de peau indiqué ici est lié à l'ordre et à la normalité. L'enfant avec le problème de peau ne peut pas être emmené par les *máwalis*. Si l'on fait une relation entre ce récit sur l'enfant atteint d'une maladie de peau et les récits qui mentionnent les enfants des *máwalis* (premier chapitre), on s'aperçoit que si, pour être emmené par les *máwalis*, l'enfant doit être parfait, au contraire l'enfant qui vient au monde handicapé est un « enfant de *máwali* ».

Toujours par rapport à la vulnérabilité des enfants, il est important de souligner qu'il existe des horaires plus néfastes pour l'action des êtres surnaturels : les nombres donnent de la solidité

---

[1] Cette maladie commence par l'apparition d'une papule, puis d'une plaque de coloration rouge accompagnée de squames. Après quelques mois d'évolution, il apparaît une éruption du même type, puis des taches squameuses de différentes colorations donnant à la peau un aspect bigarré, suivi ensuite de décoloration.

aux représentations mythiques (S. Lallemand, 1974). Par exemple, à six heures de soir, on ne peut pas emmener un enfant se baigner au fleuve, car il peut pleurer et « fâcher » les *encantados* ou plonger à un moment où les *encantos* sont proches et où ils peuvent attaquer l'enfant. Ainsi, H.M. travaillait au *Seringal* (plantation de caoutchouc), un soir, à dix-huit heures, après le travail il est descendu au fleuve avec sa famille pour se baigner. Pendant que H.M. se baignait et que son épouse faisait la vaisselle, sa fille, petite, marchait à quatre pattes sur la plage.

D'un coup, la petite est tombée en arrière et a failli se noyer. Elle a pleuré beaucoup, ils sont rentrés à la maison. Vers huit heures du soir, la fille a commencé à jouer et ne voulait pas s'endormir. Puis, elle s'est endormie et vers une heure du matin, il a commencé à venter et la lampe à kérosène s'est éteinte. L'épouse de H.M. l'a appelé pour allumer la lampe. H.M. s'est levé, a allumé la lampe et est sorti de la maison pour aller aux toilettes. De là-bas, il a entendu un cri soudain, c'était l'enfant. Il est rentré à la maison, son épouse lui a dit : « ma fille est décédée ». La maman secouait l'enfant, H.M. a pris sa fille et s'est aperçu qu'elle ressemblait à un chiffon. Ils l'ont secouée beaucoup, puis elle a recommencé à respirer. Puis, à nouveau elle a eu un spasme. Ils sont restés la nuit entière avec la fille qui avait des spasmes continus. Entre un spasme et l'autre, la fille regardait autour d'elle, puis elle criait comme si elle voyait une bête ou quelque chose de dangereux. À ce moment-là, elle s'effrayait et perdait connaissance.

Le lendemain, vers neuf heures du matin, un couple de vieux, des amis sont venus à la maison. La vieille dame a vu l'enfant et a dit : « C'est un *encanto*, là-haut il y a un homme qui sait prier pour ces choses, il faut l'appeler car de cet endroit-là, auparavant les *encantos* ont emmené beaucoup de gens ». H.M. a demandé à quelqu'un d'appeler le *pajé*. Comme c'était loin, ils sont restés avec l'enfant malade encore une journée et un soir. Le soir, d'un coup, H.M. a entendu du bruit dans le Port, des gens qui jetaient la rame à la pirogue. H.M. s'est levé en pensant que le *pajé* était arrivé et n'a rien vu. Là-bas sa vision est devenue noire et il a senti un froid comme s'il était dans un réfrigérateur. Il est revenu à la maison, s'est assis, il a essayé de parler et n'a pas réussi. Il a entendu les pas d'une personne qui arrivait à la maison.

À ce moment-là, l'enfant a eu une autre crise. L'enfant est restée longtemps sans connaissance. Ils ont pensé qu'elle n'allait plus reprendre connaissance. Une demi-heure après, le *pajé* est arrivé. Il a dit que c'était un sort, mais qu'il allait voir ce qu'il pouvait faire. Le *pajé* s'est assis à côté du hamac de l'enfant, a demandé du tabac, a fait une cigarette, l'a allumée et a commencé à bénir l'enfant. Une demi-heure après, le *pajé* a dit à H.M. qu'il était préoccupé car il n'avait pas trouvé l'esprit de l'enfant. Puis, il est resté encore plus de temps à fumer et à bénir. Puis, sa respiration est devenue haletante, comme s'il revenait d'un endroit lointain. Il a dit : « C'est difficile, j'ai réussi à la joindre, mais je n'ai pas encore réussi à la retirer ».

Pour H.M., cela ressemblait à un jeu, il ne croyait plus, l'enfant était agonisante. À nouveau, le « vieux monsieur » a commencé à bénir et il y est resté longtemps. Puis il a demandé de faire une petite bouillie pour l'enfant, qu'il a bénie et a donnée à la mère pour nourrir l'enfant. L'enfant a commencé à manger et d'un coup a ouvert les yeux et a regardé autour d'elle. Puis le *pajé* a demandé à la mère de lui donner à téter. L'enfant a commencé à téter tranquillement. Le *pajé* a prié à nouveau pendant une demi-heure. Puis il a dit : « ça y est, je l'ai prise, je l'ai cachée, maintenant ils [les *encantados*] ne la trouveront plus ». Le lendemain, l'enfant était bien et n'a jamais eu de nouveau cette maladie. À partir de ce moment-là, H.M. a commencé à croire aux *pajés*, auparavant il ne croyait pas car son père combattait ces croyances.

Parfois, les enfants sont atteints par les *máwalis* par vengeance à partir d'une faute des adultes liée à la défense de l'environnement. Ainsi, M.D.P. de San Carlos de Río Negro raconte que quand, elle était petite et commençait à marcher, son esprit a été emmené par les *máwalis*. Elle a été prise par erreur car les *encantos* cherchaient, avec une barque, la *sombra* (l'esprit) du fils de la personne qui avait tué leur fils, un *laulao* (piraíba, poisson) et ils ont pensé que c'était son père qui l'avait tué et ont pris la petite à la place de l'enfant du pêcheur : M.D.P. jouait dans le jardin et a commencé une tempête, « une barque est venue » et a attrapé sa *sombra* (ombre, esprit). La mère a vu que la fille marchait avec des vertiges, sans désirs, sans vivacité. Elle l'a prise et a essayé de la faire manger, boire, téter, mais la fille n'a rien accepté. Ils l'ont prise et l'ont emmenée chez l'oncle qui savait traiter les victimes d'*encanto*. Il a dit : « Je sais, j'étais assis ici et j'ai vu que venait une barque des *encantos*. À la proue venait une *sombra* (esprit) et cette *sombra* a attrapé la *sombra* de l'enfant et l'a emmenée. Je vais voir ce que je peux faire ».

Le soir, alors qu'il dormait, son esprit allait au lieu des *encantos*. Il est parti au Brésil et au fleuve Casiquiare et ne l'a pas trouvée. Après, il l'a trouvée dans le bassin du Pasimoni, où il y a un lac des *encantos*, beaucoup de poissons mais personne ne peut les pêcher. Il est arrivé et a marché un peu ; il s'est aperçu que c'était un grand village. Il a vu une maison avec la porte ouverte et a vu une petite fille assise au milieu du salon, jouant avec une poupée. Une « petite vieille dame » la surveillait. Que cherches-tu ? lui a demandé la vieille dame. « Rien, je me promène. Et cette fille-là, qui est-elle ? » Vous la connaissez ? a demandé la femme. « Oui, c'est ma nièce ». « Et vous la voulez ? » « Oui, je la veux ». « Bon, si vous la voulez, venez la chercher ». L'oncle est rentré au salon et a pris la petite-fille. À ce même moment, dans la vie réelle, l'enfant a ouvert les yeux et a dit à la mère : « Maman, je veux de l'eau ». La mère lui a donné à boire et est restée à soigner sa fille. Le lendemain matin, l'oncle est venu demander des nouvelles de sa nièce. La mère a raconté qu'elle avait ouvert les yeux et demandé de l'eau et bu. L'oncle a dit à la mère : « C'était à ce moment-là que je l'ai prise des mains des *encantos*. Maintenant rien de mal ne va se passer car je l'ai déjà guérie ». Après cela, M.D.P. n'est plus jamais tombée malade des *máwalis* et aujourd'hui elle a 85 ans[1].

Comme nous l'avons vu, cette cure a eu lieu pendant le rêve. Ce sujet sera développé dans le neuvième chapitre. Par rapport à la barque de l'*encanto* qui est passée et a attrapé l'esprit de l'enfant, seul l'oncle, le guérisseur, l'avait vue. La mère de M.D.P. n'avait pas vu cette barque car pour M.D.P. « qui ne sait rien ne voit rien ». L'oncle a vu parce qu'il « travaillait » avec les *máwalis*.

---

[1] Dans les récits, souvent quand le *pajé* ou le *rezador* guérit une personne, apparaît la phrase assurant que la personne n'est plus tombée malade. Ce récit est diffusé aussi dans la Vidéo documentaire « Somos Baré », 2006.

CHAPITRE V

CONTACTS ET MALADIES PROVOQUÉES PAR LES *ENCANTADOS*

Dans toutes les sociétés, il existe des êtres plus vulnérables que d'autres, ainsi que des phases de la vie qui sont plus propices à développer certaines maladies. Chez les Baré, les interdictions sont là pour installer un code moral et empêcher que les personnes tombent malades. Quand l'être humain désobéit à l'un de ces interdits, il est atteint par les *encantados*. Ce contact entre l'être humain et l'*encantado* peut se faire selon plusieurs modalités. De même, les *encantados* ont diverses manières de rendre les humains malades.

1. Contact

Le contact entre les *máwalis* et les humains se fait à travers le rêve, le sexe et la flèche.

Les rêves

L'interaction entre l'être humain et les êtres surnaturels se produit dans la majorité des cas à travers les rêves. Ainsi, I.S.I. est descendue se baigner et laver du linge au fleuve, près du rocher Fortaleza (São Gabriel da Cachoeira). D'un coup, elle a vu le fleuve qui clapotait : elle a vu l'eau qui « frappait » le rocher et l'eau est montée. La nuit, elle « a vu » un beau jeune homme au chevet du lit, vraiment si beau qu'elle a eu envie de rêver de lui à nouveau. Elle a rêvé de lui à nouveau et ainsi toutes les nuits. Elle est devenue un peu « perturbée » et a commencé à avoir des hémorragies. Elle est partie à l'hôpital. Là-bas elle criait car elle ne voyait plus le beau jeune homme, mais un grand serpent qui venait dans sa direction, ouvrait la bouche et voulait la manger. B.A., qui était à côté d'elle, lui a demandé ce qu'elle avait et elle lui a raconté. Quand son mari est arrivé, B.A. lui a tout raconté et lui a conseillé de l'emmener voir le *pajé* car à l'hôpital on ne guérissait pas cette maladie. I.S.I. a vu le *pajé* qui l'a guérie en trois jours.

En fait, un des premiers signes de l'ensorcellement, c'est le rêve. On voit dans le rêve le premier symptôme de la maladie ou une alerte, avant son déclenchement :

> « Parce qu'elle est *encantada*, elle rêve de personnes du sexe opposé, fréquente d'autres personnes. Si un homme a une femme dans ce monde, il rêve d'une femme plus belle que la sienne, si une femme a un homme, elle rêve d'un homme plus beau que son mari » (E.M.E.).
>
> La personne poursuivie par une *majuba*, rêve de *majubas*. Parfois elle rêve du mari, mais ce n'est pas le mari, c'est la *majuba* transformée en mari. Pendant leur sommeil, beaucoup de femmes ont des rapports sexuels avec leur mari, mais ce sont des *encantos*. Des hommes qui rêvent de femmes, seront *encantados*. Ceux qui racontent leurs rêves se délivrent, mais ceux qui gardent le secret risquent d'être emmenés par la *majuba* » (F.A.G.).

L'idée de la transformation des êtres surnaturels en mari ou épouse est commune à différentes cultures. Par exemple, M. Leenhardt, dans son œuvre « Do Kamo » mentionne que pour les Mélanésiens, le dieu et la déesse, pour mener une vie analogue à celle des humains, prennent, par exemple la figure d'un mari ou d'une épouse (1971 [1947] : 78).

Pour les Baré, les rêves sont le lien entre ce monde et l'autre. Ils leur donnent beaucoup d'importance. Ils utilisent les rêves pour diagnostiquer les maladies et pour interpréter une situation, je reviendrai sur ce point dans le neuvième chapitre.

La sexualité

Le contact des êtres surnaturels par le sexe se produit plutôt pendant le rêve. Ainsi, pendant ses rêves, F.R.A. fréquentait les femmes, c'étaient des *encantados*. Pour lui, les rêves sont « un peu immoraux » car dans plusieurs rêves il a eu des rapports sexuels avec des membres de sa famille : belle-sœur, tante, même avec des personnes déjà décédées. « C'étaient des *encantados* qui prenaient la forme de ces personnes ». Il était inquiet car, quand il se réveillait, les rêves semblaient la vérité. F.R.A. les a racontés au *pajé*, qui lui a dit qu'il faudrait le bénir, car quand on a été *saruã* [ensorcelé], pendant qu'on dort l'esprit fréquente les *encantados*.

Après la bénédiction, les rêves où il avait des rapports sexuels avec des personnes de la famille se sont arrêtés. Il faisait d'autres rêves, que le lendemain il racontait au *pajé*, pour les interpréter et l'aider au diagnostic et au pronostic de la maladie.

Même si dans la croyance baré ces personnages du rêve sont des êtres surnaturels, le rêve est considéré comme réel pour F.R.A et pour d'autres personnes qui m'ont raconté des rêves considérés « incestueux », puisque « tout rêve est une expérience réelle de l'âme, le tabou a donc été enfreint de fait » (G. Devereux, 1977 [1970] : 323).

Par ailleurs, des *encantados* fréquentent des personnes au-delà des rêves, et seulement après, elles découvrent qu'il s'agissait des êtres *encantados*. Ainsi, R.P.A. raconte que son fils a été *encantado*. Il est devenu « fou », il allait à la plantation et ne se baignait pas. En chemin il entendait des pas derrière lui, il se tournait et ne voyait personne. Il ne pouvait plus rester tout seul pour ne pas sentir ces choses-là. Un jour, une belle jeune fille, blanche, s'est baignée avec lui, c'était un serpent d'eau. Elle lui a dit : « Allons-y ». Et il est parti avec elle, il est resté perdu cinq jours. Au retour il a dit à la famille que sous l'eau c'est beau, mais le mobilier, ce sont des serpents, son lit était un serpent d'eau. Là-bas il a rencontré une fille qui, petite, a été emmenée. Elle lui a conseillé : « Ne va pas là-bas [un endroit plus beau], car si tes pieds foulent ce sol là-bas tu ne reviendras plus jamais chez toi. Ta famille te cherche beaucoup, ta mère pleure beaucoup ». À son retour, il a été guéri par deux *brujos* de Marabitanas. Dans son régime, il ne pouvait pas manger de grands poissons, pour que les *máwalis* ne l'attrapent pas.

Walama : la flèche de la Maíwa

Walama (*warama*, *iuarama*) est connue par les Baré du Brésil comme la « flèche de la *Maíwa* » ou « petite flèche ». Les flèches de la *maíwa* sont représentées comme des petits morceaux de bois avec des « barbes » ou « cheveux » (des éléments filiformes végétaux). Les *maíwas* jettent des flèches aux personnes qui, après, commencent à éprouver des douleurs dans le corps.

Comme je l'ai déjà mentionné (premier chapitre), le mot *maíwa* a deux sens : être surnaturel et maladie. Dans le cas du *walama*, le même mot est utilisé pour désigner : la maladie *walama*, la « flèche de *maíwa* » et l'« être » *walama* (type spécifique de *maíwa*). Ainsi, dire qu'on a attrapé le *walama*, qu'on a reçu une flèche de la *maíwa* ou du *walama* a la même signification. Le *walama e*st aussi décrit comme des « cheveux » de la *majuba* (*maíwa*). Ainsi, F.R.N. raconte qu'une *majuba* a grandi dans son ventre. Le *pajé* l'a guéri avec des remèdes de la forêt et lui a jeté de l'eau sur le corps. Des « cheveux » de *majuba*, mélangés à l'eau, sont tombés de son ventre.

Les causes de cette maladie sont aussi liées aux interdictions, toujours les mêmes. On peut attraper le *walama* quand on mange au soleil, quand on mange quelque chose en forêt, sans se laver ; quand on travaille à la plantation, avec le soleil sur la tête et qu'on mange un fruit, encore chaud du soleil, un cajou ou un ananas, par exemple. Le *walama* atteint aussi quand on a de mauvais rêves et qu'on va en forêt. Dans ce cas, « le tonnerre vient et met le *walama* sur la personne » (E.M.E.). Pour cela, il faut toujours faire attention aux rêves : quand on rêve d'un objet, par exemple, une aiguille injectée dans un objet, on ne peut pas aller en forêt, il faut rester à la maison, car cette aiguille signifie ce qui va arriver : *majuba*, *walama*.

L'exposition au soleil, ainsi que l'exposition à la pluie et les bains sont soumis à des règles strictes pour entretenir l'équilibre du corps et des diverses forces surnaturelles afin de ne pas provoquer de désordres importants dans l'organisme et ne pas favoriser l'intrusion dans le corps, des forces pathogènes ou contraires à l'action recherchée (J. Chiappino 1997 : 262).

Au Venezuela, les Indiens n'ont pas parlé de *walama*, mais des éclairs qui tuent quand on mange au soleil, ils affirment que manger, même un petit morceau de *cazabe* avec le soleil sur la tête est dangereux, un éclair peut l'atteindre et cela attire les *máwalis*. Ainsi, U.D. a vu un éclair tuer une personne qui mangeait du *cazabe* avec le soleil sur la tête. À San Carlos de Río Negro, à l'embouchure du fleuve Cassiquiare, il y avait beaucoup d'éclairs. Beaucoup de personnes sont décédées, on disait qu'elles avaient mangé avec le soleil sur la tête[1].

---

[1] Ici il est important de rappeler que, dans les pays tropicaux et surtout dans la région Amazonienne, un orage peut survenir même quand il fait beau.

Nous avons vu que les Indiens du Brésil ont lié le *walama* au tonnerre, dans ce cas, probablement s'agit-il de la même classification de la maladie. De plus, le discours ci-dessous relevé au Brésil démontre que dans les deux pays il s'agit de la même maladie :

> La *majuba* est maîtresse de la nature. Il faut la respecter sinon elle fait du mal. Il faut aussi respecter le tonnerre, la foudre. Quand on prend beaucoup de soleil sur la tête, quand le corps transpire, il faut se baigner avant de manger quelque chose. Si on ne se baigne pas vient le tonnerre, la foudre tombe sur nous. On ne peut pas non plus manger de la nourriture froide (S.I.L.).

Pour les Baniwa, le *walama* fait partie d'un groupe de maladies causées par des petites flèches magiques qui peuvent être envoyées par les *pajés*, par les *Iupinai* (être surnaturel) ou par les étoiles. La maladie apparaît comme une douleur soudaine et aigüe. Le moyen de diffusion de *walama* est l'air, mais les *pajés* peuvent mobiliser le tonnerre pour causer des formes graves de *walama* (L. Garnelo & R. Wright, 2001 : 277).

J.-P. Chaumeil évoque les fléchettes magiques que les chamanes *Yagua* détiennent dans leur estomac (siège des projectiles) et qui constituent leur arme stratégique. Ces fléchettes forment une ceinture protectrice qui enveloppe pratiquement tout le corps du chamane et la force du chamane est proportionnelle au nombre de ses fléchettes (2000 [1983] :119).

De même, M. Perrin, dans son travail sur les Indiens Goajiro (1996 [1976] : 138) décrit le *wanïlï* qui envoie aux Indiens des flèches invisibles « qui les frappent mortellement ou les blessent grièvement ». On peut expliquer la ressemblance par le fait que les Goajiro appartiennent à une ethnie détachée du groupe arawak.

Dans le cas des Baré, la personne a mal à l'endroit du corps où elle a reçu la flèche, quelques fois la personne reste sans pouvoir marcher et ce mal va persister jusqu'au moment où elle va chercher un *pajé* ou un *rezador* ayant quelque connaissance du métier du *pajé*, pour guérir cette maladie. Ces récits le montrent bien :

> … je marchais (…) j'ai senti une douleur exactement ici [à la poitrine], je suis resté trois mois handicapé. Après, je suis parti à l'hôpital, je suis resté là-bas 15 jours (…). Quand je suis arrivé ici [à la maison], (…) je suis parti dans le Xié [région du fleuve Xié, à la recherche de guérisseurs]. C'était la *maíwa* qui m'avait envoyé

une flèche (...). Ici à la ceinture (...), quand j'ai ressenti la douleur, j'ai marché à quatre pattes, en criant... Cette douleur-là semblait broyer mes os » (F.A.G.).

J'ai déjà été atteint deux fois par les *encantados*, une première fois c'était la *majuba* qui a provoqué un problème au genou, le *pajé* l'a guérie. Puis, je suis partie pêcher et le *maíwa* a tiré une flèche sur moi. J'ai commencé à avoir mal à une dent, j'ai pleuré une nuit entière. Je suis partie à l'hôpital, ce qui ne m'a pas guérie. Ma mère m'a emmenée chez le *pajé*. Le *pajé* a mis dans une bassine des feuilles de plantes et un remède qui s'appelle « bálsamo divino » (baume divin), il m'a demandé de m'asseoir sur un banc. Je me suis assise et ai continué à pleurer. Le *pajé* a jeté l'eau de cette bassine sur mon corps et en a retiré des feuilles enroulées et gluantes. Le *pajé* a dit que c'était le *walama* qui avait fait cela, parce que j'avais mangé, le soleil sur la tête. Je suis guérie (B.B.).

Dans ce dernier récit, des feuilles gluantes représentent la maladie. Le mal de dents et la douleur aigüe représentent le mal qu'on a quand on reçoit une flèche : comme si quelque chose pénétrait dans le corps ou la dent. Pour guérir, comme nous l'avons vu, normalement les *pajés* jettent de l'eau avec des plantes sur les patients malades de *walama* pour que les flèches tombent de leur corps. Cependant, les personnes guéries assurent que l'eau avant d'être jetée sur leur corps était propre, qu'il y avait seulement des plantes et qu'après, de leur corps tombent ces morceaux de bois avec des « cheveux »[1] et des feuilles gluantes.

Le *walama* peut aussi provoquer des troubles de la respiration. Je résume ci-dessous le récit de O.L.Y, qui voyageait avec nous, et dont j'ai suivi l'évolution de la maladie : O.L.Y. respirait avec difficulté et ne pouvait s'endormir. Je lui ai fait deux propositions : traverser le fleuve et aller chez l'agent de santé communautaire (J.A.) ou aller un peu plus loin chez le *pajé* (A.L.). Mais les indigènes de la maison où nous dormions ont dit que, l'agent de santé était aussi guérisseur, comme son père. Alors, O.L.Y. a choisi

[1] Les cheveux mentionnés dans les différents récits pour représenter la maladie provoquée par le *Walama* ne se réfèrent pas à des cheveux humains, mais à des éléments filiformes végétaux. Par ailleurs, les « cheveux humains » sont aussi utilisés dans la sorcellerie, mais plutôt dans l'ensorcellement provoqué par des personnes et non par des êtres surnaturels. De même, il existe dans différentes cultures toute une signification symbolique des cheveux, liée à la puissance, à la force mystique, à la voyance, au statut social, etc.

J.A. Je suis restée à la maison pour ne pas intimider le guérisseur, il m'avait caché sa science, car sa religion (évangélique) s'y oppose. Après quelque temps, O.L.Y. rentre à la maison, elle va bien.

Le lendemain elle m'a raconté que J.A. avait fait le signe de la croix et prié en imposant sa main sur sa tête (il a prié Dieu en demandant de retirer les maladies, y compris les maladies « *feias* » (laides) comme la *majuba*. Puis il a prié sur des médicaments avant de les lui donner. Les médicaments étaient des antibiotiques (*sulfametoxazol et trimetoprima*) et du sérum de réhydratation orale. Tous les deux, agent de santé et patiente, croient que c'était de la *maíwa*. O.L.Y. avait même peur, car nous avions fait un arrêt, au cours du voyage dans un petit village où, selon elle, tout le monde avait de la *maíwa*, parmi eux, une fille sourde. Une femme de ce village nous avait raconté que son mari était décédé, mais que, avant sa mort, il disait qu'il avait une autre épouse et deux filles au creux du fleuve. Elle croit que l'esprit de son mari y vit.

O.L.Y. est restée en bonne santé et nous avons pu arriver jusqu'à la ville où elle est allée chez le médecin et chez le *pajé* J.O.S. Elle m'a dit que le médecin avait dit qu'elle n'avait rien et lui avait donné des vitamines[1]. Chez le *pajé*, j'ai assisté à la séance. Il l'a bénie avec deux bougies, l'une rouge et l'autre bleue. La bleue il l'a laissée par terre et il l'a bénie avec la rouge. Devant moi il a dit que la maladie était grave. Le lendemain, la patiente m'a raconté qu'il avait confirmé qu'elle avait le *walama*. Elle avait déjà le *walama* et son état a empiré parce qu'elle avait passé par l'endroit atteint par les *majubas*.

Il est important de préciser qu'avant la maladie d'O.L.Y., quelqu'un de notre groupe de voyage avait fait un rêve où elle était atteinte de *walama*. Après, nous sommes passés par cet endroit où tous « étaient atteints par la *maíwa* ». En fait, pendant cette visite, O.L.Y. demeurait toujours éloignée des gens, comme si elle voulait se protéger. Puis, cette nuit même elle tomba malade. Avait-elle « attrapé le *walama* » ? Ou était-ce le rêve qui l'avait influencée ? Ou encore était-ce la peur de l'endroit « contaminé » par la *maíwa* ?

Un autre point important à relever est relatif au traitement donné par l'agent de santé : c'était un mélange d'allopathie et de

[1] Je n'ai pas eu l'occasion de parler avec son médecin.

pratique de guérisseur. Les médicaments donnés ne paraissent pas en rapport avec les symptômes relevés par la patiente ; en plus, l'agent de santé et guérisseur a prié sur les médicaments. Si les médicaments n'étaient pas efficaces pour sa maladie, il ne restait que la séance de guérissage pour soigner la malade.

Il est intéressant de noter aussi que si l'agent de santé a mélangé le traitement de la médecine occidentale avec la médecine traditionnelle, c'est parce que parfois la population aussi « mélange » les soins relevant des deux médecines. À ce sujet, S. Fainzang écrit dans son travail sur les Bisa du Burkina[1], que le rôle du dispensaire ne diffère pas complètement de celui de l'instance thérapeutique traditionnelle et que le recours des villageois aux services qu'il propose obéit aux mêmes motivations que les consultations des guérisseurs. « Il exprime la même volonté de voir disparaître les symptômes, mais ne supprime nullement la nécessité de consulter, de surcroît le devin ».

Chez les Bisa, la pratique de la médecine occidentale ne marque pas une rupture fondamentale avec « celle du guérisseur dans la mesure où tous deux se fondent sur l'état du corps du patient pour prodiguer leurs soins, à l'inverse du devin qui s'attache au contexte social de l'apparition de la maladie pour prescrire les pratiques aptes à la résorber ».

Dans le cas Baré, on note que la différence entre la pratique des guérisseurs et la médecine occidentale est renforcée, surtout chez le médecin, alors qu'elle est moins fréquente chez l'agent de santé communautaire, car il est indien et parfois guérisseur, bien qu'il ne s'en vante pas publiquement.

2. Symptômes ou maladies provoqués par les *máwalis*

Les symptômes ou maladies des humains à partir de contacts avec les *máwalis* les plus mentionnés sont la fièvre, le choc et la paralysie, la grossesse et le *saruã*.

---

[1] *La « maison du Blanc » : la place du dispensaire dans les stratégies thérapeutiques des Bisa du Burkina*, Sciences sociales et santé, vol. III n° 3-4, 1985, pp. 105-128.

Fièvre

Plusieurs personnes, qui ont parlé du contact qu'elles ou des gens de leur entourage ont eu avec des *botos* (*toninas*), ont affirmé avoir ressenti de la fièvre. Ainsi, C.A. raconte que quand elle était jeune fille, voyageait en pirogue avec ses sœurs. Elle était assise à la proue et il y avait une *tonina* qui la poursuivait. Elle est restée avec de la fièvre pendant trois jours et avec la jambe engourdie.

De même, Júlia Mendes raconte comment son père conseillait les enfants : « Écoutez, vous n'allez pas marcher dans des endroits que vous ne connaissez pas. Toutes les fois que vous passerez à côté d'un endroit sacré, vous devrez le respecter ». Mais, un certain jour, les enfants et leur oncle étaient en train de pêcher près d'un endroit sacré : *Mutarrau-Iberê* (pierre creuse – œil de lune), qui se trouve près de Cucuí, du côté vénézuélien. Les enfants et leur oncle entendirent les pleurs d'un enfant et allèrent voir de quoi il s'agissait : c'était un petit *boto*. Les enfants et leur oncle, par curiosité, commencèrent à le toucher avec un bâton. Ils s'aperçurent que c'était une femelle, « c'est comme une femme, il n'y a aucune différence ». Le garçon qui était resté dans la pirogue a commencé à crier en disant qu'ils voulaient renverser la pirogue. C'était des *botos*. Les enfants se défendirent en jetant de l'ail dans l'eau, et parvinrent à atteindre la berge. Ils arrivèrent chez eux, mais la nuit, tous eurent de la fièvre :

> Mais on voyait bien que dans cette île-là, il y avait une petite ville, très peuplée, dont les habitants étaient très différents. Ils parlaient une langue complètement différente. Et on voyait ce que l'oncle avait fait à la petite femelle de *boto*, hein, on a vu qu'elle était toute blessée. Alors ils ont dit qu'ils allaient nous punir, hein, qu'ils allaient nous frapper ; alors on criait, mais on délirait de fièvre. Mais attends voir, on faisait des reproches à tout le monde en même temps.

Le père de Júlia a soigné la fièvre des enfants avec des bains à base de plantes et une fumigation[1]. Pour les Indiens, la fièvre est un des symptômes du début de ce sortilège. Le récit ci-dessus montre le cas des personnes qui ont injurié les *botos*. Cependant, même quand on ne l'injurie pas on peut avoir de la fièvre. « Quelques

---

[1]Júlia Mendes, entretien réalisé pour mon mémoire de Master en psychologie : *Desenraizamento cultural e desestruturação mental : o caso amazônico*, *op. cit.*

fois, quand un homme voit une *tonina* (*boto*) et la nuit rêve de cette *tonina*, cela veut dire qu'il est déjà *encantado* ».

E. Galvão, dans son travail de terrain sur « Santos e visagens » (1976 [1955]), raconte l'histoire de jeunes gens ivres qui injurièrent le *boto* ; il mentionne que le lendemain, l'un d'entre eux avait commencé à avoir de la fièvre. Tous croyaient que la fièvre était due au fait d'avoir injurié le *boto*.

Choc et paralysie

Le *boto* peut aussi provoquer un « choc » et à partir de ce choc commence la maladie, la personne peut rester tordue, paralysée d'un membre, avoir mal au cou. Ainsi, des jeunes filles ont raconté l'histoire de leur collègue. Quand cette fille avait ses règles, elle descendait au bord du Rio Negro, dans la ville de São Gabriel da Cachoeira (près de chez elle) et se tenait sur les rochers. Tout a commencé avec un « choc » qu'elle a ressenti dans la jambe. La jambe commença à s'amincir, paralysée d'un côté, puis de l'autre. Elle a abandonné l'école et aujourd'hui elle ne parle plus. Selon ces jeunes filles, plusieurs *pajés* ont fait le diagnostic, mais la famille est évangélique et ne croit pas dans les êtres *encantados*. Elles ont ajouté qu'aujourd'hui il est trop tard pour la soigner, car ses muscles sont déjà atrophiés puisque depuis des années elle reste couchée. On dit qu'un des rochers où elle restait est le *cobra grande* ; c'est ce rocher (serpent) qui soutient l'île.

Grossesse

La grossesse n'est pas une maladie, cependant dans le cas d'une grossesse provoquée par des êtres *encantados*, elle est considérée par les Baré comme maladie, car des femmes et des hommes risquent leur vie et engendrent des animaux. Ainsi, M.O.S. a pêché un fils de *boto*, l'a mis dans sa pirogue et est rentré à la maison. Quand il est arrivé, il a commencé à avoir de la fièvre et est devenu « presque fou », il voulait plonger dans l'eau, il voyait des femmes qui arrivaient près de lui et voulaient l'emmener. Les *botos* l'accompagnaient tout le temps. Quand il se baignait dans le fleuve, des *botos* sautaient dans l'eau. Il s'est formé une tempête[1]. La famille est partie chercher un *pajé*, qui a traité par succion le ventre de M.O.S. et a retiré un petit *boto* de son ventre et ils l'ont jeté dans l'eau.

Le *cobra grande* peut aussi rendre les femmes enceintes. Une légende recueillie par A. Amorim, raconte l'histoire de filles qui n'obéissaient pas à leur père et l'une d'entre elles est tombée enceinte : un jour, elles sont allées se baigner à l'aube, une avait ses règles et est tombée enceinte du *cobra grande* métamorphosé en homme. Des petits serpents sont nés de cette relation, l'eau du fleuve est montée et a couvert les personnes de la maison (1987 [1928] : 279-281).

Parmi les Baré, nous avons quelques témoins :

> Le ventre de E.N.L. a grossi, elle sentait quelque chose qui y bougeait, les règles se sont arrêtées, elle a maigri, seul le ventre était gros. Elle est décédée et à ce moment-là, le serpent est sorti de son ventre (récit raconté par A.A.S.).
>
> Mon beau-père [guérisseur] a retiré du ventre d'une femme deux petits serpents vivants. La femme était enceinte du serpent (*maíwa*), elle ne pouvait plus bouger dans son hamac et elle allait accoucher de ces serpents. Après avoir retiré les serpents du ventre de sa patiente, mon beau-père les tua avec du sel, avant qu'ils ne trouvassent le chemin du fleuve (*Pajé* J.O.S.).

Le guérisseur avait besoin de représenter la maladie de cette manière, en montrant les serpents, pour acquérir la confiance de l'opinion collective et répondre à ses exigences. Cette « représentation » de la maladie nous reporte au récit sur Quesalid, travaillé par C. Lévi-Strauss à partir d'un matériel de Franz Boas.

Quesalid (Indien Kwakiutl) ne croyait pas aux pouvoirs des chamanes et voulait les démasquer. Il commence à les fréquenter, est initié et commence à faire partie du groupe. D'où il a appris leur technique de garder, dans un coin de sa bouche, une petite touffe de duvet pour l'expectorer ensanglantée après « s'être mordu la langue ou avoir fait sourdre le sang de ses gencives, et la

---

[1] La tempête apparaît souvent quand on enfreint une règle. Au Pico de la Neblina, par exemple, alors que des ouvriers avaient tué de jour une grenouille et son petit, une tempête violente a commencé vers onze heures du soir obligeant les ouvriers à quitter leur campement. Ils ont pensé que cette tempête était due au fait qu'ils avaient tué la grenouille, car elle était un être *encantado* (C.B.E.).

présenter solennellement au malade et à l'assistance, comme le corps pathologique expulsé à la suite de ses succions et manipulations ». Quésalid voulait poursuivre ses enquêtes, mais « il fut convoqué par la famille d'un malade qui avait rêvé de lui comme son sauveur ». Il recourut à la méthode apprise et, étonné par l'efficacité de la technique, il abandonna l'idée de divulguer le secret qui lui avait été transmis par ses maîtres et poursuivit sa carrière de chamane, riche de secrets (C. Lévi-Strauss, 1974 [1958] : 192-196).

T. Janssen rappelle que ces « tricheries sacrées » (terme emprunté à Alexandro Jodorowsky), font partie du cadre thérapeutique et « semblent mobiliser les forces psychiques des patients et déclencher le potentiel de guérison qui réside en chaque individu ». Pour cet auteur, peu importent les images, les métaphores, les symboles et les explications utilisés, pourvu que l'imagination du patient soit stimulée d'une manière positive et puisse donner une première impulsion aux réactions physiologiques qui vont parvenir à un rétablissement de sa santé (2006 : 43).

Pour revenir aux Baré, le risque d'accoucher de deux serpents répond à un mythe connu parmi les Baré et dans toute l'Amazonie :

> Ici dans la région du fleuve Xié, vers 1902, une jeune fille de 13 ans, près d'avoir ses premières règles, rêvait d'un homme. Tout le temps elle rêvait de cet homme, elle avait des rapports sexuels avec lui (pendant le rêve). Elle commença à l'aimer. Un jour elle se rend enceinte par le rêve et aussi en réalité. Sa mère dit : « Mais ici, il n'y a pas d'homme, comment cela peut arriver à ma fille » ? Le petit ventre grandit. Arrive le temps d'accoucher et elle accouche de deux petits serpents. La famille fut effrayée[1], mais la fille aimait ces petits serpents, elle demanda deux petites marmites d'argile et les mit dedans. La nuit les petits serpents se transformaient en personnes et allaient coucher avec leur mère. Elle faisait la toilette et allaitait les serpents. C'était des personnes, elle les voyait comme de vraies personnes, mais les autres ne

---

[1] Une autre version du *buiaçu, cobra grande* c'est que la fille après avoir été rejetée par ses parents, est partie habiter ailleurs, le serpent est né. Puis les parents ont ramené la fille à la maison. Mais l'*encanto* a fait tomber la maison, le serpent a emmené la fille (sa mère) pour habiter dans une lagune. Puis la lagune était petite pour lui, il est sorti et a emmené sa mère pour habiter avec lui dans le fleuve Amazone.

voyaient que des serpents. Ils grandissaient, les marmites étaient petites, elle en demanda de plus grandes. Le matin, les serpents allaient au fleuve et le soir ils arrivaient, apportant du *cabeçudo*[1], du poisson ou autre chose pour leur mère. La famille le voyait, mais n'y faisait plus attention. Et ils grandissaient jusqu'au jour où ils devinrent adultes. Alors, le mâle dit à la mère : « Maman, nous ne pouvons plus rester avec toi, nous sommes déjà grands, nous avons besoin de déménager d'ici. Et ma sœur est méchante ». L'homme [serpent mâle] était doux, mais sa sœur était féroce. « Nous allons rester là-bas dans le fleuve Amazonas. Nous allons partir pour le Rio Negro, qui débouche dans le fleuve Solimões pour former l'Amazonas. C'est là-bas que nous allons vivre, dans cette baie » (…). Ils restèrent là-bas. Ils se nommèrent eux-mêmes : le garçon s'appela Honorato[2] et sa sœur Preta [Noire][3]. La Preta était un serpent noir (…). Honorato n'était pas noir. Ils partirent. Honorato resta quelque temps dans le fleuve, mais il s'y fatiguait. Il sortait, allait à des fêtes (…), il était très riche. Il recherchait des minéraux, je pense, des minéraux du fleuve… Il parla avec un homme. Il demanda si celui-ci pouvait le désenvoûter. L'homme lui répondit : « je peux ». « Je vous paierai beaucoup, je suis fatigué de vivre dans l'eau. Mais ma forme est celle d'un serpent, vous allez avoir peur ! Quand je reviendrai du bois, vous allez voir, restez sur cette plage là-bas avec un rifle 44 ; tirez au milieu de mon front. Après je vais sortir, je vais me transformer, c'est-à-dire je ne resterai plus serpent, je vais sortir comme personne ». « Très bien ». « Je vais arriver à minuit là-bas sur cette plage ». « Très bien ». L'homme était très courageux. À minuit, l'animal remonta au milieu du fleuve (…) plongea, flotta à nouveau. Par son volume, l'eau montait, et venait submerger la plage. L'eau arriva jusqu'à l'homme. Le serpent arriva plus près, encore plus près. L'homme tira, mais à la place du front, il atteignit l'œil. L'œil de Honorato éclata. Honorato replongea, l'eau devint comme avant ; il sortit de l'eau. « Merci beaucoup mon ami, vous m'avez désenvoûté, mais vous avez fait éclater mon œil.

---

[1] Sorte de tortue ; *Peltocephalus dumerilianus.*

[2] « Cobra Norato », voir L.C. Cascudo 1954 : 186). Cette légende est très populaire et elle a donné lieu à un classique de la littérature moderne brésilienne : « Cobra Norato » de Raul Bopp.

[3] Dans d'autres versions de ce mythe, ce serpent a le nom de Maria Caninana. (*Caninana* est le nom d'un serpent ; du tupi, « cabeça em pé » – tête en haut ; *Spilotes p. pullatus*).

Mais ce n'est pas grave, je ne voulais plus vivre ainsi ». Et sa peau resta à cet endroit (…). Il partit comme un humain ; aujourd'hui lui et sa famille sont bien dans la vie [riche]. Je ne sais pas s'il est déjà mort, mais je sais qu'on l'a désenvoûté (B.F.S.).

Ce récit montre la similarité des *maíwas* et des humains à travers la grossesse de la mère. Le symbolisme du serpent est très ancien et est toujours associé à l'idée de vie et de mort. L'homme et le serpent sont des opposés et le serpent est le complément et le rival de l'homme. Ce symbolisme est lié aussi à la dualité entre le bien et le mal, le mâle et la femelle, le phallus et la matrice, à la fécondité et à la connaissance.

Le symbolisme du serpent traverse toutes les cultures et diverses disciplines, dès les mythes fondateurs de l'univers comme le serpent cosmique jusqu'à l'analogie en psychanalyse et les symboles de la médecine et de la pharmacie. En Amazonie, comme pour le *boto*, les mythes du *cobra grande* sont très répandus et ils sont présents dans différentes légendes, contes, chansons, chorégraphies, etc., et aujourd'hui sur des sites internet. La transmutation de l'animal en personne fascine les gens.

Quelques aspects du mythe en question méritent de retenir notre attention. Dans toutes les versions de ce mythe, le mâle est gentil et la femelle méchante. Il y a une version où Hororato est « obligé » de tuer sa sœur à cause de sa méchanceté. Nous allons voir dans le chapitre 9, qu'il y a même une prière de guérison qui met en relief cette question de la méchanceté de la femme et de la bonté de l'homme. Dans la version du mythe racontée ici, le serpent-femme disparaît de l'histoire. On suppose qu'elle reste dans le fleuve et d'autres mythes peuvent compléter celui-ci : par exemple le serpent Maria qui fait tomber les bateaux dans le fleuve Amazone.

Ce mythe montre aussi la dualité des *encantados* qui peuvent être à la fois méchants et bons. Nous avons vu au premier chapitre, qu'auparavant il y avait deux dieux : « Mauari » l'auteur de tout le bien et « Sarauá » l'auteur de tout le mal et qu'après, avec les transformations culturelles, les deux sont devenus des dieux méchants. Avec ce mythe des deux serpents, l'un méchant et l'autre gentil, on retrouve la séparation entre le mal et le bien (probablement due à l'influence de la pénétration chrétienne). D'autre part, le fait que la figure femelle soit « mauvaise » peut être lié à la mythologie judéo-chrétienne, par exemple à Lilith, figure féminine centrale de la démonologie juive, héritée des civilisations mésopotamiennes (M. Bitton 1990 : 113) et à Ève, la première femme de la Bible, la « tentatrice » et la cause de la « chute ».

Il est intéressant aussi d'analyser le désir de Honorato. Cet homme-serpent ou serpent-homme qui a le pouvoir comme homme : riche, et comme serpent : *encantado*, ne veut plus de sa double vie, il ne trouve plus très confortable d'être homme et serpent à la fois et veut devenir homme. Comme homme il est riche et reconnu dans la société des hommes et comme serpent il est comme tous les autres *encantados*.

Un autre point à considérer est que les serpents transformés en personnes étaient allaités au sein de la mère. Cela reprend la croyance, au Brésil et dans les campagnes françaises, de ce qu'une sorte de serpent *Caninana* (*Spilotes pullatus* ; nous avons vu que, dans certaines versions du mythe, la femelle s'appelle *Maria-Caninana*) vient le soir téter les femmes qui allaitent des bébés. Dans cette croyance, pendant qu'il suce le lait de la mère, il met sa queue dans la bouche du bébé pour qu'il ne pleure pas.

Pour revenir à l'ethnie baré, l'accouchement des êtres surnaturels n'est pas éloigné de l'imaginaire des Baré, c'est-à-dire que cela n'est pas raconté comme légende. Quelques Indiens ont raconté une histoire qui se passait à San Carlos de Río Negro, il y a 15 ans, à une époque où les Indiens avaient peu accès au service officiel de santé : une fille qui avait ses règles était descendue à la rivière pour laver son linge tandis que sa mère était à la plantation. Un mois après, son ventre commença à grossir, on l'a conduite chez le médecin qui diagnostiqua une grossesse. Huit mois après elle accoucha (à la maison) d'une chose bizarre, qui ressemblait à une raie, que la famille tua.

Les villageois du Brésil parlent aussi d'une femme qui est devenue enceinte sans avoir eu de rapports sexuels. Le ventre grossit ; le jour de l'accouchement, il y avait quelque chose dans le ventre qui bougeait mais ne sortait pas. On a pensé que c'était un enfant, la sage-femme a mis sa main pour sentir la dilatation et quelque chose a mordu sa main. Cette femme est décédée car « la chose qu'elle avait dans son ventre n'est pas sortie ».

Nous avons vu que dans le monde *encantado*, l'homme et la femme, une fois ensorcelés, peuvent avoir des rapports ou « se marier » avec des *encantados* et avoir des enfants avec eux. Cependant, pendant mes recherches je n'ai trouvé aucun cas de femme « mariée » à ces êtres (seulement des cas de femmes qui les fréquentaient). De même, si les femmes sont plus atteintes par les *máwalis* que les hommes, il y a plus de cas de « grossesse » et d'enlèvement d'hommes que de femmes. Pour J. P. Santaella, les cas d'ensorcellement des femmes restent au sein du groupe familial parce qu'il ne convient pas à la famille que la société connaisse ses problèmes (2004 :142).

D'un autre côté, mes recherches montrent beaucoup de cas de femmes qui ont été ensorcelées, quelques cas d'enlèvement, mais une seule femme a été dans une ville *encantada*, et elle n'a pas voyagé au-dessous du fleuve (dans différentes villes *encantadas*) comme les hommes le font ; elle a été dans une unique ville, au-dessous de sa ville réelle. Cette situation est liée probablement à la différence entre l'univers masculin et féminin indien : l'homme a l'habitude de voyager seul et connaît mieux la géographie de la région. Ce qui n'est pas le cas des femmes.

Le mariage avec des êtres surnaturels comme on le voit chez les Baré peut être lié aux sociétés chamaniques, où le chamane se marie avec une femme surnaturelle, laquelle l'aide à trouver du gibier et du poisson pour la communauté.

À ce sujet, en s'appuyant sur Roberte Hamayon, Bertrand Hell écrit :

> Le chamane est chargé de gérer la circulation de l'énergie vitale entre les âmes de l'espèce animale et celles du groupe humain. Pour ce faire, il devient le gendre de la surnature en épousant la fille de l'esprit donneur de substance. Cette position lui permet de prendre du gibier, de prélever la force de vie non comme ravisseur, attitude dangereuse, mais en tant que mari (1999 : 292).

Cependant pour les Baré, si la femme ou le « petit ami » apporte du gibier, des poissons et de l'aide dans la récolte du latex, le rapport avec cet être surnaturel est dangereux car la personne ensorcelée risque d'être attirée par un être surnaturel ou de le devenir, comme on le voit dans le récit ci-dessous :

> Mon père a été ensorcelé par les *toninas* : Il travaillait dans le caoutchouc et le soir il pêchait. Un soir, quand il pêchait du *laulao* (*piraíba*), il a entendu le bruit des *toninas*, alors il a dit : « Que ce serait bien si tu étais une femme et venais vers moi ». Ce soir-là, il

a pêché deux *laulaos* et le lendemain, quand il est parti travailler, il a entendu des rires et des appels de femmes. À partir de là, il collectait beaucoup de latex et trouvait beaucoup de poissons, mais il vivait tristement, comme un fou. Sa mère commença à redouter qu'il ne fût *encantado*, mais il a nié. Plus tard, il a raconté à sa mère la vérité et elle lui a fait des fumigations de *caraña* et de piments. Une fois guéri, il a repris sa vie normale et ses récoltes (latex et poissons) ont diminué (R.J.).

Le saruã

Comme je l'ai écrit dans le premier chapitre, certains Baré affirment que le *saruã* est synonyme de la maladie *maíwa*. D'autres estiment que ce n'est pas le cas, parce que le *saruã* ne vient pas de l'eau, mais de l'air. Cependant le *saruã* présente des caractéristiques spécifiques. C'est une maladie qui survient quand on mange au soleil, si on mange de la nourriture froide ou insuffisamment réchauffée, ou quand on laisse une casserole déborder.

Adélia Engrácia de Oliveira, à partir de ses recherches dans le village de São João (moyen Rio Negro), indique que le *saruã* est un manque de chance, causé par un « *mal feito* » (méfait), qui apporte l'incapacité à l'individu pour différentes activités. L'auteur indique qu'en général, le *saruã* offense les bêtes de la forêt et il arrive quand : on fait brûler la viande en la grillant, on mange une nourriture cuite sans la réchauffer, on mange sans se laver après être revenu de la plantation, on a les premières règles (considérées comme les plus dangereuses), etc. L'individu atteint de *saruã* peut devenir *panema* (« incapable ») (1975 : 45-46).

Pour les Baré, cette maladie arrive parce que la *maíwa* tire des flèches (*walama*) sur la personne qui se comporte de cette manière. Dans ce cas, on peut dire que *saruã* est une conséquence du *walama*. Ainsi, A.R.V. nous raconte qu'elle avait une forte douleur à la mâchoire pour avoir mangé au soleil et reçu une flèche de la *maíwa*. Le *saruã* peut survenir également, quand la personne mange du poisson cru ou le touche et ne se lave pas bien les mains, ou mange un aliment mal cuit, par exemple du gibier. Cela déclenche une dysenterie. F.R.A. atteint de *saruã* en donne une définition :

On attrape le *saruã* quand on mange du poisson cru, mal cuit, mal grillé. On l'attrape principalement, quand une femme accouche et le mari et la femme n'ont pas observé la couvade et la « période de couches » et ne sont pas bénis (...). *Saruã*, c'est ce qui est gluant à la surface du poisson. Quand on n'est pas béni, cela ressemble à un mystère, c'est cette viscosité qui *estraga* (abîme) nos ventres, donne la diarrhée... pour les Blancs, pour les médecins, c'est la parasitose, mais cette « parasitose » est incurable [par les médecins].

Je relate ci-dessous deux exemples de *saruã* :

P.F., enfant, a commencé à crier parce qu'il avait mal aux dents. Sa famille l'a emmené chez le *pajé*, qui a traité la « maladie » par succion et fait sortir un petit poisson (*piaba*, un fils de poisson) de la bouche de l'enfant qui alors a été guéri immédiatement. L'enfant avait pêché des petits poissons et n'avait pas bien lavé ses mains (B.F.S.).

Une mère a assis son enfant (fille) à l'endroit du bord du fleuve où elle venait de traiter du poisson. L'enfant est tombée malade. La maladie a commencé par une diarrhée qui ne finissait pas. La mère a vu plusieurs médecins, sans guérison, l'enfant n'avait plus que la peau sur les os. Puis, la mère m'a parlé, je suis parti en forêt chercher une plante pour la donner à boire à l'enfant. L'enfant a bu le remède et le lendemain j'ai traité le ventre de la patiente par succion et ai retiré un morceau de *piraíba* (cru). C'était la *piraíba* qui provoquait la maladie. J'ai dit à la mère : « regarde ce qu'elle a, c'est cela qui la rendait malade » (*Pajé* J.O.S.).

Pour guérir une personne atteinte de *saruã*, il faut bénir et souffler avec une cigarette. On peut aussi remédier à la maladie *saruã* avec des plantes comme : la *piripiriaca*[1], la *saracura-mirá*[2]. Quant le *saruã* est causé par l'absorption de poisson « cru » (mal

---

[1] Je n'ai pas trouvé le nom scientifique de cette plante. Les uniques références concernent les branches râpées utilisées contre les morsures de serpent (A. Melo 2005) et le tubercule utilisé par des personnes pour se « métamorphoser en jaguar » (S. Peres 2003 : 329). Pendant mes recherches, je n'ai pas découvert le principe actif de cette plante. Il se peut que ce soit le fait de traiter les morsures de serpent qui a donné la croyance en son pouvoir magique : il est intéressant de voir la relation faite : une plante qui sert contre la morsure de serpent sert aussi pour éviter le malheur occasionné par les êtres *encantados*.

[2] *Ampelozizyphus amazonicus* ; cette plante est utilisée aussi contre le paludisme, l'ulcère et le cancer.

cuit), on peut remédier avec *Caapi* (*Banisteriopsis caapi*[1]), plante qui sert aussi contre l'amibiase, la diarrhée, la fièvre. On râpe la liane (la petite peau) ou on utilise les feuilles en faisant une tisane ou une décoction que l'on donne à boire au malade.

Nous avons aussi de petites maladies qu'on attrape à partir des outils de travail, quand on ne fait pas attention. Ainsi, R.E.I. avait mal à la main, elle ne pouvait rien toucher et sa main s'engourdissait. Le guérisseur a dit que c'était l'*encanto*, elle l'avait attrapé avec le manche de la houe. En fait, elle avait oublié sa houe à la plantation et l'avait réutilisée le lendemain. Le guérisseur l'a bénie deux fois et elle a été guérie.

3. Poursuites, maladies et morts provoquées par le curupira

Toujours liées à des désobéissances aux règles du groupe et à la protection de la nature, nous avons des maladies et des morts provoquées par le *curupira* pour les mêmes motifs que ceux des *máwali*. Cependant si les règles sont les mêmes, la manière d'atteindre la personne est différente, car le *curupira* ne compte pas avec un monde *encantado* où emmener la personne, dans la plupart des cas il la mange.

Les maladies provoquées par le *curupira* chez les humains sont en sorte et en nombre insignifiants si on les compare celles provoquées par les *máwalis*. Par ailleurs, comme nous l'avons vu plus haut, le *curupira* peut tuer. Je regroupe ci-dessous les différents maux que cet être peut causer aux personnes.

Mal à la tête, mal au dos et accidents

Rencontrer un *curupira* en forêt ou désobéir à une règle du groupe peut engendrer des accidents, mal à la tête, ou mal au dos :

> Le *curupira* vit dans la forêt, si on mange de la nourriture froide, il attaque. Mais cela arrivait auparavant[2], maintenant non. Si on rêve

---

[1] *Caapi* (*caabi*) est le nom baré de cette espèce de *Banisteriopsis* (la fameuse *Ayahuasca*) dont Richard Spruce a cueilli l'holotype en territoire baré (cet holotype se trouve aujourd'hui dans le Kew Gardens de Londres), (A. Pérez, communication personnelle, 2008).

[2] Même en affirmant que le *curupira* attaquait auparavant, F.I. ainsi que d'autres informateurs suivent encore les prescriptions.

d'une femme et qu'on sort en forêt, le *curupira* nous attrape : on peut se blesser avec un bois ou faire un faux mouvement, avoir mal à la jambe, au bras ou au corps entier. Tout cela c'est la malignité du *curupira* (F.I.).

Ainsi, une femme est partie à la plantation. En chemin, elle a vu de loin, quelqu'un qu'elle a pris pour son mari. Elle a commencé à le suivre et la personne a disparu. Elle est rentrée à la maison et a commencé à avoir mal à la tête et a failli décéder. Le *pajé* a dit que c'était le *curupira* qu'elle avait vu et non son mari.

De même, N.S.G. a mangé du *buriti*[1] en forêt et il a attrapé mal au dos. Aucun médecin ne trouvait de remède. Son père l'a amené chez un *pajé* du Venezuela, qui a traité par succion l'endroit de la douleur et l'a guéri. Le *pajé* a dit que le mal a été causé par le *curupira*. N.S.G. a affirmé qu'il avait mangé le *buriti* au mois d'août et au mois de décembre quand le *pajé* l'a guéri, la bagasse de *buriti* est sortie dans ses selles. Il se demande où était emmagasiné cela. Auparavant, N.S.G. ne croyait pas à ces choses, car il a étudié chez les pères salésiens, mais après cet événement il a commencé à y croire.

Enlèvement

Nous avons aussi des cas de disparitions d'enfants et d'adultes. Plusieurs informateurs ont parlé d'un petit garçon de cinq ans du village de São Francisco qui avait disparu dans la forêt tout près de ses parents. Les gens du village ont dit que la mère avait mangé de la nourriture froide et que l'enfant avait été emporté par le *curupira* jusqu'à la montagne et quand ils allaient pêcher, la nuit, ils l'entendaient gémir et appeler « maman ». Le *pajé* affirmait que le *curupira* avait attaché l'enfant. Les parents sont même partis au Venezuela chercher un « bon guérisseur » qui n'a pu le récupérer car il s'était familiarisé avec le *curupira* et était devenu farouche. Il existe une autre histoire de disparition d'enfant dans la région, et dans ce cas elle concerne un petit garçon de huit ans qui avait mangé de la nourriture mal réchauffée par sa sœur.

En plus de ces cas, quelques Baré du Brésil ont raconté des histoires, d'une manière plus légendaire, de personnes qui ont été enlevées et qui ont copulé avec le *curupira* :

---

[1] *Moriche*, *Mauritia flexuosa*.

À la tombée du jour, alors que la famille dînait, la petite-fille a commencé à pleurer beaucoup. Le père, irrité, l'a mise dehors et a fermé la porte. Après le dîner, le père a dit à la mère d'aller chercher la fille, car elle avait dû s'endormir. La mère a ouvert la porte et la fille n'était plus là. On a cherché partout et on ne l'a pas trouvée. Le *curupira* l'avait emmenée. Des années plus tard, quand la mère était à la plantation, elle a rempli son panier de manioc et est partie chercher des feuilles de *bacaba*[1] pour en faire son *panacu*[2] et emporter le manioc à la maison. Là-bas, elle a entendu une voix qui chantait pour faire dormir un enfant. Elle est rentrée à la maison et a raconté à son mari. Tous les deux sont partis chercher d'où venait cette voix, car ils n'avaient pas de voisins. Plus ils marchaient, plus ils entendaient des chants. Ils sont arrivés à l'endroit des chants, tout doucement, et ils ont trouvé une femme qui faisait dormir son bébé, sous un rocher ; c'était un beau repaire. L'enfant était le fils de la jeune fille et du *curupira.* La mère a dit à la femme : « Peut-être es-tu ma fille ? » La jeune fille a dit oui et la mère l'a invitée à partir avec elle. La fille a dit qu'elle n'irait pas parce qu'auparavant elle ne la voulait pas. La mère est restée longtemps avec sa fille. Puis, la fille lui a demandé de partir, car son mari était très méchant et il mangeait des personnes. Ils avaient un enclos derrière le repaire et il avait des *jabutis*[3]. À la cuisine, il y avait du gibier fumé comme du tapir, du sanglier, etc. La fille a offert à la mère du gibier fumé et lui a demandé de s'en aller. Quand le *curupira* est arrivé, il a dit à sa femme que des étrangers étaient venus à son repaire. La femme a nié. Puis, tous les jours la mère allait voir sa fille, jusqu'au jour où elle a réussi à la convaincre de revenir habiter avec elle. Mais elle a demandé à sa mère de faire une maison très solide, car son mari était dangereux et avec lui venaient du vent et du tonnerre. Elle a demandé aussi d'accumuler du piment. Le père a construit la maison et la mère a séché beaucoup de piment pour le ranger. Le jour prévu, les parents ont amené la fille et son enfant. Quand le *curupira* est arrivé à son repaire, sa femme a entendu un bruit

---

[1] Espèce de palmier ; *Oenocarpus bacaba Mart.*

[2] Du tupi pana'kü. Grand panier, dans lequel on porte des objets pendant des voyages.

[3] *Jabuti* au singulier. Du tupi yabu'ti. Reptile de la famille des *testudineus* (*Testudo tabulata Spix*) commun dans les forêts brésiliennes. Il possède une carapace haute pourvue d'écus polygonaux, de milieu jaune et avec des dessins en relief; tête rétractile, couverte par des écus jaunes et noirs ; longueur jusqu'à 70 cm. Il se nourrit en général de fruits.

> « *teeeeennnnnnn* » et il y a eu du tonnerre et un grand bruit : il avait jeté le tapir qu'il avait chassé. La fille a dit à son enfant que son père était arrivé. Le *curupira* a cherché sa femme et comme il ne l'a pas trouvée, il a commencé à tonner et à venter. La fille a dit : « Brûle du piment, il vient là et il vient nous manger ». La mère a brûlé du piment dans la maison et le père dehors. Il y avait beaucoup de vent à l'extérieur. Le *curupira* venait en criant « *ouououououou* », mais à cause du parfum du piment il n'a pas réussi à arriver et est reparti (O.L.Y.).

En lisant ce récit, on croirait lire un conte de fées, « Le petit poucet » de Charles Perrault, par exemple. Le *curupira* serait l'ogre qui est marié à une personne humaine : dans le conte, la femme de l'ogre dit aux enfants de partir car là était la maison de l'ogre qui mangeait les petits enfants ; dans le récit, la fille dit à la mère de s'en aller car son mari était méchant et mangeait des personnes. Dans le conte, quand l'ogre arrive à la maison, il dit à sa femme qu'il sentait la chair humaine ; dans le récit, le *curupira* dit à sa femme que des étrangers étaient venus à son repaire.

Cependant, dans la légende du *curupira*, on a ajouté des interdictions coutumières : on ne peut pas laisser un enfant tout seul ; des croyances au *curupira* : il vient avec le vent et le tonnerre, pour cela le père devrait faire construire une maison solide ; et une des manières d'éloigner cet être *encantado* : brûler du piment.

J'ai trouvé au Venezuela une histoire semblable, mais avec une fin malheureuse :

> Une femme a accouché d'une fille qui pleurait beaucoup. Un jour elle a dit : « Tu me fatigues, je vais te mettre hors de la maison ». Le *curupira* est arrivé et a emmené l'enfant. Ils l'ont retrouvée après des années quand la fille avait déjà un petit garçon avec le *curupira*. Ils ont trouvé un repaire dans le rocher et ont trouvé le petit garçon. Quand le *curupira* s'aperçut qu'il y avait quelqu'un, une tempête a commencé, mais le *curupira* a tué l'enfant car il l'a pris maladroitement (C.C.).

« Folie »

Paradoxalement, vivre avec le *curupira*, peut apporter la chance comme on l'a vu, il existe une croyance selon laquelle, quand on travaille dans les plantations de caoutchouc et que l'on a été ensorcelé par le *curupira*, on trouve beaucoup de latex. Cependant, la relation avec lui peut apporter du danger, car s'il n'ensorcelle pas comme le *máwali*, il peut apporter la « folie », comme nous le voyons dans le récit ci-dessous :

> Un collecteur de latex a vécu avec une femme *curupira*[1]. Le soir, elle venait à côté de son hamac et lui apportait du gibier. Au début il la renvoyait, il donnait un coup de fusil en l'air, il a tout essayé pour l'éloigner. Après, il l'a mise à dormir près de lui. Elle ne savait pas faire le travail de la maison. Elle mangeait mais de la nourriture sans sel. Puis, il l'a mise à coucher avec lui. À partir de ce jour-là, il a commencé à trouver beaucoup de caoutchouc car le *curupira* « a du pouvoir ». Il parlait avec elle, elle comprenait tout mais elle ne savait pas parler. Quand le travail du caoutchouc a été fini[2], qu'il est rentré chez lui à la ville de Manaus, elle est restée au bord du fleuve, en criant. Il lui a promis de revenir. Il est resté seulement deux mois à Manaus, car il n'a pas réussi à vivre sans elle. Il a recommencé à travailler. Il retirait tellement de latex, qu'à Manaus, il a réussi à acheter une maison de deux étages, bien équipée. Là-bas il avait sa femme. Les gens se demandaient pourquoi il trouvait beaucoup de caoutchouc mais il ne disait rien. Il vivait tout le temps comme cela. Un jour il s'est aperçu que le ventre de la femme *curupira* grossissait, il voulait s'enfuir, mais la femme *curupira* sentait qu'il allait partir, elle était triste, elle pleurait beaucoup. Il faisait semblant de ne pas vouloir s'en aller, mais elle sentait, car « ils [les *curupiras*] ont un instinct fort, savent tout ». Elle a eu son bébé, un beau bébé, mais du cou aux pieds il était poilu. Un jour, l'homme a pris la décision de vraiment s'enfuir. Cette nuit-là, elle n'a pas dormi, elle est restée assise près de son hamac, jusqu'au jour. Puis, il lui a dit qu'il allait aux toilettes, mais il est descendu au fleuve, a pris sa pirogue et a commencé à ramer. La forêt a été ébranlée par tant de cris. Il y avait des cris de tous les côtés. Il a encore vu qu'elle a pris son bébé par les jambes et l'a ouvert en deux morceaux et a jeté une partie de chaque côté d'elle. Il est devenu « fou », désespéré. Il a rencontré un bateau, qui allait à Manaus, on l'a aidé à monter. Cependant, en arrivant à Manaus, « il n'était plus le même homme », on l'a interné dans un hôpital psychiatrique. Là-bas, il se souvenait de la femme *curupira*, il l'appelait. Quand il a raconté

[1] Il est important de signaler qu'il existe des *curupira* mâle et femelle : le *curupira* mâle avec une femme et femelle avec un homme.

[2] On arrête au mois de décembre et on recommence en avril.

son histoire, il était déjà bien malade. On a essayé de la vérifier et on a trouvé sa baraque détruite – les bois coupés en petits morceaux et les vêtements tout déchirés (B.A.).

Coups et Mort

Le pire qu'un *curupira* puisse faire, c'est attaquer, frapper et tuer, ce que tous redoutent. Des exemples sont nombreux, même quand il s'agit d'histoires plutôt légendaires, mais qui sont là pour inculquer le respect pour cet être :

> Aux alentours de Cucuí, deux garçons sont partis chasser la paca[1], pendant la nuit. Ils sont entrés dans un affluent et l'un a vu une paca, il a demandé à son copain de l'attendre dans la pirogue pendant qu'il allait tirer la paca. Dix minutes après, le garçon qui était dans la pirogue a entendu un coup de fusil et des cris. Une demi-heure après il a vu son copain qui venait en se traînant. Il a dit que c'était le *salvaje* qui l'avait attaqué. Son copain l'a emmené au village de Cucuí, où il est décédé.
>
> Dans la région du bas Amazonas, des travailleurs du caoutchouc, entendaient tous les soirs des cris dans la forêt. Un des hommes a dit : « j'aimerais bien que ce *curupira* soit une femme et puisse venir coucher avec nous ». « Le *curupira* a entendu cela à travers son esprit ». Le soir, une grande *curupira* (femelle) est arrivée, ils ont dit que *la curupira* est venue pour coucher avec eux, mais elle était venue pour tuer. « Elle ronflait comme un lion vaillant » et de sa bouche sortait de l'écume. Ils ont prié et allumé des bougies, mais cela n'a pas résolu le problème. Celui qui avait appelé le *curupira*, par peur, a mis son hamac par-dessus les hamacs des autres. Mais par son pouvoir, le *curupira* a fait que tous s'endorment. Ils se sont réveillés avec du sang qui tombait sur eux. Ils ont regardé et ont vu seulement le squelette de leur compagnon. Ils ont pris leurs affaires et sont partis. À ce moment-là, ils ont entendu des cris de *curupira* de tous les côtés, mais ils ont réussi à s'échapper dans un autre village.
>
> Cinq garçons travaillaient dans le caoutchouc. L'un vivait en pensant à sa fiancée : « Ah ! si tu étais là, j'irais t'embrasser ». Son ami lui conseillait : « Non, ne pense pas comme ça, ce n'est pas bien de penser à la femme quand on est en forêt ». Mais il ne l'écoutait pas. Un jour cet ami s'est réveillé avec une goutte de sang sur lui. Et après il a écouté le bruit de l'animal qui mangeait.

---

[1] *Cuniculus paca.*

Il a vu que le *salvaje* était sur une branche au-dessus de lui. Il a réveillé ses copains et le leur a montré. Ils sont partis tous les quatre, mais la femme *salvaje* a couru derrière eux. Tout d'un coup, ils se sont souvenus qu'ils avaient des bougies de protection et ils les ont allumées en croix. La femme *salvaje* est arrivée à l'endroit des bougies et a dit : « Regardez, vous vous sauvez à cause de cette croix, sinon j'allais vous manger tous les quatre. C'est pour cela que ce n'est pas bon de travailler en pensant à une femme ou à un homme. Vous vous sauvez pour cela ». Et la « femme » est partie en criant. Les garçons sont rentrés chez eux. Quand les villageois sont venus voir l'endroit de l'accident, ils n'ont trouvé que les os du garçon (ce récit se passe au temps du caoutchouc).

Dans le premier récit, la mort apparaît comme un accident, on a été tué par le *curupira*, comme on pourrait être tué par un animal quelconque. Le deuxième récit, montre le manque de respect pour le *curupira* et le dernier récit indique un nouvel interdit, aussi mentionné par d'autres Baré du Venezuela : quand on est en forêt, on ne peut pas penser à la femme ou au mari car cela gêne les êtres *encantados*.

Pour finaliser cette partie, je décris ci-dessous des rites utilisés par les Baré pour se protéger et éloigner les *curupiras* :

La prière

Contre le *máwali* la prière est presque inopérante (rares sont les cas où la personne a réussi à se sauver du *máwali* avec la prière), mais celle-ci est une grande alliée de l'homme et de la femme contre le *curupira*. Ainsi, A.L. affirme que le *curupira* s'en va avec la prière et le *maíwa* non : « contre le curupira, on prie, on fait le signe de la croix et il s'éloigne, le *maíwa* non ». Les récits montrent cette alliée :

> Pour combattre le *curupira* il faut une prière. C'est rapide, il part. Si vous ne connaissez pas de prière, le *curupira* est capable de vous manger… Beaucoup de gens croient, d'autres ne croient pas, et à tous ceux-là, il peut tout arriver, parce qu'ils n'ont pas cru à ce que les parents et les anciens ont dit (A.L.).
>
> Je travaillais en forêt avec le latex. Souvent, je sentais que quelqu'un marchait derrière moi en forêt. Un jour j'ai vu une « personne » avec des cheveux jusqu'à terre. J'ai pensé que c'était le *curupira*, j'ai crié et prié, il a commencé à s'éloigner (F.M.).

> Un homme a lutté avec un homme invisible, il luttait et priait. Il a réussi à se sauver car il s'est caché derrière un arbre. Puis, il est resté malade pendant un mois. Il ne sait pas dire si c'était un *curupira* ou un autre être (G.J.).

L'ail

L'ail est un remède contre les êtres surnaturels depuis l'antiquité. Pour les Baré, brûler de l'ail éloigne tous les êtres *encantados*, tant le *curupira* que le *máwali*.

Le piment

Nous avons vu dans les récits précédents, l'importance du piment pour éloigner les *curupiras*.

La croix

Cet objet symbolique et spirituel est aussi mentionné par C. Wagley (1988 [1957]). Il faut se souvenir qu'il y a dans la religion catholique toute une croyance disant que la croix empêche l'approche des êtres surnaturels.

Un morceau de bougie dans le fusil

Pour tirer le *curupira*, il faut mettre un morceau de bougie dans le fusil, devant la balle, bénir et faire le signe de la croix. Il faut tirer au milieu du front ou au nombril.

Il est intéressant de s'arrêter sur la question du nombril et de faire une comparaison entre les conceptions de *máwali* et de *curupira* chez les Baré. Nous avons vu que pour mes informateurs, le *curupira* n'est pas un *máwali* (chapitre 2). De même nous avons vu que le *máwali* n'a pas de nombril (premier chapitre). Alors, le *curupira* qui a un nombril confirme son appartenance au monde animal. Cependant, le fait de tirer sur le front pour le tuer marque aussi une différence parmi les animaux. Ainsi, le nombril marque sa vie physique, la naissance comme mammifère et le front marque sa vie « spirituelle », comme être *encantado*. En fait, c'est cela que représente le *curupira* pour les Baré, un être intermédiaire, qui n'est ni *máwali* qui possède un royaume riche où il amène des humains, ni animal commun ou humain. Il est aussi un être intermédiaire entre les humains et les *encantados*, plusieurs récits montrent qu'il a vécu avec des humains et peut être pris pour l'un de ceux-ci.

Des palmes bénies

Pour éloigner les *curupiras*, on utilise des palmes bénies avant la semaine sainte, à la messe des Rameaux (un dimanche avant Pâques). C'est ce rite que fait P.O. quand elle est à la plantation et entend le cri de *curupira* : elle ferme la porte à clef et brûle des feuilles de palmes bénies.

Du yurí

Au Venezuela on parle aussi de *yurí* (*Umarí, Poraqueiba sericea*) : on peut manger du *yurí* pour se protéger du *salvaje*, car il ne mange pas ce fruit. Auparavant les mères râpaient des *yurís* et les mélangeaient avec de l'eau pour baigner leurs enfants afin de les protéger du *salvaje*. Avant d'aller en forêt, toute la famille se baignait avec l'eau de *yurí*. Les personnes qui mentionnent l'utilisation de *yurí* affirment qu'anciennement, vers 15 h, les *salvajes* criaient comme des personnes : « *Hééééééééééé* ».

E. Galvão mentionne qu'un des moyens de se libérer des *curupiras* est de leur laisser comme cadeaux, du tabac ou de l'eau-de-vie ou de tisser des anneaux en liane qui mobilisent leur attention (1953 : 7).

Pour clore cette partie, voyons le témoignage de T.C. (Baré du Venezuela) sur la cohérence entre les croyances, les représentations de la maladie et la culture :

> La *tonina* [dauphin d'eau douce] est une image (représentation) de *máwali* : nous croyons qu'il [le *máwali*] existe, c'est comme dire que Dieu existe, si Dieu n'existe pas, le monde n'existe pas… c'est le même cas pour le *máwali*, *camajái* [poison], *brujo* [sorcier], ils existent, c'est notre culture, nous croyons qu'ils existent et nous avons vécu cette expérience.

Conclusion

Dans cette partie nous avons vu l'imaginaire des Baré sur l'ensorcellement par les êtres du dessous et ceux de la forêt : les *encantados* et les maladies qu'ils provoquent chez les humains, qui sont liées à des notions de pollution, aux interdictions alimentaires et d'hygiène, ainsi qu'au manque de respect vis-à-vis de ces êtres et de la nature. Nous avons vu aussi, la vulnérabilité des humains face à ces êtres et comment le contact des humains avec les êtres surnaturels, passe surtout à travers les rêves. La partie suivante sera dédiée aux maladies qui sont provoquées par autrui.

TROISIÈME PARTIE

DE LA MALADIE ET DES MALÉFICES

CHAPITRE VI

MALADIES ET MALÉFICES SANS RAPPORT AVEC LES *ENCANTADOS* ET LA TRANSGRESSION DES TABOUS

Au-delà des maladies provoquées par les êtres surnaturels, les Baré sont frappés par des maladies provoquées par autrui, c'est-à-dire, des maladies dont les causes « supposent une intentionnalité » (Catherine Alès 1997 : 51).

1. Magie et sorcellerie

La magie et la sorcellerie traitées ici touchent les différentes ethnies du Rio Negro. Quelques Baré du Brésil établissent la différence suivante : les *Tukano* soufflent, les *Baniwa* utilisent des poisons et les Baré fabriquent la *praga*. Donc, chaque ethnie a peur de l'autre. Ces sortilèges peuvent être envoyés tant par une personne étrangère au groupe ethnique, que par un proche, voire quelqu'un de la même famille. Cependant, nous allons voir que la sorcellerie est condamnée par les Baré ainsi que par d'autres ethnies du Rio Negro.

Cette crainte d'une ethnie vis-à-vis d'une autre se situe-t-elle dans le prolongement d'une époque où il y avait des guerres entre les différentes ethnies ? Nous pouvons répondre à cette question, à partir de ce qu'a écrit Marc Augé :

> … les systèmes d'interprétation, éventuellement maniés par des spécialistes mais connus ou à tout le moins reconnus de tous, font en effet de tout désordre biologique le signe d'un désordre social tel que l'agression en sorcellerie, l'adultère, la rupture d'un interdit, etc. Dans le monde lagunaire, ces mises en cause peuvent très naturellement susciter des affrontements entre groupes ou à l'intérieur des groupes ; ces affrontements font une bonne part du jeu social villageois ou intervillageois et ils participent d'une certaine manière à la définition des unités ou des sous-unités sociales qu'ils opposent… (1994 [1984] : 35).

L'hypothèse de l'auteur est qu'une même logique intellectuelle commande la mise en ordre biologique, qu'une seule grille d'interprétation existe dans une société donnée, qui s'applique au corps individuel et aux institutions sociales (p. 36).

Les sortilèges

La sorcellerie est une pratique millénaire. Les noms et les rites varient en fonction des cultures et de leurs transformations. Chez les Baré, au long de l'histoire et à cause du métissage, les sorts ont changé de noms et de pratiques, tant au Brésil qu'au Venezuela.

De même que pour d'autres sujets de la culture Baré, nous disposons de très peu de données sur les sortilèges et les invocations anciennes. Les Indiens du Venezuela ont seulement mentionné qu'auparavant on pratiquait des rites pour tuer, pour séparer un couple, pour mettre une personne dans de mauvaises situations économiques, pour provoquer des accidents. L'Indienne L.P.B. affirme qu'auparavant les *brujos* allaient en forêt, chantaient en langue baré et appelaient leurs dieux, prononçant les noms des personnes à qui ils souhaitaient du mal.

Je décrirai maintenant certains rites utilisés par les Baré et quelques rites d'autres ethnies de la région du Rio Negro qui côtoient les Baré. Parfois, ce sont des rites anciens, avec des « greffes » nouvelles, d'autres fois ce sont des rites d'aujourd'hui, créés à partir du métissage et de l'introduction du catholicisme.

Le sort appelé « praga »[1]

La *praga*, pour les Baré du Brésil, est fabriquée à partir de la statuette d'un saint. Celui qui pratique la *praga* plante des aiguilles dans la statuette du saint ou le ficelle afin que la personne visée puisse souffrir :

> Ils le font avec des statuettes de saints. Ils les piquent à plusieurs reprises avec l'aiguille et la personne visée sent chaque piqûre. On peut pratiquer la *praga* avec toutes sortes de statuettes… (épouse de A.R.C., qui a été victime de *praga*).

Il existe toute une hiérarchie de saints, qui sont aussi bien invoqués pour faire le mal que le bien. Ainsi pour le guérisseur O.L.A., la statuette la « plus criminelle », est celle de Saint

---

[1] Certains donnent le nom de *feito* (chose faite) à la *praga*

Antoine, une petite statuette, qu'il appelle « *santo pequeninho* » (petit saint).

La *praga* peut être pratiquée aussi avec des bougies : on prie, en évoquant le nom de la personne à qui l'on veut du mal, on écrit le désir sur une bougie et on l'allume « la tête en bas », c'est-à-dire qu'on allume l'autre extrémité (on retourne la bougie, on dégage la mèche pour l'allumer). On peut mettre la bougie dans une carafe. On allume la bougie pour un saint, Saint Antoine par exemple. Ainsi à l'instar de la bénédiction, la *praga* aussi a une « prière » qui lui est propre.

En tant que pratique postérieure à la conquête, à partir d'éléments de l'Église catholique (statuettes, bougies), la *praga*, n'a de traduction ni en baré, ni en *nheengatu*. Cependant même dans la langue portugaise, la *praga*, a un sens unique pour les Baré : *praga* en langue portugaise, signifie malédiction, on dit « *rogar pragas* », maudire. Cela n'implique pas l'utilisation d'objets ; l'utilisation des paroles suffit.

Le récit ci-dessous peut illustrer la *praga*, telle qu'elle est représentée dans l'imaginaire baré :

> Ils m'ont jeté un sort avec sept bougies. C'était pour que je me blesse. J'étais bien, je travaillais dans la plantation de *piaçaba*[1], là en Colombie. (...) Quand j'ai tiré [la liane] (...) le couteau a coupé ici [la jambe]. Cette nuit-là, j'ai fait un rêve. Pendant le rêve, j'ai vu qu'ils m'ont jeté un sort à travers Saint Joachim. Alors j'ai vu sept bougies dans la boîte vitrée et le saint dans la carafe. Alors j'ai tout défait. J'ai vu que la carafe était bien au-dessus de moi. Alors est arrivé un petit saint, blanc qui m'a dit : « Regarde, tu ne vas pas sortir de là, car s'il verse goutte à goutte sur toi, tu vas mourir, ne bouge pas ! » Alors, je suis resté là où j'étais et j'ai vu que les bougies se sont éloignées. Après il m'a dit : « Sors ! » Je suis sorti et il m'a dit : « Maintenant tu es sauvé, retourne-toi ». Je me suis tourné et j'ai vu Saint Joachim qui m'a demandé : « Tu sais qui a fait cela ? Tu veux le voir ? » J'ai répondu : « Oui ! » Est arrivée alors mon ancienne première épouse. Tout à coup je me suis réveillé, j'ai prié, j'ai défait petit à petit [le sort], j'ai fait signe de couper avec les ciseaux tout mon corps ; j'ai éparpillé [la *praga*] et j'ai terminé le mal » (*Rezador* O.L.A.).

[1] *Piaçaba*, du tupi, désignant deux palmiers, producteurs des fibres utilisées dans la fabrication de balais : *Attalea funífera* et *Leopoldinia piassaba*.

Il est intéressant que, dans ce récit, en même temps que saint Joachim est utilisé pour pratiquer le sort, il est utilisé pour la cure, à travers le rêve. Ici on voit l'ambigüité du saint, qui peut être utilisé pour faire le bien et le mal, c'est-à-dire le saint sert pour ce à quoi on l'utilise, comme dans le cas de *máwali*, il n'est ni bon ni mauvais, comme nous avons vu dans le premier chapitre.

De même que pour des maladies provoquées par les êtres de la nature, le mal appelé « *praga* » ne peut être guéri par le médecin. La *praga* fait partie du travail du *rezador*. Ainsi, l'une des filles de N.E.G. est décédée, victime de *praga*. « Elle était exposée à attraper une maladie quelconque ». Elle est décédée à cause d'une bronchite (« conséquence de la *praga* »), après avoir été guérie plusieurs fois par un guérisseur. Quand elle est décédée, le guérisseur n'était pas dans son village.

L'Indien A.R.C. a été atteint de *praga* deux fois. À ce moment, il ne pouvait pas parler et il ne mangeait que de la bouillie de tapioca et il est devenu « fou ». Il est resté malade pendant six mois et six médecins n'ont pas découvert sa maladie. Les deux fois il a été guéri par le même guérisseur. On ne sait pas qui a pratiqué cette *praga*.

Ce dernier récit met en relief le chiffre six : six mois, six médecins. L'importance des chiffres dans la représentation de la maladie/guérison sera travaillée dans le chapitre 9. La *praga* peut aussi être fabriquée avec une poupée. Ainsi, on rencontre des cas où la *praga* est faite avec une poupée mise au-dessus du foyer, et chaque fois que le feu est allumé, le malade ressent la douleur dans son corps. Par exemple, B.A. avait de temps en temps mal à la poitrine, comme si quelqu'un était en train d'y enfoncer un poignard. Le médecin lui avait dit qu'elle avait un problème à l'œsophage. Son frère fit venir un *pajé*, qui a demandé une bougie, il l'a allumée et a prié beaucoup et après il a donné son diagnostic :

> Ils t'ont ensorcelée. Ils ont fait une petite poupée de tissu, ils y ont mis ton nom et ils y ont enfoncé des aiguilles et ils l'ont posée au-dessus du feu. C'est pour que tu sentes une chaleur à la poitrine et au cou. Il y a un petit feu en dessous de la poupée. Quand ils veulent que tu souffres, ils prennent beaucoup d'aiguilles et les enfoncent et tu sens des douleurs.

Le *pajé* lui a promis de la guérir et lui a demandé ce qu'elle voulait faire à la personne qui a pratiqué le mal contre elle. Elle lui a demandé de faire « retourner » la maladie, de la faire souffrir de même. Le guérisseur a ajouté que B.A. allait prendre connaissance de la maladie de cette personne, parce qu'elle n'habitait pas loin et elle allait l'appeler quand elle serait en train de mourir. B.A. est guérie, elle est heureuse. Une de ses voisines a disparu et un jour, elle a demandé à sa fille d'appeler B.A., qui est allée la voir et l'a trouvée malade. La dame lui a dit qu'elle n'en pouvait plus. En fait, elle avait une « tumeur de 60 bouches », à l'endroit du poumon, comme une pomme de douche. B.A a dit que cette voisine n'est pas décédée, mais elle a souffert toutes les douleurs qu'elle-même avait ressenties.

Pour B.A., faire « retourner » la maladie c'est plus facile que guérir, parce que pour guérir, il faut prier et faire des remèdes et pour faire « retourner » la maladie, on « retourne à l'envoyeur ». Il est ici question de rendre le mal ; il s'agit de la force des mots, des paroles. En plus, l'acte de renvoyer le sort est commun dans la pratique des différents guérisseurs. À ce sujet, un « vieux » et fameux guérisseur (d'une autre région du Brésil) m'a expliqué : « Il faut envoyer le sort à qui l'a pratiqué, sinon où va-t-on le jeter ? Il est dangereux de le laisser n'importe où, il peut atteindre une autre personne » (O.T.A.).

Par ailleurs, à partir des récits ci-dessus nous pouvons voir que la *praga* est une sorcellerie ancestrale ce que J. Frazer appelle « magie homéopathique ou imitative », dans son œuvre sur la magie et religion (1994 [1890] : 26 - 59) : « tout semblable appelle le semblable » où le magicien croit qu'à partir de l'imitation il peut produire l'effet désiré. L'auteur cite ici beaucoup d'exemples provenant de différents peuples, qui s'appliquent à blesser ou à détruire un ennemi en blessant ou en détruisant une de ses images, avec la croyance que l'image souffrant, l'homme souffrira, et que celle-ci détruite, il mourra.

La deuxième sorte de magie présentée par Frazer, est la magie contagieuse (par contiguïté) : « les choses qui ont été une fois en contact continuent d'agir l'une sur l'autre ». Ainsi, le magicien croit que tout ce qu'on peut faire à un objet matériel affectera la personne avec laquelle cet objet a été en contact. Dans ce cas, l'auteur rappelle de nombreux exemples de recommandations que la personne doit suivre avec les résidus biologiques personnels tels que les ongles, les cheveux, les dents, etc., car si quelque chose arrive à ces objets la personne souffrira.

Au Brésil, je n'ai trouvé qu'un cas explicite de sorcellerie par magie contagieuse pratiquée à partir d'un vêtement qui avait appartenu à la victime[1], cependant, au Venezuela, les Baré ont parlé d'une « magie de vengeance » à la mort de quelqu'un, appelé *sucio* (sale) : on prend des échantillons des cheveux, des ongles ou un vêtement sale d'une personne qui vient de décéder, on prépare le *sucio* (sortilège), puis, des petites flèches, contenant du *sucio*, qui sont tirées sur les mets, les fruits, etc., d'une personne de qui on veut se venger. À partir de cet acte, la personne commence à « mordre » symboliquement le vêtement du défunt et devient malade ; elle peut aussi décéder. On peut aussi mettre un vêtement du défunt avec les vêtements de la personne a qui l'on souhaite du mal.

---

[1] T.O. avait mal au ventre, les médecins ne sont pas parvenus à diagnostiquer ce dont elle souffrait. Parfois elle restait dans son hamac. En plus, souvent elle perdait connaissance, tombait dans l'eau, arrêtait de manger, avait des maux de tête, des tremblements, elle restait tordue, elle pleurait, avait des difficultés à parler, elle était fatiguée et avait froid. Une fois, elle est restée 12 jours dans son hamac, puis est arrivé au village un guérisseur qui lui a promis de la guérir. Le guérisseur l'a bénie, en utilisant des bougies bleues et blanches, pendant 60 jours, à six heures du matin et du soir. Puis, il lui a dit qu'il n'arrivait pas à la guérir et lui a demandé un de ses slips. Elle le lui a apporté et il a promis de lui donner le diagnostic. Le lendemain, il lui a dit qu'il avait découvert pendant son rêve, qu'une femme qui habite à São Gabriel da Cachoeira, lui avait fait l'*estrago* (*estrago* ici a le sens de sort) dans son slip et avait aussi écrit son nom sur un bout de papier et l'avait enterré dans le cimetière, pour qu'elle soit poursuivie par des esprits. En fait, avant de découvrir qui avait provoqué le mal, elle rêvait de cette femme. Le guérisseur a guéri une partie de sa maladie comme les pertes de connaissance, les maux de tête. Cependant il faut encore la guérir du mal de ventre et de la poursuite des esprits. Le guérisseur a déménagé et pour cela le traitement a été arrêté. T.O. a dit croire que sa maladie était de la sorcellerie (*estrago*), provoquée par une voisine, « qui mange dans la même assiette », car aujourd'hui elle « voit » la personne qui a provoqué le mal. Des villageois désignent une autre personne comme auteur de ce sort : la mère de son ancien petit ami. Cette femme est réputée avoir pratiqué de la sorcellerie contre cette fille pour l'éloigner de son fils. De quelque manière, il est intéressant de voir le rapport fait entre la liaison amoureuse et le slip (sexualité). D'un autre côté, souvent les sorts concernent des objets liés à la sexualité pour toucher ce qu'il y a de plus intime.

Ainsi, P.Y. raconte que sa petite sœur a été tuée par *pica-pica* (poison). Quelques minutes avant sa mort, elle a dit à sa mère : «, Maman sais-tu qui m'a tuée ? » Elle a prononcé le nom de la personne. Après sa mort, la mère a pris des cheveux, des morceaux d'ongles de la fille morte et a préparé le *sucio*. Elle a préparé le *sucio* le matin et le soir l'homme était déjà malade et comme il était aussi sorcier il a compris ce qui lui arrivait. Le rite du *sucio* est d'origine *Guahibo* (M. Matos Arvelo 1908 : 19 sqq. ; A. Pérez : 1988 : 469). Cependant, la pratique citée est millénaire, elle change seulement de nom selon les ethnies.

Mais revenons au cas de la *praga*, le fait de remplacer une poupée par une statuette de saint fait sens car la poupée n'est pas très utilisée en terre indienne. En outre, les Baré croient que « derrière ces statuettes il y a une force ». Quelques Baré ont mentionné qu'on peut fabriquer une *praga,* aussi seulement avec le désir. Ainsi nous pouvons distinguer trois sortes de *praga* : désir sans acte ; désir et bougie ; désir et aiguille enfoncée ou ruban attaché à la statuette du saint[1].

Par ailleurs, on utilise aussi des saints pour obtenir des faveurs. Ainsi, un ancien maire (Brésil), dans le but de gagner les élections, a allumé des bougies en croix et a attaché des statuettes de saints. De même, pendant les élections municipales de l'année 2000, B.A. (Brésil) a allumé deux bougies au jour du comptage des votes, car elle a entendu dire qu'il y aurait des morts.

Qu'est donc réellement la *praga* qui fait peur aux Indiens ? Des catholiques prennent-ils une statuette de saint et y piquent-ils des aiguilles ? Ou bien la *praga* fait-elle partie seulement de l'imaginaire du *rezador* ?

Les Indiens du Venezuela ne parlent pas de *praga*, mais de *brujería* : quelques personnes pratiquent des rites avec les statuettes de saints et les bougies en vue de faire du mal à quelqu'un. Cependant les Indiens qui m'ont décrit ces rites vivent à la frontière et, parfois, ont habité au Brésil. Toutefois, les Indiens du Venezuela parlent des rites pratiqués avec des poupées (à la place de statuettes de saints) ; la magie sorcellaire est la même : les statuettes de saints et les poupées remplacent des objets d'autrefois.

---

[1] La manière dont le *rezador* soigne le malade, victime de *praga*, sera développée dans le neuvième chapitre.

À ce sujet, C. Márquez et A. Pérez, remarquent dans leur article « Los curanderos y santeros del Alto Río Negro... » que les quartz taillés, les cristaux de roche et « pierres des Amazonas » insignes clefs des guérisseurs d'autrefois, ont été remplacés par des bâtons emplumés et des poupées (1983a : 188-189).

La Brujería (sorcellerie) et le daño (mal)

Dans ce genre de sorcellerie, on paye un *brujo* (sorcier) pour faire du mal à autrui. Il prend alors un objet de la personne à qui l'on désire faire du mal ; il fait le mal sur les traces d'une personne et ainsi, elle ne peut plus marcher ; ou il utilise des poupées de tissu avec des aiguilles.

Quant à ce dernier type de sorcellerie, des villageois de San Carlos racontent qu'une fois, la famille d'une malade a trouvé une poupée plantée d'aiguilles et elle l'a brûlée ; la malade est décédée tout de suite, ce qui fait penser que la famille n'avait pas agi correctement : au lieu de la brûler, elle devait retirer des aiguilles, affirment les villageois. Ce rite équivaut à la *praga*, utilisée par les Baré du Brésil, dans laquelle on plante des aiguilles dans les statuettes de saints. La sorcellerie peut aussi se pratiquer avec une photographie. Cette *brujería*, chez le Baré, est une pratique actuelle, qui est entrée dans la culture baré avec le métissage culturel.

Ainsi, R.J. trouvait la maison souillée de sang, elle cherchait d'où venait ce sang : De personnes ? D'animaux ? Elle n'a rien trouvé, alors, elle est partie voir un *brujo* qui a découvert que c'était de la sorcellerie, faite pour atteindre la famille. Le *brujo* est venu à la maison et l'a lavée avec des plantes, depuis, jamais R.J. n'a plus trouvé de sang dans la maison et rien n'est arrivé à la famille.

De même, le juge G.J. souffrait d'une forte douleur au pied, l'opération était prévue, il a fait faire des radiographies à Caracas et les médecins n'ont rien trouvé. À Puerto Ayacucho (capitale de l'état d'Amazonas du côté vénézuélien) il a rencontré un monsieur qui lui a conseillé de ne pas se faire opérer, car il était l'objet d'un maléfice et l'opération allait rater. G.J. est parti voir un guérisseur qui a lavé son pied, l'a traité par succion et a soufflé dessus de la fumée du tabac. G.J. a été guéri, c'était un *daño*. Il ne sait pas comment ce *daño* a été fait, mais il sait qui l'a fait et pourquoi, car la personne qui a fait le maléfice l'a dit : « cela ne guérit pas comme ça [avec la biomédecine], c'est le *daño*, mais vous n'allez pas mourir à cause de cela, c'est pour que vous souffriez ».

Une autre fois, G.J. a vu quelque chose qui brillait au faîte du palmier, « un palmier brillant » et il a vu une ombre. Il a demandé à quelqu'un de trouver un crochet pour attraper cette « chose ». C'était un bidon en plastique plein d'huile ; l'huile tombait et faisait briller le palmier. Ils ont pris cet objet et l'ont jeté dans le bois. À la surprise de tous, le bois commença à sécher petit à petit. Le *brujo* a dit que c'était un maléfice fait pour atteindre G.J., et « c'est le bois qui l'a reçu » ; rien ne lui est arrivé. Le *brujo* ajouta que plusieurs *daños* étaient pratiqués contre G.J., rien ne pouvait l'atteindre car il était une personne bonne et forte. Peut-être que parce que G.J. était magistrat, plusieurs personnes demandaient aux *brujos* de lui faire du mal. Il le sait, parce que trois *brujos* lui ont raconté qu'ils étaient obligés de renvoyer les gens qui leur demandaient de fabriquer des maléfices contre lui. Un jour, il a vu dans son jardin, qui était toujours propre, la terre remuée, il l'a creusée et a trouvé une carafe d'huile et des feuilles. Il l'a prise et l'a jetée, c'était un autre maléfice.

Dans ce dernier récit, on distingue l'emploi de l'huile dans la sorcellerie. Cette utilisation est interprétée par C.C. de la manière suivante : l'huile dans un bidon en plastique, fuit goutte à goutte, elle s'écoule, finit, s'élimine et que si on fait une analogie avec la personne à qui on désire faire du mal, on pourrait penser qu'on souhaite la fin de cette personne.

L'huile est utilisée aussi dans la guérison. Ainsi, le guérisseur O.L.A. qui est aussi accoucheur, avant de faire son travail, prie « Nossa Senhora do Bom Parto » (Notre Dame du Bon Accouchement), puis, il manipule le bassin de la femme pour la mettre en position d'accouchement, il passe de l'huile d'olive chaude dans ses mains et attend l'arrivée du bébé. De même nous allons voir dans le prochain chapitre qu'on utilise aussi l'huile pour soigner la maladie « *mãe do corpo* », c'est-à-dire que, dans les deux cas, son utilisation est liée au corps des femmes.

Par ailleurs, les Indiens disent qu'on peut pratiquer la sorcellerie, en touchant la personne (sa tête, par exemple), sans utiliser aucun objet. Ainsi, R.P., petite, a vu tomber tous ses cheveux après qu'un garçon les eut touchés.

Le sort appelé « raio » (foudre)

Ce rite je ne l'ai trouvé qu'au Venezuela. Il s'agit d'un « rite ancien qui tue à distance » (G.J.). Pour L.P.B., le rituel du « *raio* est un rite triste, rappelant le mal ». Alors, on pratique le rite, en demandant que la foudre tombe sur une personne : « que te mate un *raio* ! » (Que la foudre tombe sur toi !), (P.Y). Selon quelques Baré, la foudre tombe et tue une personne sans qu'il y ait d'orage. Ainsi, les Indiens affirment qu'au village de Santa Luzia, par un jour clair sans aucun signe d'orage, la foudre rompit la porte de la maison, entra dans la chambre, parcourut toute la maison en cherchant la personne ; elle tua un porc.

Dans ce rite, avec le changement de la culture, le *raio* peut être remplacé par une voiture. Ainsi, au lieu de demander que la foudre tue une personne, on peut demander aussi qu'une voiture la tue, c'est le même rite.

Des épines enterrées

Pour faire du mal, il est aussi possible d'enterrer une épine sur le passage de la personne. Pour tuer, on prie en nommant la personne ou encore on enterre une épine d'oranger ou d'une autre plante avec le nom (écrit) de la personne. Quand celle-ci foule le sol avec ses pieds, elle décède. L'Indienne R.P. m'a appris une formule : on prononce le prénom de la personne en disant qu'on enterre la personne à moitié.

La victime n'a pas besoin de toucher l'épine, il s'agit d'une sorcellerie par analogie, par rapprochement. Cette pratique pourrait être un rituel ancien, cependant, le fait d'écrire le nom de la personne indique une pratique plus récente.

Mal-olhado (mauvais œil)

C. W. Hobley mentionne que l'idée du mauvais œil « est fondée, non pas sur un regard mauvais, mais sur une pensée envieuse »[1]. Le mauvais œil n'est pas autant redouté par les Baré de la terre indienne. J'ai trouvé de façon plus significative l'origine de ces maux dans la ville de São Gabriel da Cachoeira. Quand la personne ou son enfant attrape le mauvais œil, elle cherche le *rezador* pour être bénie.

Le « *mal-olhado* » est aussi appelé « *quebranto* ». Cependant, une des guérisseuses interviewées, B.A., fait la différence entre *quebranto* et mauvais œil en disant que le *quebranto* c'est lorsque l'enfant attrape froid, chaud, ou se salit ; pour elle le mauvais œil c'est quand l'enfant est atteint par le regard d'une personne qui a le « mauvais œil ».

V. Boyer dans son article « Do 'mau olhado' à 'coisa feita' ou o caminho para a mediação do filho de santo » indique qu'on utilise le terme « *quebranto* » dans le cas de mauvais œil sur l'enfant : il développe une apathie et un amaigrissement accentué, de la fièvre, quelques points rouges sur la peau et dans les cas plus graves, une forte diarrhée (1994 : 208).

Les *rezadores* ont affirmé qu'ils sont obligés de distinguer le mauvais œil et la déshydratation[2] car les mères souvent font la confusion entre ces deux diagnostics. Dans ce dernier cas, ils sont obligés de faire tout un travail auprès de la mère pour la convaincre d'emmener l'enfant à l'hôpital. On verra dans le chapitre 9 la manière dont ils distinguent l'un et l'autre.

Le « mauvais œil » peut aussi être guéri par des plantes. Le « mucura-caá »[3], par exemple, est une plante contre le mauvais œil. On la met dans l'eau du bain de l'enfant. Pourquoi *mucura* ? « *Mucura* est un bon gibier »[4]. Une autre plante est utilisée : le *peão-roxo*[5], mais pour B.A., si l'enfant est baptisé, il n'est pas

---

[1] C. W. Hobley, « Bantu beliefs and magic », p. 177. Cité par Lucien Lévy-Bruhl, *La Mythologie Primitive*, Paris, Presses universitaires de France, 1963, p. 184.

[2] Pour ces guérisseurs, la déshydratation apparaît avec une forte diarrhée et des vomissements, et dans le cas du *quebranto*, dans la majorité de cas, il n'y a que la diarrhée.

[3] Herbe de *mucura* : du tupi *mu'kura*, une sorte de renard ; *Petiveria allicacea L.* ; antispasmodique et diurétique : infusion de la racine.

[4] La dent du *mucura* peut aussi être enterrée au pied d'un arbre fruitier pour qu'il produise beaucoup de fruits (A.R.V.).

[5] *Jatropha gossypiifolia L.* ; infusion de feuilles, une fois par jour.

nécessaire d'utiliser cette plante. Dans ce cas, le baptême agirait comme une sorte de protection de l'enfant contre le mauvais œil.

H.M. affirme qu'auparavant, quand quelqu'un avait le « mauvais œil », les vieux disaient que cette personne « avait la chauve-souris ». Cette relation provenait de la croyance que la personne utilisait un *tajá*[1] pour se métamorphoser en chauve-souris et se déplacer. Alors, quand cette personne qui avait une « chauve-souris » arrivait, elle jetait le mauvais œil sur quelqu'un. Cette croyance est « mélangée » à la croyance aux *matis* qui utilisent des plantes pour se transformer et empoisonner les gens ; sujet que nous verrons plus loin.

Pour la guérisseuse B.A., la personne qui a mauvais œil porte cela dans son esprit, dans son cœur, elle a quelque chose de lourd. Cette personne fait du mal avec son regard, il lui suffit de regarder. B.A. sent quand quelqu'un a une pensée négative, car elle ne se sent pas bien avec cette personne. V. Boyer indique que la personne qui inflige le mauvais œil souvent ne le ferait pas consciemment ; le mauvais-œil n'est pas forcément un acte de méchanceté pure : « Le mauvais œil serait une perte momentanée et involontaire du contrôle de la personne sur une partie d'elle-même : son regard ». Cependant, l'auteur mentionne que quelques-uns utiliseraient délibérément cette habileté négative (1994 : 208).

Le souffle

Nous avons vu dans le corps de ce travail, que le *souffle* est mentionné comme pratique de guérison des *pajés*. Cependant, cette pratique est aussi utilisée par les *pajés* pour causer des maladies ou des malheurs aux personnes : « Seul le *pajé* sait souffler. Il sait guérir, mais il sait aussi tuer » (A.R.V.).

Pour désigner le *souffle*, on utilise aussi le mot *peiusá*, venant de *peiú*, du tupi : souffler. Il ne s'agit pas de n'importe quel souffle, mais d'un souffle enfumé : « C'est comme bénir, on fume une cigarette en la soufflant pour '*estragar*' [faire le mal]. On souffle la fumée de la cigarette comme on bénit, c'est à dire, on *souffle* en pensant à toutes sortes de méchancetés (…). C'est le

---

[1] Du tupi *ta'ya.* Herbe de la famille des aráceas *(Caladium bicolor)* ; nous allons voir plus loin qu'il existe une croyance qui dit qu'on peut utiliser cette plante pour se transformer en un animal quelconque.

même processus pour une bénédiction » (*Pajé* J.O.S.). En fait, c'est le contraire de la bénédiction. Dans ce cas on pense à des choses mauvaises, comme l'évoque ce témoignage :

> Pour *souffler*, quand on se rappelle la personne à qui on veut du mal, on se souvient par exemple d'un arbre sec, d'un bois pourri, de flaques de boue. Si l'on pense à un fleuve, la personne gonfle jusqu'à « exploser » ; si on pense à un bois sec, la personne devient sèche (maigre), jusqu'à mourir sèche[1], elle n'aura plus que la peau sur les os ; si on pense à la boue, la personne meurt « pourrie ». Pour cela on pense, on se concentre (B.A.).

Les *pajés* peuvent *souffler* directement sur la personne, en fumant une cigarette et en envoyant la fumée sur la personne : « La personne est en train de marcher et on va derrière, faisant semblant de fumer une cigarette normale, la fumée atteint la personne et l'abîme » (H.M.). Les Indiens disent que cela est la manière la plus efficace[2], mais on peut aussi *souffler* « le nom de la personne », de loin : on écrit son nom sur un bout de papier, puis on *souffle* la fumée de la cigarette sur ce nom. De même, on peut *souffler* sur un objet ou sur une nourriture. On peut enterrer l'objet *soufflé* dans le terrain de la personne, le jeter dans un endroit où la personne passe ou le lui offrir. On peut encore prendre la cigarette qu'on a utilisée pour *souffler* et l'enterrer à la porte ou dans un coin à l'extérieur de sa maison. « À partir de là, vont apparaître tout le temps, toutes sortes de maladies dans cette maison » (*Pajé* J.O.S.).

Une personne peut aussi porter le *souffle* (donné par le *pajé*) avec soi : son ennemi deviendra malade lorsqu'il touchera sa main. Ainsi, V.M. vendait des poissons. Un homme est venu et lui a demandé du poisson gratuitement ; il ne lui en a pas donné. Le lendemain il est revenu et lui a demandé s'il avait vendu beaucoup de poissons. V.M. a répondu « non ». Il a serré sa main et tout de suite V.M. a commencé à avoir mal à la main. « Le mal est venu montant par les bras et descendant par le dos. C'était un *souffle* et cet homme le portait déjà sur sa main ».

On peut aussi « estragar » (abîmer) une ferme à travers le *souffle*, en bénissant une cigarette et en l'y enterrant. Ainsi, A.L. se

---

[1] « La personne atteinte de "souffle" devient maigre (peau et os), les médecins disent qu'elle a la tuberculose » (A.R.V.).

[2] « Si on souffle de près, derrière la personne, avec la fumée de la cigarette, c'est mieux, la personne décède plus rapidement » (A.R.V.).

sent les jambes lourdes et n'arrive pas à bien marcher ; quand il met les pieds par terre, il sent comme un choc. B.F.S., son ami croit que la maladie de A.L. vient de son village, Cué-cué, car trois personnes de ce village sont déjà décédées avec le même symptôme (gonflement). Le guérisseur A.D. croit que c'est un *estragamento* (*souffle*), ils ont enterré une cigarette dans sa ferme.

L'aide-soignant Baré, L.B.R. nous précise que la tuberculose et le *souffle* présentent les mêmes symptômes et que parfois, le patient établit la relation entre ces deux maladies. Dans ce cas, l'interaction entre la médecine indienne et la biomédecine est importante. Quand cette interaction existe, l'aide-soignant dit au patient qu'il peut traiter le *souffle* avec les *pajés*, mais prendre aussi les médicaments de la biomédecine pour la tuberculose. Alors, le patient suit ses instructions et guérit. Cependant, affirme L.B.R., si l'aide-soignant dit au patient que le traitement pour le *souffle* n'est pas valable, qu'il faut prendre le médicament pour la tuberculose, le patient va traiter le *souffle* avec le *pajé* et ne va pas prendre les médicaments pour la tuberculose.

Le *souffle* est aussi utilisé pour se venger d'un acte de sorcellerie : « Si l'on est victime d'un maléfice et qu'on sait qui l'a provoqué, on cherche un *pajé*, on lui donne le nom de la personne, le *pajé souffle* sur ce nom et la personne meurt » (*Pajé* J.O.S.).

Quand on est victime de cette sorte de sorcellerie, on peut défaire le maléfice, mais il faut le défaire dans la langue où l'on a fait la prière du *souffle*[1]. Cette question est importante, puisque comme nous l'avons vu au début de ce chapitre une ethnie a peur des pratiques de sorcellerie de l'autre ethnie. Cependant, pour guérir de cet envoûtement, on peut utiliser aussi des remèdes préparés avec des plantes de la forêt.

En revanche, il existe aussi un « *souffle* du bien ». Par exemple, si l'on veut se libérer la tête d'une préoccupation, on demande au *pajé* de le faire. Le *pajé* peut *souffler* avec la fumée du tabac ou non (dans ce cas il utilise seulement sa formule, ses paroles). Ainsi, B.A. a demandé au *pajé* de *souffler*, pour qu'elle oublie une

---

[1] En fait, cette question mentionnée par les Baré, ne se rapporte pas seulement à la langue de la prière, mais à la « connaissance du fondement mythique de la maladie » : « seulement celui qui sait comment une maladie a été créée dans la mythologie est capable de la guérir » (L. Garnelo & D. Buchillet, 2006 : 250).

personne méchante dont l'image revenait à son esprit tout le temps. Elle ne pouvait pas dormir, elle fermait les yeux et voyait cette personne. Le *pajé* l'a *soufflée* et elle ne parvient plus à se souvenir de son visage. Le *pajé* lui a dit qu'il a éloigné l'esprit de cette personne de son esprit à elle, il a « séparé » les deux esprits, pour faire que celui de cette personne ne puisse plus jamais croiser son chemin.

Au Brésil, le *souffle* n'est pas une pratique baré, pour cela on n'a trouvé aucun cas de Baré qui sache *souffler*. Cependant, au Venezuela, les Baré affirment *souffler* aussi pour faire le mal. En fait, toutes les pratiques mentionnées comme la *praga*, la *brujería*, le *souffle*, etc. procèdent de la même magie, liée à l'intention et à la parole. Roger Bastide (1935 ; 1997 : 21-2) à partir des travaux de Bergson (1932), M. R. Allier (1925 et 1927) et M. Delacroix (1922) explique qu'à « côté de la magie des gestes, il y a une magie de la parole ». Pour R. Bastide, cette troisième espèce de magie traduit l'efficacité du désir. Dans ce sens, la magie imitative est, pour l'auteur, le prolongement de la magie incantatoire : « L'homme qui désire ne parle pas seulement ; il esquisse les mouvements qu'il voudrait voir s'effectuer ».

La magie sympathique est aussi abordée par R. Bastide, qui introduit le rôle de l'émotion à partir des travaux de M. Allier : « Il ne faut pas oublier qu'il suffit d'une fraction de l'image pour que s'éveille l'émotion liée à la perception de l'image totale. Une griffe de tigre éveille le souvenir d'un tigre entier et de ce que l'on ressent devant lui ».

Par ailleurs, on croit à des éléments de notre culture, auxquels on est habitué. Ainsi, B.A ne croit pas en la *macumba* (sorcellerie afro-brésilienne) qui « attache la poule », « coud le crapaud », qui « enterre des vêtements au cimetière ». Pour elle, ces magies n'entraînent pas d'effets. Cependant, comme nous l'avons déjà vu, elle a déjà été victime de *praga*, faite avec une poupée qu'on a mise au-dessus du feu. La logique de ces deux sorcelleries est la même, mais comme la *macumba* ne fait pas partie de son horizon culturel elle n'y croit pas.

En outre, quelques catholiques pratiquants ne croient pas à la *praga*, parce que cet envoûtement utilise des statuettes de saints pour fabriquer le maléfice. C'est le cas de H.M., qui affirme : « un saint qui est au ciel ne peut faire de mal à personne… le saint c'est pour aider les gens et non pour les maltraiter, leur faire du mal. S'il fait du mal, alors, il n'est pas un saint ».

La sorcellerie est aussi utilisée pour « rendre le mal » : on tue une personne pour sauver l'autre (R.P.). C'est une façon de tuer par « légitime défense ».

Le camajái (poison), l'Estrago (dégât)

Le *camajái* (*estrago*)[1] désigne les maléfices faits par une autre personne, par envie ou vengeance, à partir du poison extrait des plantes de la forêt ou des jardins. Au Venezuela, les Indiens utilisent le terme *camajái* (poison dans la langue arawak), *pica-pica* (parce qu'il pique)[2], *daño* (dommage) ou *porcaria* (saloperie) et au Brésil, les Baré emploient les termes *estrago* (dégât), *veneno* (poison), *feitiço* (sortilège) et *munhataisá*, terme *nheengatu*, venant de la combinaison des mots *munhã* (faire) et *taisá* (ils), qui peut se traduire par : « ce qu'ils ont fait ». Quand une personne est victime de *camajái*, on dit aussi qu'elle est *podre* (pourrie) car, parfois, le poison provoque sur le corps de la victime des plaies graves.

Comme je l'ai dit auparavant, dans la mythologie baré, les poisons sont nés comme la *maíwa*, des cendres d'Uarli ou du Kúwai. Dans la mythologie *baniwa,* trois types de poisons engendrent des maladies ; ils sont venus de Kúwai, brûlé par Nhiãpirikoli (Nápiruli, orthographe *baniwa*) – et proviennent, respectivement, de son cerveau, de ses poils et de son foie. Ceux qui sont venus du cerveau brûlé et transformé en cendres provoquent des troubles du comportement : le malade abandonne des attitudes considérées compatibles avec les règles du groupe et a tendance à se comporter comme un animal, et les maladies sont diagnostiquées selon le comportement « sauvage » (d'un singe ; d'un animal aquatique, etc.), adopté par la victime. Ceux qui sont venus du foie se sont transformés en plantes vénéneuses et sont

---

[1] Comme nous l'avons vu dans les chapitres antérieurs et plus haut le terme « estragar » est utilisé aussi quand une personne est victime de *souffle*, de *saruã* ou quand elle rompt sa période de couches ou la couvade. Cependant c'est dans le cas du poison qu'il est le plus utilisé. On peut dire qu'ici le terme signifie la maladie « estrago », et dans les autres cas, il traduit une conséquence de l'action de la personne.

[2] Pica-pica est aussi le nom populaire de la maladie pityriasis.

gardés par Nhiãpirikoli dans des endroits spéciaux au Brésil et sur une montagne au Venezuela. Les manifestations de la maladie sont l'hémorragie digestive, où la personne peut mourir en quelques heures, vomissant et déféquant du sang ou avoir une maladie chronique : affaiblissement, maigreur, déviations alimentaires comme la géophagie et lente agonie qui peut durer des mois ou des années. Enfin, ceux qui sont venus des poils sont représentés comme des poils ou des épines qui percent et pénètrent dans le corps de la personne. Les manifestations de la maladie se traduisent par une douleur aiguë à la poitrine et à la tête, de la fièvre, du froid et une mort rapide (L. Garnelo 2003 : 53).

Le poison peut être délivré à la victime par une personne qui sait le manipuler et connaît son mode d'emploi. La préparation de ce toxique consiste à râper la plante (racine, tige ou graine), faire une macération dans l'eau et en recueillir le filtrat[1]. Cette solution est mélangée avec la nourriture, l'eau de vie ou pulvérisée sur les vêtements, les chaussures de la personne pour laquelle on désire le mal. On ne le voit pas. On peut aussi « souffler » le *camajái* sur la personne : « On le fabrique à partir de plantes et on souffle un tout petit peu de poison et la personne ne s'aperçoit pas qu'elle est atteinte par le poison » (P.Y.). On peut aussi pratiquer des maléfices avec de la résine des arbres : « ils retirent la résine des arbres et l'écrasent » (L.P.B.).

Pour les Baré, on n'a pas besoin de faire un rituel de magie avec le poison : « La plante seule suffit pour tuer la personne » (H.M.).

> On n'a pas besoin de réciter une prière avec les différentes plantes à poisons, le poison suffit pour laisser la personne malade ou la tuer. Il y a plusieurs sortes de poisons. Quand on est à la pêche, il faut faire attention pour voir quelle branche d'arbre on prend pour faire rôtir les poissons (*Pajé* J.O.S.).

Cependant, Wright (2005 : 195) à partir de son travail avec les *Baniwa*, affirme qu'on attribue aux personnes douées de grandes connaissances sur les types et l'efficacité de diverses substances vénéneuses, des pouvoirs surnaturels associés aux esprits des morts et aux sorciers primordiaux.

---

[1] En ce qui concerne les feuilles, leurs principes toxiques sont libérés par écrasement ou infusion.

Chez les Baré, l'un des poisons mentionnés souvent comme le pire est l'*edári* : il désigne à la fois les noms de la maladie, de la plante et du poison[1]. Le poison est fait de résines tirées de l'arbre (*Edári*) : un peu de poudre qu'on pulvérise sur la personne ou sur un objet qui sera utilisé par elle, c'est fatal. L'*édari* « pourrit » la personne et aucun antibiotique ne peut guérir cette maladie ; il faut un antidote, une résine d'un autre arbre, appelé *pau-doce* (bois doux)[2].

B.E.L. raconte que son amie, après s'être disputée avec son institutrice (Indienne d'une autre ethnie), a été empoisonnée par ce poison : sa peau est devenue noire, fendillée, crevassée, « elle ressemblait à celle d'un singe ». Elle restait couchée près du feu. B.E.L. l'a conduite au *pajé* qui l'a guérie.

De même, M.V.G. fréquentait le fils d'un *pajé*. Ils ont eu un problème de relation et le *pajé* a préparé son maléfice (poison). Mais par erreur il l'a jeté sur sa nièce de 12 ans. La peau de la fille a commencé à se dessécher et il est sorti une sorte de poudre de ses cheveux et de ses sourcils – quand on les touchait, il tombait une poudre comme du talc. Elle avait des verrues (œil de perdrix) à la main, elle ne pouvait plus ni écrire, ni prendre des objets. Elle pleurait beaucoup. Puis, elle a eu des « œil de perdrix » aussi aux pieds. Elle a souffert six mois. Puis, sa mère a trouvé un *pajé* qui lui a dit qu'elle était *estragada* ; il lui a prescrit un traitement de 30 jours : des bains avec des lianes, des feuilles. Le *pajé* qui est voyant a découvert pendant un rêve qui avait jeté le poison. La fille a guéri.

Un autre poison souvent indiqué est celui fait d'une sorte de *tajá* (*caladium bicolor*). L'aspect du malade atteint du *tajá* est souvent décrit par les personnes de son entourage comme un « singe fumé ». Le guérisseur J.O.S. parle de son premier patient, un bébé : « Tout pourri ! Il ne pouvait pas téter, il ne marchait pas ! (…) Il ressemblait à un singe fumé. Il ouvrait mal la bouche et les yeux ».

D'après le *pajé*, la mère (N.E.G.) et la grand-mère de l'enfant, l'enfant n'avait que la peau sur les os. La maladie a commencé

---

[1] En fait, *edári,* signifie poison dans la langue *warekena* (S. Vidal 2002 : 10).

[2] *Vochysia tucanorum* ; connu aussi comme *fruto de tucano* (fruit de toucan) ; *pau de tucano* (bâton de toucan) *canela-santa* (cannelle sainte), etc.

avec une éruption cutanée, un gonflement du corps et une blessure à l'organe génital. Puis, il s'est retrouvé avec la chair à vif. Ne trouvant pas de guérison du côté brésilien, les parents ont traversé la frontière (Brésil/Venezuela) à la recherche de soins pour leur enfant. Le *pajé* a utilisé trois plantes, la troisième était la bonne. Il a aussi traité par succion les blessures et il en retirait des petits morceaux de *tajá* moulu, qui ressemblaient à la bagasse de canne à sucre, à de l'ail écrasé ou à du coton.

La famille est restée 15 jours, hébergée chez le *pajé* pour le traitement. Puis, la peau de l'enfant est devenue belle comme celle d'un enfant qui vient de naître, mais l'enfant était faible, il ne tétait pas beaucoup. Alors, la mère a demandé au *pajé* si l'enfant allait décéder. Le *pajé* a dit que non, mais lui a conseillé d'aller à l'hôpital chercher des vitamines pour lui. L'enfant allait mieux, mais il ne marchait pas. Alors, le *pajé* a apporté de la forêt trois feuilles, pour que la mère les passe sur ses petites jambes. Une semaine après, l'enfant a marché. Un an après, l'enfant a eu de la bronchite, le guérisseur a appris à la mère, à faire un remède pour la bronchite. L'enfant est guéri, aujourd'hui il a 13 ans et il a une « belle peau » et jamais n'est retombé malade. Après la maladie de l'enfant, le *pajé* a demandé à la mère de suivre un régime : pendant six mois elle n'a rien mangé de gras, ni de haricots, ni du riz, ni du poulet, pour que l'enfant ne retombe pas malade. Le poison (*tajá*) avait été mis dans la couche du bébé par la voisine qui s'était disputée avec sa mère. Le *pajé* est même arrivé à tenir tête à la personne qui avait provoqué le mal. Le *pajé* l'a découverte pendant le rêve[1].

Il est intéressant de faire un rapport entre le régime de la mère de l'enfant malade et celui de la période de couches et de la couvade, décrits dans le chapitre 4. Ici il s'agit à nouveau de la reconstruction de la peau de l'enfant. Manger des choses interdites abime l'enfant.

Un autre poison assez connu et motif de crainte pour les Baré est la *piranha-caá*[2]. « Si quelqu'un nous en donne, nous

---

[1] Après la guérison de cet enfant, le *pajé* a déménagé du côté brésilien et longtemps a habité à côté de cette famille. Dans ce pays, il a soigné beaucoup de malades.

[2] *Erva de piranha*, herbe de *piranha*.

commençons à cracher du sang. S'il n'y a pas un guérisseur pour nous soigner, nous décédons » (A.N ; *Pajé* J.O.S., H.M.). H.M. a déjà été atteint par le poison *piranha-caá*. Ce fut d'abord son frère, il vomissait du sang et avait de la diarrhée contenant du sang. La famille a appelé quelqu'un connaissant un contrepoison, qui s'appelle *contra-veneno* (contrepoison)[1]. Ce remède a arrêté la perte de sang. H.M. a dit que son frère « n'avait plus une goutte de sang », et qu'il « avait une mine de papier mâché ».

Après, ce fut son tour, il croit qu'on a mis le poison dans son « eau-de-vie » : Il est parti vers le fleuve pour se baigner, mais en chemin il a rencontré trois personnes connues, qui l'ont invité à boire un verre. Il a accepté et tous sont partis au bar de son frère. H.M. les a servis tous, a bu un peu et est parti à la cuisine (les autres ont continué à boire), puis il est revenu et a bu le reste. Tout de suite, il a souffert d'un malaise à l'estomac. Le lendemain sont apparues quelques blessures dans sa bouche et sa gencive a commencé à devenir bleue. Cette nuit-là, il s'est réveillé avec un mal de gorge et il a commencé à vomir et à avoir de la diarrhée contenant du sang. Il a eu des hémorragies et il perdait du sang par tous les orifices, puis par de toutes petites blessures et les gencives.

À l'hôpital, on a dit que c'était une veine qui avait éclaté et avait répandu du sang dans tout le corps. Seulement quand H.M. a vu que l'hôpital ne résolvait pas son problème, il a supposé que c'était un empoisonnement par la plante *piranha-caá* et que les médicaments de l'hôpital ne seraient pas utiles pour le guérir. Il savait qu'à l'hôpital il faut faire toute une combinaison en dehors de la médecine occidentale pour trouver dans des remèdes traditionnels les traitements souhaités. Ainsi, pour soigner son empoisonnement, H.M. a demandé à son gendre de lui apporter un remède caché : un contrepoison de la forêt. Quand on le lui a apporté, ses lèvres avaient commencé à devenir bleues, ainsi que tout son corps. Il a pris une dose, l'hémorragie s'est arrêtée, puis une autre dose et il a dormi. Pour lui, si on ne prend pas ce contrepoison on décède. La personne qu'il soupçonnait d'avoir mis le poison avait eu une dispute avec H.M. et cette personne est connue pour utiliser des plantes afin d'empoisonner les gens.

---

[1] Pour le préparer, on râpe la racine d'une plante appelée « *contra-veneno* », on la met dans l'eau, puis on boit cette eau.

De même, A.G. a reçu de sa belle-mère une belle main de bananes. Elle a eu tout de suite une grande envie de manger une banane. Quand la banane « est tombée » dans son estomac, c'était comme si elle avait avalé « du feu ». La belle-mère a bien regardé, a pris son sac et est partie. A.G. a commencé tout de suite à avoir une hémorragie par la bouche. On pense que la belle-mère avait piqué les bananes avec une aiguille et mis du poison. A.G. a cherché un *pajé* qui l'a guérie.

Ce récit de poison dans le fruit ressemble à un conte de fées, « Blanche Neige », par exemple. La banane est l'un des fruits les plus populaires d'Amazonie ; elle remplace la pomme du conte de fées. Dans le conte « Blanche Neige » et dans notre récit, les belles mères sont les « sorcières ». Dans le conte « Blanche Neige », l'empoisonnée tombe endormie et dans ce récit, l'empoisonnée tombe très malade et risque de mourir. Dans le conte, le sauveur est un prince et dans le récit, c'est le *pajé* ; tous les deux des personnages importants pour la société.

D'autres sortes de poisons mentionnés, apportent des « folies », provoquent des changements de comportement ou les caractéristiques d'un animal. Il est intéressant de faire un parallèle entre l'empoisonnement et le comportement animal chez les Baré, car il s'agit d'animal totémique d'un côté, et de l'autre, d'animal domestique. Comme animal totémique nous avons l'*urubu*, dont nous pouvons établir un rapport avec le fameux *Rey Zamuro* (*Sarcoramphus papa*), présent dans certaines mythologies amérindiennes : chez les *Guahibo*, par exemple, le *Rey Zamuro* a maudit l'humanité avec les maladies. Comme animal domestique, nous avons le chien et le *mutum*, la loutre, le singe qui sont sauvages mais peuvent être élevés à la maison.

Une remarque importante concernant la sorcellerie provoquée par des personnes employant des plantes contre leurs victimes est la transformation de celles-ci en animaux familiers, non dangereux. Par contre, nous allons voir plus loin, qu'il existe une autre forme de métamorphose, qu'il ne s'agit pas d'un ensorcellement par des êtres humains, mais d'un « sort inconnu » ou « du destin » ou « d'un art de vivre », dans lequel la personne peut se métamorphoser en animal sauvage : jaguar (animal totémique), serpent (considéré comme être surnaturel), chauve-souris (qui se trouve aussi dans des lieux habités par des êtres surnaturels) ou d'élevage (taureau, âne), mais pas en animal de compagnie.

Ainsi, les animaux domestiques servent à faire le mal (dans la sorcellerie) et les animaux sauvages et d'élevage, à faire le bien (si l'on considère la transformation en tant que divertissement ou art de vivre). Dans le cas des êtres surnaturels (*máwali*, *maíwa*), ceux-ci feraient le mal et le bien. De quelque manière, dans tous les cas de transformation d'homme en animal, il s'agit d'animaux qui ont d'une manière ou d'une autre des rapports avec les humains.

Pour revenir, à l'empoisonnement par des personnes, les causes d'empoisonnement sont les disputes ou la jalousie. Quand on envie quelqu'un, on paie un *brujo* (sorcier) pour faire du mal à cette personne, avec du poison : « les gens qui ont mauvais cœur apprennent à utiliser les poisons pour faire mal aux autres » (*Pajé* J.O.S.).

Par rapport aux disputes, les Indiens affirment que dans la ville de São Gabriel da Cachoeira, il n'y a pas beaucoup de morts par coups de feu ou de couteau, car les gens qui veulent tuer recourent à l'*estrago*, au *souffle*, etc. Ils affirment que le faible taux de mortalité par coup de feu ou de couteau est lié aux effets de la consommation d'alcool[1].

Quant à l'envie, F.L.O. raconte son histoire. Elle habite au Venezuela, à la frontière avec le Brésil, elle a été atteinte par un poison à la main. Elle s'est levée, un matin, pour laver le linge et a commencé à avoir mal à la main. C'était comme s'il y avait des épines. Elle est partie à l'hôpital, mais cela n'a pas réussi. Puis, a surgi une blessure dans la main et elle « était pourrie », comme elle dit. Elle est partie à Puerto Ayacucho parce qu'un *pajé* savait guérir des maladies provoquées par les poisons. Elle s'est trouvée mieux, puis elle est partie à une conférence évangélique au Brésil, et les « croyants » ont prié sur sa main. En voyage, elle s'est arrêtée, encore en terre brésilienne, pour demander à son cousin de la bénir, car elle avait grande confiance en son travail de

[1] En effet, la crainte éprouvée par les Baré et l'attribution des crimes aux attaques de sorcellerie est commune en Amazonie et ailleurs. Chez les Yanomami, par exemple, la peur de la sorcellerie est profondément ancrée dans leur vie quotidienne, car sa pratique est supposée courante et elle est pour eux l'une des principales formes de criminalité (Catherine Alès, 1984 : 99).

guérisseur. Le poison avait été mis par sa voisine qui l'enviait à cause de ses enfants qui faisaient des études et de sa belle maison.

Parfois, la peur de l'empoisonnement a aussi une influence sur le service public. Ainsi, le service d'éducation de São Gabriel da Cachoeira allait licencier un de ses fonctionnaires, car il ne faisait pas son travail, mais plusieurs fonctionnaires ont conseillé au responsable de l'éducation pour la mairie, de ne pas le renvoyer car il savait « souffler » et ils avaient peur (L.A.O.).

Le poison est très redouté de tous. Il faut faire attention avec les vêtements qui sont à sécher en dehors de la maison, car pendant la nuit, ou même pendant la journée, quand personne n'est là, quelqu'un peut y répandre du poison. Ainsi, A.R.C. a été atteint d'*estrago* (poison) deux fois. La première fois c'était à sa ferme. On lui a donné du poison à boire. D'abord, on en a donné à son père, puis à son cousin et enfin à lui. A.R.C. vomissait du sang et il avait de la diarrhée. Il a été soigné avec des contrepoisons extraits de la forêt. La deuxième fois, il habitait en ville ; on avait mis du poison dans ses vêtements, pendant qu'ils séchaient dehors. La maladie a commencé par des démangeaisons du corps. Il se grattait et des blessures se sont formées sur tout son corps. Cette fois il est resté en traitement à l'hôpital pendant deux ans ; quand il quittait l'hôpital, les blessures revenaient. Il a séjourné deux mois de suite à l'hôpital. Cette fois aussi, il a été soigné avec des contrepoisons de la forêt, que la famille lui apportait en secret.

De même, L.R.B. avait des blessures de la tête aux pieds. Il était allé chez plusieurs médecins, le diagnostic posé était pityriasis. L.R.B. savait que la médecine ne pouvait pas le guérir et qu'il lui faudrait toujours prendre des médicaments. Lui et sa famille se doutaient qu'il y avait une solution en dehors de la médecine officielle. Alors il commença à chercher d'autres traitements comme : aller chez les *pajés ;* utiliser des plantes de la forêt, quand quelqu'un les lui indiquait.

Ils avaient « lutté » pendant six ans, quand L.R.B. a eu connaissance de la réputation du *pajé* J.O.S. Tout de suite il a pris des mesures pour l'amener chez lui. Alors le *pajé* a déménagé avec sa famille chez le malade. De la forêt il a apporté trois plantes différentes, dont il savait qu'au moins une lui serait utile. Il a commencé le traitement tout de suite : le *pajé* a utilisé trois moyens pour guérir son patient. Les séances d'examen, elles aussi ont un pouvoir curatif, elles contribuent à faire « sortir » la maladie du patient. Les séances, chaque soir, outre qu'elles ont contribué à faire « sortir » la maladie, ont aussi permis au patient de passer des nuits tranquilles sans l'inquiétude antérieure. Quant aux plantes que le *pajé* a apportées de la forêt, comme nous avons vu, il y en avait trois différentes, mais il les a utilisées chez le malade, une par une, pour savoir laquelle était efficace. La première a été sans effet ; ensuite, il a testé la deuxième, qui s'est révélée efficace pour combattre la maladie, sans avoir besoin d'utiliser la troisième.

Après une semaine de traitement, les blessures ont commencé à sécher et après un mois, quand le *pajé* a cessé le traitement, le patient ne présentait plus de blessures. Mais le *pajé* a prévenu le patient que la maladie pouvait revenir, car il l'avait depuis longtemps et « quelque chose » pouvait encore « rester dans son sang ». Le patient est resté en bonne santé pendant trois mois, mais après sont apparues quelques petites blessures, il a tout de suite recommencé le traitement. Le patient a été guéri à nouveau.

Dans ce récit, nous pouvons souligner le système empirique du guérisseur, il fait des essais avec les plantes. Un autre point important est que l'information par le *pajé* du fait que la maladie peut revenir protège la réputation dudit *pajé*. Le fait que la maladie de L.R.B. soit revenue a été expliqué par le *pajé* comme possible conséquence d'une désobéissance aux interdits : le patient avait bu de l'alcool.

En effet, en général, pour les guérisseurs leur pratique n'est pas susceptible d'échec. À ce sujet explique Marc Augé, à partir de l'information obtenue d'un guérisseur : « … l'échec thérapeutique est impossible. Certes, il y a des malades guéris qui font des rechutes : c'est qu'ils n'ont pas respecté les interdits, notamment alimentaires… ou qu'ils ont commis de nouvelles erreurs » (1994 [1984] : 67).

Comme les autres maladies déjà mentionnées, le *camajái* n'est pas guéri par le médecin car, comme nous l'avons vu, il faut un contrepoison de la forêt. Ainsi, à San Carlos du Río Negro (Venezuela) le médecin F.W. a été lui-même victime d'empoisonnement, il a cherché un traitement auprès d'un *pajé*.

À chacun de ces empoisonnements correspond un contrepoison spécifique, que l'on a découvert par la méthode empirique. Ainsi le contrepoison de l'« *erva de piranha* », cité ci-dessus ne sert pas pour une personne empoisonnée par l'« *erva de macaco* ». Cependant, la majorité des guérisseurs disent ne pas connaître les noms des plantes. Quelquefois ils utilisent les plantes et testent chacune à partir de leur intuition ou en observant la pratique animale.

Parfois, la maladie « estrago » est aussi « confondue » avec la tuberculose, cependant, les médicaments antituberculeux ne soignent pas les victimes de poison. Ainsi, A.R.V. a été victime d'un *estrago* (poison). Elle toussait et crachait du sang. Elle est partie à Manaus pour se faire soigner. Après six mois de traitement (contre la tuberculose), elle n'en pouvait plus, elle n'avait que la peau sur les os. Quelqu'un lui a proposé d'aller chez une *macumbeira*[1]. La *macumbeira* a retiré un tableau du mur, où se trouvait un miroir, et à travers ce miroir elle a montré l'homme qui l'avait empoisonnée.

A.R.V. est rentrée à son village, son mari a fait une réunion avec tous les villageois pour demander qui avait empoisonné son épouse. Personne n'a répondu. Puis le mari a dit à un vieux monsieur qui gardait la tête baissée, que c'était lui car son esprit avait été vu à Manaus. Le mari a exigé qu'il guérisse sa femme, en le menaçant de mort. Ce même jour, il a apporté des plantes à A.R.V. pour se baigner et un « lait » de feuilles d'une plante à boire. Après une semaine, on a changé de plantes, car celles-ci ne résolvaient pas le problème. Il a ensuite apporté des bois à râper et boire. A.R.V. a été guérie.

De même que dans le cas de la *praga*, être empoisonné par le *camajái* est un motif de vengeance contre la personne qui a décidé d'empoisonner. Ainsi, un jour, on a laissé du *camajái* dans le panier de R.P. Elle venait de la plantation et au milieu du chemin elle a commencé à avoir des démangeaisons. Elle est restée trois jours au lit, le corps brûlant et avec de la fièvre. Les médicaments donnés par le médecin n'ont eu aucun effet. Elle a demandé de lui amener un *brujo* (sorcier). Le *brujo* a dit que sans traitement elle avait trois jours de vie. Il y avait un jour qu'elle était malade et il a dit qu'elle avait encore deux jours pour se guérir. Il a *soufflé* sur elle et l'a lavée avec des plantes. Il l'a baignée quatre fois. Après, à la cinquième fois, « le *camajái* est tombé de son corps, il était

---

[1] Personne qui pratique des cultes afro-brésiliens.

enveloppé dans un vieux tissu et attaché avec une ficelle ». Elle est guérie. Le *brujo* lui a dit que c'était une amie qui avait fait cela. R.P. a demandé au *brujo* de la tuer (par la sorcellerie). Le lendemain, cette amie est décédée. R.P. ne sait pas comment le *brujo* « l'a tuée ».

Mes interlocuteurs du Venezuela ont raconté qu'on envoie du *camajái* aussi par courrier. Peut-être, est-ce en relation avec les envois de courrier contaminés par des agents biologiques nocifs (ex : du charbon), dont la presse a fait état après l'attentat de 11 septembre 2001 aux U.S.A., puisque mes recherches au Venezuela ont eu lieu peu de temps après cet événement.

À partir de ces récits sur le *camajái*, on peut noter les mots clefs envie-dispute-vengeance-mort. On peut y remarquer aussi le diagnostic « empoisonnement » fait par le guérisseur et parfois le médecin et que, pour les Baré, les antidotes de la biomédecine ne sont pas efficaces. Ce cas est confirmé par un médecin (F.W.), lui-même victime de *camajái*. Dans l'avant-dernier récit, on observe un syncrétisme : on peut comparer le sorcier de la terre indigène avec la *macumbeira* (sorcière de la ville) et c'est elle qui donne le diagnostic.

Dans tous ces récits, on voit la crainte et le danger. En effet, L. Garnelo et R. Wright indiquent dans leur article « Doença, cura e serviços de saúde. Representações, práticas e demandas Baniwa »[1] que pour leurs informateurs, le poison (*mánhene*, dans la langue *baniwa*) est considéré comme la plus grave et la plus fréquente des maladies traditionnelles. Pour ces auteurs, son importance peut être déterminée par le fait que la première mort dans le monde ancestral a été provoquée par poison. Ils signalent encore que l'origine des poisons renvoie à Kuwai, qui les a laissés dans le monde par vengeance pour son assassinat.

Cependant, la plus grande peur des Baré par rapport au *camajái* (poison) est celle des *matiuaras* (*matiaras*, connues aussi comme *matis*) car le poison est leur spécialité. Je vais détailler ce sujet maintenant.

[1] *In* Cadernos de Saúde Pública, Rio de Janeiro, 17(2) : 273-284, mar-abr, 2001.

a) Les matiuaras (matiaras) ou matis

Les *matiuaras* sont des personnes qui sont payées pour tuer ; ils peignent leur corps et utilisent des plantes pour se transformer en n'importe quel animal, et voyagent pour empoisonner leurs ennemis. On décide de payer les *matis* pour tuer quelqu'un, après une dispute. Voyons ce que les Baré affirment sur les *matis* :

> Les *matis* peignent leur corps, ils sont nus, ils utilisent seulement l'écorce d'un bois appelé *tururi*[1], pour recouvrir leurs organes génitaux[2] (R.E.I).
>
> Ce sont des personnes qui possèdent le *tajá* et qui l'utilisent pour devenir *boto*, chauve-souris, serpent, ou quelque chose d'autre. Il existe des plantes à mettre dans les yeux, pour marcher dans la nuit comme si c'était le jour[3] et pour devenir invisibles. Ils marchent pendant la nuit pour donner des poisons et tuer. Tant qu'ils n'ont pas tué, ils n'arrêtent pas la poursuite. Ce sont des personnes qui vivent dans la forêt et n'ont pas beaucoup de contact avec la civilisation (*Pajé* J.O.S.).
>
> Les *matis* utilisent une plante hallucinogène et restent forts comme des drogués et poursuivent les ennemis pour les tuer avec le *camajái*. Ils laissent les poisons sur les vêtements ou donnent à boire aux gens. Quand les *matis* arrivent dans les plantations, les personnes abandonnent tout et partent (H.O.)[4].

Le terme *mati* ou *matiuara* est utilisé par les Indiens du Brésil, et *mati* par les Indiens du Venezuela. Dans ce deuxième pays les Indiens utilisent aussi le terme « *pitador* » (celui qui siffle : « *fi mati* »)[5] ou « *dañero* » (celui qui provoque le mal).

---

[1] *Manicaria sacifera.*

[2] Parfois, dans les récits, les matis sont cités comme portant un slip. O.L.A., par exemple a déjà vu des *matiuaras*, près de chez lui, qui « ne portaient que des slips ».

[3] R.E.I. raconte que quand elle était au Venezuela, des personnes ont instillé des gouttes d'une préparation de cette plante dans leurs yeux afin de trouver (voir dans le noir) un mati qui sifflait. Elles l'ont trouvé allongé sous une tente et elles en ont profité pour le conseiller, en l'envoyant travailler au lieu d'empoisonner les personnes. Les Indiens disent que, pour revenir à la vision normale (voir à nouveau comme on voit dans la nuit), on verse une goutte d'une autre plante dans les yeux.

[4] On reconnaît les *matis* parce qu'ils sont demi-nus et ont le corps peint.

[5] Pour siffler, le *mati* utilise un os de grenouille, qui émet un son aigu et pénétrant. « Celui qui entend ce son, même s'il est très courageux, est parcouru de frissons » (J.P. Santaella 2004 : 142).

Selon E. Galvão, le nom *matiara* est un mot *nheengatu* et serait un terme générique pour désigner le sorcier (1979 : 182). Au Brésil, les Baré affirment que les *matis* proviennent d'une culture plus primitive ; au Venezuela, les Baré indiquent des noms d'ethnies d'où sont censés provenir les *matis*. Au Venezuela ils affirment aussi que quelques Baré ont appris la science des *matis* avec des personnes d'autres ethnies.

Par rapport au *tajá* que les *matis* se passe sur le corps pour se transformer en « animal », les Baré affirment qu'ils ont besoin de se métamorphoser pour pouvoir voyager et quelquefois sur de longues distances, jusqu'à Manaus si c'est nécessaire, au cas où la personne voyagerait pour fuir les *matiuaras*. Quant à l'invisibilité, les Baré affirment que les *matis* marchent la nuit derrière l'ennemi pour le tuer avec un morceau de bois ou avec du poison et ils dorment le jour, à la source de la rivière :

> Les *matis* mettent du poison pour tuer les gens par envie. Ils poursuivent les gens. Ils ont un secret : des plantes (racine) qu'ils utilisent pour voir clair pendant la nuit, se rendre invisibles et se déplacer. Ils sortent à la recherche de l'ennemi. Ils sifflent : « *Pi (fi) mati tupiri (tipiri, chupiri)* » et sautent plus loin pour n'être pas atteints, car au moment où quelqu'un tire, ils sont ailleurs (G.J.).

La croyance en ce que des sorciers utilisent des onguents pour se rendre invisibles et se déplacer est répandue dans différentes cultures primitives. Les Azandé par exemple, croient que leurs sorciers possèdent une sorte particulière d'onguent, avec lequel ils frottent leur peau pour se rendre invisibles dans leurs expéditions nocturnes (E. E. Evans-Pritchard 1972 [1937] : 72).

Les Baré affirment que parfois, les *matis* ont la complicité du village pour l'empoisonnement car les *matiuaras* demandent aux gens, où habite untel, les mauvaises gens indiquent l'adresse, mais ceux qui ont « bon cœur » ne la donnent pas.

Un des poisons utilisés par les *matiuaras* s'appelle « maracaimbara » (arbre de poison)[1] : ils préparent une poudre. Pour les poisons en général, comme nous l'avons déjà vu, on peut râper le tronc d'un arbre et mettre le produit dans l'eau pour le

[1] Il est difficile d'identifier le nom scientifique de cette plante, car *maracaimbara* est un mot en *nheengatu* qui signifie sortilège, poison préparé par les *pajés* (E. Stradelli 1929 : 515).

faire boire à la personne ou frotter la feuille ou la racine sur les vêtements. Les *matis* mettent aussi du poison sur d'autres objets comme des chaussures, un vêtement, ils le mettent aussi dans la nourriture.

Les Baré du Venezuela affirment qu'auparavant il y avait beaucoup de *matis* et que maintenant ils sont devenus plus rares. Ces Indiens disent qu'auparavant, ils avaient une grande haine pour les *matis*. Quand ils étaient en train de manger un poisson appelé *sarapó* (*Gymnotus carapo*) qui a des arêtes, si quelqu'un s'étranglait avec ce poisson, il était mort sur le coup, parce que cela voulait dire qu'il était un *mati* et possédait du poison. Cependant, même aujourd'hui, pour quelques Baré, on peut « tuer » quelqu'un quand il est *mati :* « Nous avons très peur des *matiuaras*. Si on peut les tuer avec un coup de fusil, on les tue… parce qu'ils sont traîtres, tuent les gens innocents » (B.F.S.).

Tous craignent les *matiuaras*. Ainsi, quand quelqu'un du village entend un sifflement, tout le monde rentre dans la maison tout ce qui est dehors (vêtements, vaisselle, etc.) pour éviter que les *matis* y déposent du poison. Cependant, malgré leur crainte des *matis* à cause du *camajái* (poison), les villageois les bravent quelquefois. R.J. par exemple, quand elle est à la plantation et entend un sifflement, crie en les menaçant de mort. De même, quand S.I.L. entend les sifflements des *matis*, elle crie, en demandant ce qu'ils font là pendant la nuit et elle les envoie dormir.

Par ailleurs, quelquefois des personnes jouent à être un *mati* pour faire peur aux gens du village. Ainsi, G.J. raconte qu'à San Carlos du Río Negro, ils ont attrapé un *mati*, l'ont attaché et quand le commandant de la Garde nationale est venu le voir, il a trouvé son propre père.

Dans la région du Rio Negro (Venezuela), appeler quelqu'un *mati* est une grande offense et cela peut mener la personne offensée ou un membre de sa famille à la vengeance (J.P. Santaella 2004 : 142).

Il y a quelques personnes qui disent qu'il existe aussi des *matiuaras* de la nature (matis animaux)[1]. Ainsi, R.U.F. affirme :

---

[1] Dans certains récits qui montrent la peur des humains par rapport aux êtres surnaturels apparaît le sifflement de *matis* parmi les bruits des autres êtres.

« On ne sait pas si le *matiuara* est une personne, un oiseau ou une vision. Mais il existe et il poursuit les personnes, parfois même par envie ou pour peu de chose ».

Pour la majorité de mes informateurs du Venezuela, il n'y a pas de *matis* dans la ville de Puerto Ayacucho, il n'y en a que dans les villages de la région ; pour d'autres, on commence à entendre des sifflements dans cette ville depuis l'arrivée de « certaines ethnies ». Au Brésil, les Indiens affirment qu'il y a beaucoup de *matis* dans la ville de São Gabriel da Cachoeira.

J'ai recueilli, dans les deux pays, de nombreuses histoires de *matiuara* : des histoires fantastiques et sur des personnes de la même famille qui sont empoisonnées, histoires dans lesquelles les voisins ont vu les *matiuaras*. Les motifs de l'utilisation du *camajái* sont divers :

Règlement de compte

Les *matis* ont tué une femme du village de Marabitanas, Brésil. Ils l'ont assommée. Puis ils ont empoisonné son fils. Il est resté dix mois malade et il n'avait que les os et la peau. Il avait mal au ventre et de la fièvre, il a été hospitalisé, on a fait huit séances de rayons X et on n'a rien trouvé ; il est décédé.

Vengeance

Auparavant, une famille qui habitait près de Marabitanas, sur l'autre rive du fleuve, avait une personne de la région du fleuve Xié qui travaillait chez elle. Cette fille a eu la rougeole et est décédée. La famille de la fille est venue s'assurer que la fille n'avait pas été assassinée. La famille a bien expliqué. Deux mois après sont apparus des *matis*. Les chiens ont essayé de les rattraper et la famille les a vus assis et portant une lampe. Quand ils allaient à la plantation, ils trouvaient des traces étranges comme des fruits jetés, des bois au milieu du chemin, etc. Ils entendaient : « *fiiii maaatiii* ». Cette famille s'est enfuie et a laissé à la ferme une autre famille qui travaillait pour eux. Un jour, alors que les deux enfants allaient pêcher, ils ont rencontré une pirogue pleine de *matis*, tous avaient le corps rouge, teint avec de l'*urucu*[1]. Les enfants ont réussi à s'enfuir, mais les *matis* ont mis du poison sur leur rame et un des

---

[1] Du tupi, uru'ku (rouge). Substance tinctoriale qui s'extrait de la pulpe du fruit de l'*uruku* (*Bixa orellana*). La peinture du corps avec l'*urucu* est un signe de guerre.

enfants a touché la rame avec sa jambe. Son corps a « pourri » et il est décédé. Puis, ce fut le tour du deuxième, il est décédé empoisonné aussi. Peu avant sa mort, il a conseillé à sa mère de quitter la ferme, car autrement elle allait aussi mourir parce qu'ils étaient encerclés par des matis. La mère est partie. Puis, les matis ont commencé à poursuivre une autre famille. Cette famille s'enfermait à six heures du soir. Elle a amené une guérisseuse pour bénir la ferme, mais sans résultat puisque ce n'est pas un cas de bénédiction. Après des mois de poursuite, les enfants de cette famille ont réussi à les éloigner en faisant des pièges avec des fusils chargés.

Un autre cas de vengeance est celui de M.C. et son épouse qui se sont enfuis à l'embouchure du fleuve Xié, sans vêtements, sans rien, en disant que les jaguars les avaient attaqués, avaient cassé et déchiré : vêtements, vaisselle, hamac, vannerie. Ils disaient que c'étaient des *matiuaras* transformés en jaguars. Cette poursuite a eu lieu parce que dans le passé M.C. avait blessé un homme avec des ciseaux. Cet homme, ne pouvant se venger par lui-même, est parti chercher des *matiuaras* au Venezuela.

Une justice parallèle à la loi

Les villageois racontent qu'une femme habitait avec son mari au Venezuela. Il devint méchant et la frappa. Un jour, il promit de la tuer. Elle s'enfuit avec ses enfants au Brésil, chez sa mère. Le mari essaya de la retrouver au Brésil, « mais fut expulsé par la police brésilienne ». Un mois après, des *matis* commencèrent à se manifester autour de la maison de cette femme. Elle s'enfuit à Manaus et les *matis* s'arrêtèrent. Cependant, dès qu'elle rentrait à son village, ils recommençaient à siffler, jusqu'au jour où elle décida d'habiter définitivement à Manaus.

Quant à la métamorphose du *mati* en animal, les Baré, on rapporté un récit légendaire. Un vieux qui se transformait en *mati*, sortait le soir. Il disait qu'il allait pêcher, mais le lendemain matin, il ne rapportait pas de poisson. Son gendre lui proposait d'aller avec lui, le « vieux » n'acceptait pas. Un jour, il a accepté, tous les deux sont partis. Il a dit au gendre qu'il pouvait rester là, qu'il allait pêcher, il a pêché, puis il a dit au gendre qu'il pouvait dormir. Le gendre a accepté en disant qu'il avait sommeil et s'est allongé à côté d'un rocher et a fait semblant de ronfler. Le « vieux » a pris son sac, l'a ouvert et a retiré quelques « patates » d'une plante, il les a râpées sur le rocher et les a passées sur tout son corps. Puis, il a commencé à battre des bras, comme un oiseau qui bat des ailes et a volé. Il a volé sur un arbre et de là-bas il est parti. Le gendre s'est levé et a bien remarqué les « patates » semblables à des pommes de terre. Le lendemain matin, de bonne heure, le « vieux » est arrivé, s'est assis à côté de son gendre et l'a invité à rentrer à la maison. Puis, il est parti se coucher[1]. Le gendre a changé les « patates » pour des pommes de terre. Le soir le « vieux » lui a dit : « Si tu veux y aller, on y va ». Les deux sont partis et quand ils sont arrivés, bientôt le gendre a dit à son beau-père qu'il avait sommeil, il est allé se coucher et à nouveau il a fait semblant de ronfler. Le « vieux » a pris son sac, a passé les « patates » sur le corps, a battu des bras et s'est jeté, mais comme c'était de fausses « patates », il est tombé sur le rocher et est décédé.

La transformation d'une personne en animal est évoquée par les Baré du Venezuela : en dehors des *matis*, des personnes parviennent à se transformer en animaux, par exemple en taureau, serpent, etc. Ainsi, les villageois de San Carlos de Río Negro, ont vu, un jour, un serpent dans l'eau, ils allaient le tirer, mais quelqu'un a dit : « Non, c'est untel, voilà ses vêtements au bord du fleuve ». Ils n'ont pas tiré et quand ils ont regardé à nouveau, ils ont vu l'homme, assis.

De même, ces villageois parlent d'un homme âgé de plus de 75 ans qui « voyageait sans transport » : il disait qu'il marchait, mais il arrivait avant les voitures ou les bateaux. Plusieurs fois cet homme est arrivé avant tout le monde particulièrement propre, sans signe de transpiration[2]. Un jour, les villageois ont arrangé un rendez-vous avec lui pour boire un verre à San Carlos de Río Negro. Les villageois sont partis de Solano et cet homme les a aidés à mettre de la bière dans une voiture, puis il leur a dit qu'il allait à pied. À la surprise de tous, quand la voiture est arrivée, cet homme attendait déjà ses copains pour le verre. Les villageois disent qu'ils n'ont pas réussi à découvrir son secret : « utilisait-il

---

[1] Les *matis* dorment pendant la journée pour pouvoir empoisonner les gens la nuit.
[2] Parmi les *Warekena*, on trouve la croyance que dans le passé, des personnes possédaient des secrets qui leur permettaient de voyager sous l'eau et d'arriver dans une fête, par exemple, avec les vêtements secs (O. González 1980 : 85).

une plante ou un autre moyen magique pour se déplacer » ? Cet homme marchait d'une ville à l'autre et quelquefois il faisait 65 km. Si on l'emprisonnait, on ne le trouvait plus, il se transformait en chauve-souris. L'unique chose que les villageois savent, c'est qu'une fois, il est tombé malade et son esprit est sorti du corps et est revenu deux jours après. Il a été guéri par les Indiens *Yanomami*. Peut-être, est-ce cela son secret : il l'aurait appris des *Yanomami*, pensent les villageois.

Cette croyance en la métamorphose de personnes en animaux est probablement liée à une autre, indiquant qu'autrefois les Baré pratiquaient cette métamorphose. Ainsi U.D. raconte qu'anciennement les Baré venaient de Manaus, de Barcelos (Brésil) chercher des œufs de tortue dans le fleuve Orénoque (Venezuela) et que pour arriver plus rapidement, ils se transformaient en jaguar. Sur les plages du Rio Negro les gens trouvaient des empreintes et disaient : « Allons par là, parce que les hommes jaguars ont marché par ici ». Ils s'enfuyaient car les hommes jaguars détruisaient tout. Mais seuls se transformaient les *pajés* et d'autres personnes aux dons particuliers, car c'était un secret[1]. Ce mythe serait lié symboliquement au fait que les Baré étaient de la tribu des jaguars. Cette indication se trouve aussi au Brésil. Il s'agit donc d'un reste de totémisme dans cette ethnie, qui a pourtant subi un assez fort métissage culturel.

Il y existe une croyance que les « vrais » *pajés* ont le pouvoir de se métamorphoser en des animaux puissants, notamment le jaguar (R. Wright 1996 : 79). En plus, la transformation de personnes en animaux est présente dans les mythes baré. L'utilisation de *pusana* pour se métamorphoser en animal apparaît dans le mythe « Gente Baré » : la mère de Poronominare (héros civilisateur) à partir de l'instruction du *Caripira* (aigle pêcheur ; *Pandion haliaetus*) frotte son corps et boit une *pusana* pour se métamorphoser en *guariba*

---

[1] En fait, la transformation en animal est plutôt une affaire de chamanes. Ainsi, chez les Siona (Tukano occidental), les chamanes voyagent entre les « deux côtés de la réalité » et visitent les différents royaumes de l'Univers ; ils possèdent le pouvoir de se transformer en animal, et le jaguar est leur transformation la plus commune. De « l'autre côté de la réalité », ils visitent leur famille jaguar. Là, ils possèdent des épouses et des enfants jaguars. Pour cette raison, dans cette ethnie il est interdit de tuer des jaguars, car ceux-ci pourraient être des chamanes (E. Jean Langdon 1996 : 64.).

(espèce de singe ; *Alouatta seniculus*) pour pouvoir monter sur un arbre et se protéger d'une inondation (A. Amorim (1987 [1928] : 172-173)[1]. En fait la métamorphose de personne en animal apparaît dans la mythologie de création baré : Kúwai avait le pouvoir de se métamorphoser en animal.

b) Les pusanas (pusangas[2])

Nous avons vu au deuxième chapitre qu'au Venezuela les Baré parlent de la *pusana,* une amulette préparée à partir des plantes pour avoir de la chance à la chasse. Les Indiens du Venezuela et du Brésil parlent d'une amulette, une préparation faite à base de plantes pour rendre quelqu'un amoureux. Cette préparation, les Indiens du Venezuela l'appellent « pusana » et ceux du Brésil, « veneno » (poison), « tajà » (nom de la plante ; *Caladium bicolor*) ou *pusanga.* On met des ingrédients comme écorce, racines, feuilles ou fleurs dans un flacon avec du parfum. Puis on répand ce parfum sur quelque partie du corps et l'on part à la recherche de la personne que l'on veut conquérir (J.-P. Santaella 2004 :145).

Autrefois cette amulette était appelée « *wéheo* » et son utilisation était partagée par l'ethnie Baré et celles de culture voisine, surtout les *Wóthuha* (*Piaroa*), qui peuvent avoir eu quelques influences sur les Baré, dans l'utilisation de cette amulette (A. Pérez 1988 : 452 ; 469). Ces amulettes étaient faites d'un mélange de plantes du genre *cyperus* et d'yeux de *tonina* (A. Pérez : 1988 : 452)[3].

Dans l'œuvre de O. González, « Mythologie Guarequena », deux mythes racontent l'origine des *pusanas*. Le premier indique que les *pusanas* ont été laissées par Pumeyawa (la première femme). Le deuxième raconte que les *pusanas* sont venues du corps d'un jeune homme *Ye'cuana* (groupe Karib) qui était méprisé parce qu'il ne trouvait ni travail, ni femme et ne réussissait

---

[1] La métamorphose des personnes en animaux apparaît dans une autre légende, recueillie par A. Amorim : un couple de vieux se métamorphosait en cerf et biche et allaient manger les plantations des habitants d'un autre village (1987 [1928] : 465 : 467).

[2] Le terme « *pusanga* » vient du *nheengatu* et signifie remède, médecine, sortilège qui sert pour délivrer de l'effet d'un autre sortilège (E. Stradelli 1929 : 624).

[3] La manière d'utiliser l'œil de *tonina* (*boto*) par le chasseur comme *pusana* a été décrit antérieurement (chapitre 1).

pas ce qu'il désirait. Il essaya de se tuer, en se jetant d'un arbre, mais quand il tomba par terre, une lagune se forma et un homme, appelé Mulúli, en sortit. Mulúli, après avoir pris connaissance de l'histoire du *Ye'cuana*, lui dit qu'au Mont de Machálika-wéeni (Mont source de la jeunesse), il y avait tous les remèdes dont le jeune homme avait besoin. Les deux hommes partirent au Mont et trouvèrent une multitude d'herbes : pour ne pas devenir vieux, pour trouver une fiancée, pour trouver du travail ; ils trouvèrent aussi des herbes pour les « choses mauvaises », par exemple conquérir une femme déjà mariée. Le *Ye'cuana* devait arriver à son village et siffler. Quand il siffla, des jeunes filles laissèrent tout ce qu'elles étaient en train de faire pour aller à sa rencontre. Pour cette raison, ses anciens copains essayèrent de le tuer. Le *Ye'cuana* leur dit qu'il ne sortait pas de sa maison et que si on voulait lui donner du travail, il allait travailler et rentrerait chez lui. Ils finirent par le tuer et des herbes poussèrent sur ses restes. Ces herbes sont les *pusanas* (1980 : 162-165 et 169-172).

De même, Nunes Pereira dans son œuvre « Moronguêtá », mentionne les *tajás*, dans la mythologie des Indiens *Macuxi*. Il s'agit de plantes ayant des vertus spéciales :

> Au matin, quand Pacalamoca[1] se réveilla, tout autour de lui, dans et autour du lac, s'agglomeraient tous les *tajás* avec des feuilles de plusieurs formes et de couleurs éblouissantes que les Macuxi connaissent aujourd'hui. Tous ces *tajás* possédaient des vertus spéciales. Pacalamoca qui, ensuite, est devenu un grand *pajé*, les utilisait en accord avec sa préférence. Il y avait le *tajá* qui rend l'indien bon chasseur. Il y avait le *tajá* qui rend l'Indien invisible aux yeux même de Cainhamé[2] (…) ; il y avait le *tajá* qui rend les hommes chéris des femmes et les femmes chéries des hommes. Pacalamoca arracha les *tajás* (comme le lui avait enseigné la Mère du Bois) nécessaires au travail, à la santé, aux amours et au bonheur des Macuxi et les donna à son peuple » (1967 : 69-70).

J'ai recueilli des récits sur le *tajá* qui « rend les hommes chéris des femmes et les femmes chéries des hommes », l'histoire de riches jeunes filles qui quittent la ville pour partir vivre en terre indienne ou des récits où la propre mère raconte l'envoûtement de

---

[1] Nom d'Indien *Macuxi* qui demande aide à Mãe-do-Mato (Mère du Bois) pour sauver sa tribu.

[2] Être surnaturel.

sa fille par ce « poison » qui la rend amoureuse d'un inconnu : La fille de R.E.I., par exemple, est partie dans la région du fleuve Xié, participer à une conférence de l'Église baptiste. R.E.I. l'a averti qu'après elle ne voulait pas que des hommes viennent à la maison pour la demander en mariage. À l'église il y avait deux portes, une pour les hommes et l'autre pour les femmes. Quand elle était debout à la porte des femmes, qu'elle allait rentrer, un homme est passé et a touché ses cheveux. Elle a trouvé cela bizarre, car elle ne connaissait pas cet homme.

À la fin de la conférence, cet homme est allé la voir et l'a demandée en mariage. Elle a aimé cet homme et a souhaité qu'il demande sa main à ses parents. En arrivant à la maison, la fille était méfiante, elle a dit à sa mère qu'elle voulait partir travailler au Venezuela. La mère lui a dit qu'il y avait quelque chose et qu'elle n'était pas d'accord. Trois jours après, une pirogue pleine de gens qui allaient au Venezuela s'est arrêtée au Port. Ces Vénézuéliens sont restés au Port. Le lendemain, le père de ce jeune homme est venu chez R.E.I. lui demander que sa fille se marie avec son fils. La fille est partie au Venezuela. R.E.I raconte qu'après, à l'invitation de sa fille, elle est partie participer à une conférence de cette Église au Venezuela, et qu'à la fin d'une célébration le pasteur avait à la main un petit flacon de « remède », « pour prendre une femme » qui avait été trouvée du côté des hommes[1]. Il demanda à qui cela appartenait, mais personne ne répondit. Puis, il profita de l'occasion pour critiquer ces méthodes, en disant que pour trouver une femme, on n'a pas besoin d'utiliser des « remèdes », qu'il convient de parler avec une femme et que, si elle en est accord, alors on peut demander sa main à son père.

Pour finaliser cette partie sur les maladies provoquées par autrui et l'utilisation des plantes dans la magie, il convient de souligner que tous ces sortilèges sont condamnés par l'ensemble des Indiens Baré et d'autres ethnies du Rio Negro. Le *pajé* Mandu (*Baniwa*, d'Uapui Cachoeira), par exemple, pendant sa visite dans la région du Rio Negro du Venezuela, alerte la population sur les conséquences de l'utilisation du poison et sur les chants, les prières, les pouvoirs surnaturels et la magie noire pour faire du mal à autrui, rappelant que ces types d'erreurs ont été les responsables

[1] À l'église, les hommes sont assis d'un côté et les femmes de l'autre.

de la destruction du monde dans le passé et la disparition des anciens habitants de la terre. Il rappelle encore qu'autrefois des familles entières ont été décimées par attaque des *brujos* et pour cela les créoles ont réussi à dominer les Indiens, à les rendre esclaves et à leur enlever leurs terres (S. Vidal 2002 : 13)[1].

Une autre question importante serait de savoir ce qui se trouve derrière toutes ces accusations de sorcellerie, c'est-à-dire savoir pourquoi on accuse autrui, pourquoi on a besoin d'un coupable pour comprendre la maladie. À ce sujet, Marc Augé écrit à partir de son travail à propos des Alladian de Côte d'Ivoire :

> Ces corps malades, ces ventres douloureux et ces pensées inquiètes, ces haines multiformes et le mélange baroque de méfaits étrangement réduits au commun dénominateur diabolique… n'expriment pas seulement le désordre d'une époque, la brutalité d'une agression et la subversion d'un modèle de vie : instruments d'une tentative de compréhension, de solution et d'action, ils réaffirment – et c'est une leçon sociologique – que toute pensée sur ou par l'individu est une pensée sociale ; en sens inverse, l'impuissance des individus à comprendre ce qui leur arrive dénonce une autre impuissance, une autre violence, la leçon sociologique a valeur politique » (1979 : 218).

2. Maladies en dehors de l'influence des êtres surnaturels ou des personnes

Les « Maladies des Blancs »

Héritière du contact avec les Blancs, au moment de la conquête, cette catégorie comporte toutes les maladies guéries par le médecin, c'est-à-dire toutes les maladies en dehors de l'influence des esprits ou de l'influence d'une autre personne :

> Une telle distinction générique, adoptée par les anthropologues, a, toutefois, comme présupposé implicite le fait que les épidémies de grippe, rougeole, variole, tuberculose ou malaria, etc., qui ont décimé des tribus entières, sont interprétées de la même manière

[1] Le problème des terres cité par le *pajé* est intéressant et en lien avec la lutte pour la délimitation de la terre indienne du Rio Negro, lutte qui a duré des années et qui continue, car il manque encore la délimitation d'une partie des terres.

par les groupes indigènes affectés en référence au contact. Ce qui, évidemment, ne les empêche pas de les expliquer à partir de leurs propres schémas cognitifs d'interprétation. L'ethnographie offre, ainsi, de nombreux exemples montrant comment les Indiens établirent une relation entre l'irruption des Blancs dans leur univers, l'acquisition des objets fabriqués et l'apparition des premières épidémies, arrivant même à considérer celles-ci comme un aspect intrinsèque de ce qui appartenait aux Blancs[1].

Pour les Baré, les « maladies des Blancs » sont la base du travail du médecin, de l'infirmier, de l'aide-soignant et de l'agent indigène de santé communautaire. Cependant, il est important de signaler que parfois, en l'absence de ces professionnels de santé, le *pajé* ou le *rezador* soignent quelques-unes de ces maladies comme le rhume, la diarrhée. Cette définition est utilisée par les Indiens, les anthropologues et quelques professionnels de santé, ceux qui font la distinction entre différents types de maladies. Certains informateurs nomment « maladie naturelle » la maladie guérie par le médecin.

Différentes cultures font cette classification étiologique entre les maladies. Ce qui serait des « maladies de Blancs » pour ces Indiens serait par exemple, des « maladies matérielles », « du corps », « de la chair », « de la matière », dans les cultes d'umbanda (cultes afro-brésiliens), en opposition aux « maladies spirituelles » (cf. A. Jacquemot 1998 : 105-136).

Cependant, cette classification ne veut pas dire qu'une « maladie spirituelle » ne peut atteindre le corps et vice-versa :

> ... le découpage des maladies en « maladies de corps » et « maladies de l'esprit » ne repose pas sur des critères symptomatiques, il ne renvoie pas non plus a l'existence d'une distinction (...) entre maladies physiques et maladies mentales, toute maladie, qu'elle soit dite « matérielle » ou « spirituelle », pouvant se manifester à la fois par des symptômes physiques et psychiques. Une maladie matérielle n'est pas une maladie qui n'affecte que le corps et une maladie spirituelle, une maladie qui n'affecte que l'esprit, ces deux composantes de la personne étant

[1] Dominique Buchillet, « Impacto do contato sobre as representações tradicionais da doença et de seu tratamento : uma introduçao ». *In* Dominique Buchillet (org.), *Medicinas Tradicionais e medicina ocidental na Amazônia,* Belém, Edições CEJUP, 1991, pp.162-163.

dans un rapport trop symbiotique pour qu'une maladie affecte l'une sans affecter l'autre (*ibid.* p. 108-109).

Autres maladies ne relevant pas de la biomédecine

Nous pouvons aussi rencontrer d'autres maladies qui, dans l'imaginaire baré de même que dans l'imaginaire de bien d'autres personnes d'Amazonie, sont aussi considérées comme des maladies ne relevant pas de la médecine officielle et pour lesquelles le recours aux guérisseurs est nécessaire.

a) La mãe do corpo (mère du corps)[1]

Le terme « mãe do corpo » (mère du corps) est utilisé populairement au Brésil pour désigner l'utérus. En fait, différentes civilisations ont utilisé ou utilisent des mots liés à la « mère » pour désigner cet organe. Le terme grec *métra* par exemple, utilisé par les classiques de l'antiquité comme Hérodote et Platon, dérive de l'indo-européen, mater (mère, source et origine de la vie). En allemand, le terme *gebärmutter*, contient l'idée de maternité et en suédois et danois *livmoder*, signifie « mère de la vie ».

Pour les Indiens Baré et d'autres populations amazoniennes, la maladie « mãe do corpo » correspond à un « ballon » (gaz) comme un fœtus qui reste dans le ventre de la femme (supposément dans l'utérus). Pour s'en débarrasser, il faut les prières de la sage-femme. Le *pajé* ne peut pas la guérir. C'est la sage-femme qui s'occupe des problèmes de femmes.

A. B. nous explique :

> *Mãe do corpo* parce qu'il touche au « principal » [utérus], ici pour nous, où on porte l'enfant. C'est pour cela qu'on l'appelle *mãe do corpo*. C'est un danger, cela tue du monde. Moi, j'ai déjà souffert, après mon accouchement, cela me faisait crier. Seule la femme souffre, et c'est seulement quand elle accouche, quand elle n'accouche pas, elle n'a pas mal. On a mal comme dans un accouchement. C'est une douleur insupportable.

L'une des filles de A.B. a beaucoup souffert. On l'a emmenée chez le médecin, « mais le médecin ne sait pas la guérir ». Alors, à partir de cela, A.B. a commencé à guérir ses filles, quand elles

[1] Appelé à São Gabriel da Cachoeira *madre*, mère en espagnol.

présentaient ces symptômes. Elle leur donnait à boire une infusion d'*arruda*[1] ou une tisane d'ail, et faisait un mélange d'huile d'olive chaude et d'ail, le mettait au dos d'une petite soucoupe et le passait sur le ventre, en tournant jusqu'au nombril : « En bas du nombril, on 'rassemble' les gaz et il [le mal] est évacué. La personne guérit (...). On vient en tirant les gaz, parce que parfois la personne ne veut pas bien se nourrir et elle est constipée ».

b) Le peito aberto (poitrine ouverte)

Ce mal survient quand la personne fait des efforts intenses. La maladie « peito aberto » est connue dans les différentes régions du Brésil ; elle est connue aussi sous le nom de « espinhela caída ». Pour la biomédecine c'est une déchirure musculaire. Pour diagnostiquer cette maladie, le guérisseur prend, avec une corde, deux fois la mesure de l'avant-bras droit, du doigt auriculaire au coude et la mesure du thorax (la partie inférieure, en bas du buste ou ceinture), s'il y a une différence entre les mesures, cela signifie que le patient a le « *peito aberto* ». Selon les Baré ainsi que la croyance populaire brésilienne en général, il faut une prière pour guérir cette maladie, le médecin étant impuissant.

c) Des maux provoqués par les règles d'autres femmes

Dans les chapitres antérieurs, nous avons vu les soins à appliquer pendant les règles pour sauvegarder la santé du groupe, cependant les règles sont aussi une cause de maladie, même en dehors des règles du groupe et des êtres *encantados*. L'explication pour la cause de la maladie est la même, il s'agit du caractère magique et vénéneux du sang menstruel qui remonte à l'antiquité : le pouvoir mystérieux et magique pour altérer la qualité des aliments, pour sécher le lait des femmes qui allaitent, pour attirer des animaux, etc.

S.A., par exemple, a marché sur les empreintes d'une autre femme qui avait ses règles et a eu mal aux pieds. De même, nous avons vu dans le quatrième chapitre, le cas d'une femme qui a mal à la jambe, là ou elle a été piquée par un serpent, quand elle marche sur les empreintes des femmes qui ont leurs règles.

---

[1] *Ruta graveolens.*

CHAPITRE VII

GRÂCES ET PUNITIONS DISPENSÉES PAR DES SAINTS ET ASPECTS SYNCRÉTIQUES

Un autre point qu'il est important de travailler chez les Baré sont les croyances car la population ne les sépare pas de son état de santé. R. Massé, en travaillant l'approche écologique en anthropologie de la santé, souligne que « les produits culturels constitués par les croyances, les coutumes, les attitudes, les idéologies, les conceptions et les représentations sociales ont une vie propre et une influence spécifique sur les comportements, l'organisation de la vie en société et le rapport de l'homme à l'environnement physique ». Pour cet auteur, la culture influe profondément sur les rapports qui existent entre l'homme et les facteurs de risque pour la santé et celle-ci « peut fondamentalement être définie non plus passivement comme l'absence de maladie, mais de façon dynamique, comme la capacité physiologique et intellectuelle qu'a l'homme de s'adapter à un environnement en évolution » (1995 : 44-45).

1. Croyances ancestrales et actuelles

Malgré tous les mélanges, les Baré ne se sentent pas déracinés, au contraire, ils se sentent « bien dans leur peau ». Les éléments empruntés à d'autres cultures sont considérés, quelquefois, comme leur appartenant déjà. Les Baré ne sont pas à la recherche d'une « pureté » ou d'une « culture authentique », ils se réapproprient sans fin des éléments externes de leur propre culture en les intégrant aux structures antérieures. Ils mettent ainsi en pratique l'anthropophagie culturelle qui a été considérée durant la semaine d'Arte Moderne de 1922 à São Paulo, comme une marque spécifique de la culture brésilienne dans son ensemble.

La religion chrétienne a beaucoup interféré dans les croyances en des êtres *encantados* et dans la sorcellerie. Quelques informateurs, plus jeunes, n'ont pas assisté au choc entre la religion catholique et la culture indigène entre le *pajé* et le prêtre. En revanche, d'autres accusent l'église de la « perte » de la culture baré ; ils mentionnent des conflits dans le passé mais affirment qu'aujourd'hui des prêtres font des rites qui étaient interdits autrefois. En fait, depuis plus d'une vingtaine d'années, avec l'organisation des Indiens en associations et fédération et l'engagement de quelques personnes de l'église (les pastorales) pour respecter la mythologie indigène, les Indiens ne sont plus obligés de cacher leurs croyances.

Si la religion catholique a influencé les pratiques de guérison, celles-ci ont influencé aussi la religion catholique. Aujourd'hui, les Indiens pratiquent une forme de catholicisme populaire (avec des fêtes, des vœux, etc.), qui est acceptée par les représentants de l'église de la région. Comme le souligne J.-P. Chaumeil, « le christianisme, hérité de la colonisation, n'a plus grand-chose à voir avec la stricte observance du dogme romain : le catholicisme populaire en offre la meilleure illustration » (2000 : 156).

Par ailleurs, la population Baré du Rio Negro se sent abandonnée par manque de « vrai *pajé* ». Selon quelques Indiens, il existe encore de vrais *pajés* Baré dans la région du Fleuve Xié, mais il faut se souvenir que la région amazonienne est vaste. Pour aller, par exemple, des communautés baré du Rio Negro au Xié, il faut voyager un jour et demi en pirogue à moteur, sous la pluie et le soleil « tapant » fort sur la tête. Encore faut-il avoir de l'argent pour le combustible. Loin de leurs *pajés*, les Baré cherchent leurs « cousins » *pajés Baniwa*[1]. Pour certains Indiens il faut toujours un « vrai *pajé* ». « Je ne crois pas dans ces *curandeiros* [guérisseurs] d'ici », affirment quelques Baré.

Par manque de *pajé*, quelques *rezadores* assument aussi le rôle de *pajé* et acquièrent des connaissances avec un *pajé* d'une autre ethnie. De même, chacun à sa manière fait des fumigations, des promesses ; d'autres croient qu'aujourd'hui la réalité est moins dangereuse : « Anciennement c'était un endroit dangereux, maintenant il ne l'est plus. Je crois que les *maiwas* [êtres surnaturels] ont, en fait, eu peur des garçons. Auparavant, c'était silencieux, les enfants d'aujourd'hui ont plus de pouvoir que les *maiwas* » (A.N.A.).

---

[1] Les Baré et les Baniwa se disent cousins, car leur origine est la même : Arawak.

Pour quelques Baré, il y a moins de cas d'*encantamento* aujourd'hui à cause du « mouvement dans la forêt », de l'introduction de plusieurs cultures et parce que les *pajés* ont lutté contre ces êtres et ont réussi à en « endormir une partie », c'est-à-dire qu'ils ont réussi à éloigner les *encantados*, qui sont partis ailleurs : le *curupira* dans d'autres bois, le *boto* dans d'autres fleuves.

Pourtant, malgré cet éloignement dû à l'introduction d'autres cultures, mes informateurs ont raconté des cas de professionnels qui arrivant dans la région ne croyaient pas à l'*encantamento* ; plus tard, ils commencent à y croire et même arrivent à avoir des « contacts avec ces êtres ». En fait, il est difficile de trouver à São Gabriel da Cachoeira une personne qui ne croit pas au « souffle », *encanto*, *estrago*, *majuba*. Même à Puerto Ayacucho, la capitale de l'État d'Amazonas (Venezuela), selon plusieurs informateurs, « il y a des *máwalis* car ces êtres-là vivent sous l'eau ».

2. L'attachement des Indiens à la mythologie Baré et à l'Église « populaire »

Comment les Baré parviennent-ils à concilier leur mythologie et leur foi catholique ? Cette question a déjà suscité des polémiques : comment les Indiens peuvent-ils adopter une religion qui les a massacrés ? Il faut comprendre le processus de colonisation à travers lequel les Indiens sont devenus chrétiens. Premièrement, il faut tenir compte de la « religion populaire » qu'ils ont « recréée » à leur manière. Deuxièmement, les Indiens sont en même temps « fidèles » à l'Église catholique et à leur mythologie. Ils ont gardé ces deux « fidélités » et les deux systèmes de croyances « font sens » pour eux. Ceci nous renvoie au principe de coupure selon Roger Bastide.

R. Bastide a forgé le principe de coupure, à côté du principe de participation de Lévy-Bruhl. Le principe de coupure permet à l'individu de vivre simultanément dans deux mondes différents, sans être « coupé en deux », « déchiré » (R. Bastide, 1955 : 493-503) ; au contraire, « c'est lui qui découpe la réalité en plusieurs compartiments étanches dans lesquels il a des participations différentes qui, de ce fait même, ne lui apparaissent pas comme contradictoires » (D. Cuche, 1994 : 76-77).

L'application de ce principe créé par R. Bastide pour étudier les populations afro-brésiliennes s'est étendue à l'étude d'autres populations (en situation de contacts culturels) et il y a eu une évolution du concept dans la pensée même de R. Bastide :

> D'un principe philosophique, propre aux systèmes de représentation traditionnels, il est devenu un mécanisme de défense [au sens sociologique] qui permet à l'individu d'éviter le conflit entre deux systèmes culturels contradictoires, et par là même d'échapper au déshonneur, à la déviance, voire à la folie (D. Cuche, 1994 : 80-81).

Si l'on analyse les comportements des Baré d'aujourd'hui à la lumière des théories de R. Bastide, on voit que l'« interpénétration des civilisations » ne fait pas d'eux, des personnes déchirées entre deux cultures. Au contraire, les Baré se sentent bien avec eux-mêmes et, de façon cohérente, ils arrivent à participer aux deux cultures : à celle des Blancs, notamment à travers les croyances apportées par le christianisme, sans abandonner leurs croyances plus anciennes liées au monde *encantado*. Dans le traitement des maladies, par exemple, ils profitent des deux systèmes de croyances pour apporter de l'efficacité. Ainsi, A.R.V. avait préparé de l'eau pour faire boire son petit-fils et lui faire délaisser l'utilisation de l'alcool. Elle a pris une carafe d'eau et a demandé au *pajé* et au prêtre à la fois de bénir cette eau. Au moment de mes recherches, elle attendait l'arrivée de son petit-fils pour la lui donner à boire discrètement. Elle assurait que tout allait marcher.

Le récit ci-dessous permet encore de mieux comprendre cette « participation » : M.G. fumait des poissons suspendus au-dessus du feu, jusque tard dans la nuit, puis elle est descendue au fleuve se baigner. À ce moment-là, elle a commencé à éprouver des douleurs, surtout au dos et à la tête. Le lendemain, elle commença à voir trouble et au bout de quatre jours, elle avait perdu la vue. Dans ses rêves, elle voyageait en pirogue et se baignait dans le fleuve avec des femmes blanches qui essayaient de la noyer. Ensuite le rêve changea : elle avait un mari blanc et un fils de cinq ans. Le mari la frappait car elle faisait un riz collant[1]. Elle se réveillait courbatue. Elle voyageait de nouveau en pirogue et ces rêves répétés la poussaient à se jeter dans l'eau pendant la journée, pour atteindre la ville *encantada* située sous l'eau. Dans ses rêves elle voyait aussi des rubans roses, bleus et jaunes et un verre d'eau qu'on lui donnait à boire, alors sa vue était très claire.

Dans sa vie, elle a commencé à faire des prières à Sainte Laura Vicuña[2] et au bout d'un mois, elle a rêvé qu'une religieuse lui proposait une opération des yeux, qu'elle a acceptée. La religieuse lui a retiré ses lunettes et, à ce moment-là, elle s'est réveillée et a recommencé à voir trouble d'abord, puis au bout de 15 jours sa vue s'est améliorée[3].

En même temps, elle a cherché un *pajé*, qui l'a bénie avec du *paricá*, qui a aspiré la maladie par succion ; il a jeté de l'eau sur certaines parties de son corps, comme la jambe et le ventre, d'où il retirait des cheveux tressés. Après cinq jours de travail, il a frictionné le ventre avec des plantes, lui a donné un bain (avec des plantes) et lui a donné une tisane à boire. À ce moment-là, le *pajé* « a retiré » du ventre de la patiente un être qui ressemblait à un singe et le *pajé* a perdu connaissance. Cela signifiait que M.G. était enceinte ; elle a vu l'être qui est sorti de son ventre et avant que le *pajé* l'ait retiré, elle avait des symptômes de grossesse : elle avait mal au cœur et sentait que son ventre bougeait. Après quelque temps, car elle avait toujours des courbatures, M.G. a vu un autre *pajé*, qui a jeté de l'eau sur son corps et elle a commencé à se sentir mieux, sa vue aussi s'améliorait.

Ce récit est un des plus complets, où l'on peut distinguer clairement l'imaginaire baré. M.G. devient aveugle et rêve de femmes blanches qui essayent de la noyer, puis d'un mari blanc qui

---

[1] Outre la même nourriture, ce sont les mêmes règles qui dominent le monde des *encantados*, Ainsi, on voit dans le témoignage que le riz collant n'est pas apprécié et qu'il peut engendrer de la violence.

[2] Laura Vicuña était chilienne, elle a vécu en Argentine, où elle est décédée à l'âge de 13 ans, quand elle faisait ses études chez les Salésiennes ; elle est très connue en Amazonie, à cause du travail des Salésiennes dans la région. En fait, Laura Vicuña n'est pas encore canonisée ; elle a été béatifiée en 1988.

[3] La guérison pendant les rêves est commune parmi les croyants. A. Figueroa, par exemple dans son travail avec les Sateré, Mawé raconte le cas semblable d'une personne qui avait la vue obscurcie et pendant le rêve un homme habillé en blanc, « envoyé par Dieu », est venu la guérir (1997 : 477).

la frappait (êtres *encantados*, le blanc rappelle la colonisation, comme nous l'avons déjà vu). Ses rêves répétés la poussaient pendant la journée à se jeter dans l'eau, pour atteindre la ville *encantada* ; à devenir elle aussi *encantada*. Cependant, pendant ses rêves quand sa vue était très claire, elle voyait des rubans roses, bleus et jaunes ; ces rubans rappellent ceux qui sont utilisés pendant les fêtes des saints, qu'on met pour faire un vœu, ou pour échanger contre un objet ou un autre ruban, pour obtenir la guérison. L'eau qu'on lui donnait à boire rappelle un rite de guérison à partir de l'eau bénite ou de l'eau considérée comme eau sacrée.

Pour la guérison, M.G. prie une « sainte » venue aussi avec la colonisation. Pendant le rêve, une religieuse fait une opération et la soigne. Le rêve comme outil de guérison est commun parmi les Baré. Nous avons vu, à plusieurs reprises, que c'est le *pajé* qui soigne la personne qui a « engendré des animaux ». Pour cela, M.G., pour être guérie, avait aussi besoin du travail du *pajé*, qui retire par succion un singe de son ventre. Ainsi, la vue de M.G. est complètement guérie seulement après l'intervention de deux *pajés*.

Cela montre l'importance des deux thérapeutiques : l'action de la « sainte » (la religion) et la *pajelança* (théorie et pratique de *pajé*). Action identique à celle du récit vu plus haut où A.R.V. demandait au prêtre et au *pajé* de bénir l'eau pour guérir son petit-fils. Voici un exemple de « bricolage », tel que l'a développé C. Lévi-Strauss.

Pourtant, parfois, quand quelqu'un désobéit à une règle, c'est seulement le saint qui va aider et sauver la personne qui a enfreint la règle. Ainsi, une dame du village de Galiléia en amont de Santa Rosa a mangé de la nourriture froide et est restée perdue en forêt pendant 37 jours. Son fils a fait une promesse à un saint et est parti en pirogue à la recherche de sa mère. Il est sorti en forêt et a trouvé une petite maison où sa mère avait habité, mais il n'a pas trouvé la mère. Il a entendu une voix intérieure : « Marche, tu vas trouver ta mère ». Il a marché et a trouvé un cerf mort, cela lui a fait peur car il pensait que c'était sa mère. Mais la voix continuait : « Va plus avant ». Il a beaucoup marché et a trouvé un serpent mort. La voix continuait : « Marche, nous sommes déjà proches ». Après, il a vu sa mère qui dormait dans un panier et sur un autre panier elle portait des *moriches* (*Mauritia flexuosa*), le fruit qui l'a fait survivre 37 jours en forêt.

Parfois, ce sont aussi des objets de l'Église catholique qui vont guérir les Baré de la *maíwa* ou les délivrer des êtres *encantados*. Par exemple, si l'on entend des bruits du *curupira* qui s'approche, on prend deux morceaux de bois et on fait une croix sur le chemin. Le *rezador* F.A.G. utilise ses prières pour guérir de la *maíwa*. Mais la majorité des *rezadores* envoient leur patient atteint de *maíwa* chez les *pajés*. Et pour cela les personnes voyagent jusqu'à ce qu'elles trouvent des *pajés* issus des différentes ethnies.

Ainsi comme les *encantados*, les saints font partie de la vie des Baré. R. H. Maués présente une complémentarité entre saints et *encantados* dans les comportements de la population devant la maladie, les difficultés financières, les questions amoureuses, etc., car dit cet auteur :

> … la demande est toujours faite tant aux saints, à travers des prières et promesses, qu'aux *encantados* avec l'aide du *pajé*. Cette complémentarité existe parce que ces entités établissent la médiation entre les hommes et les sphères du divin et de l'*encanto*. Les saints, à travers leurs actions bénéfiques, permettent le lien entre l'être humain et le divin (…). Les *encantados* (…) eux, guérissant et résolvant des difficultés, renforcent le lien entre l'humain et la nature… (R. H. Maués 1995 : 214).

L'auteur rappelle que ces entités (saints et *encantados*) ont des positions diamétralement opposées sur la carte cognitive de ces populations : les saints en haut et les *encantados* au fond (en bas). Mais tous les deux peuvent aussi exister sur la terre et cohabiter avec les êtres humains communs. Tous les deux peuvent punir les personnes qui manquent de respect ou qui agissent de manière incorrecte, mais ils peuvent aussi guérir des maladies, résoudre des problèmes amoureux et financiers, retrouver des objets perdus, etc. (2005 [2001] : 267).

3. Des grâces et des punitions dispensées par des Saints

Si, pour l'Église officielle le saint fait le bien et protège l'homme, dans la croyance baré, il peut faire le bien et le mal. Nous avons vu que dans la cosmologie baré, les êtres sont ambivalents : le *curupira* peut être bon ou méchant, le *boto* peut aider les voyageurs ou les ensorceler, de la même manière, les statuettes de saints sont utilisées pour faire le bien ou le mal.

Cet aspect est mis en évidence dans le travail de E. Galvão :

> Les saints, c'est-à-dire les statuettes qui les représentent, sont considérés comme des divinités bienveillantes qui ont comme rôle le bien-être de la communauté. Leur protection est obtenue à travers les prières, les litanies et neuvaines, leur bonne volonté est favorisée ou même contrainte, par les promesses (vœux). Manquer au respect qui est nécessaire, c'est s'exposer à leur colère et à une punition… (E. Galvão, 1976 [1955] : 64).

Les jours saints

Les saints accompagnent les Baré, dans leur vie, dans leur activité économique et sociale. Ils agissent comme des personnes, des dieux et même parfois comme des êtres du monde *encantado*. E. Galvão mentionne aussi que les statuettes de saints ont un caractère de divinité avec des pouvoirs d'action immédiate et ne sont pas seulement des représentations d'intermédiaires entre une force supérieure et l'homme (1953 : 2-3). Cette question devient évidente quand on observe les différences entre deux statuettes d'un même saint, dont l'une est considérée comme plus miraculeuse que l'autre.

Au Venezuela, par exemple, les saints et les calendriers des saints accompagnent les Baré, dans leurs activités agricoles. Une grande partie des Baré de San Carlos de Río Negro ne travaille pas dans les plantations le vendredi car c'est un jour sacré[1]. Le vendredi c'est le jour où l'on reste à la maison pour laver le linge, nettoyer la maison. S'il y a besoin, on peut faire de la farine de manioc ou *cazabe*[2], mais on ne peut pas aller à la plantation. Si l'on travaille le vendredi, le mal survient ou le travail (production) ne rend pas. C'est une tradition qui se transmet de père en fils. Ils travaillent du lundi au jeudi et le samedi. Le dimanche, ils ne travaillent pas non plus.

On dit que les vendredis, Saint Thomas et la Vierge (Notre Dame et non la statuette) vont visiter les plantations, voir si elles

---

[1] Ils ne travaillent pas les vendredis en souvenir du Vendredi saint ; pour eux c'est le jour le plus saint.

[2] *Beiju*, sorte de galette.

sont propres et si on n'a pas laissé de petites racines de manioc car on doit profiter de tout, les grandes et les petites racines. « Quand la Vierge voit des petites racines de manioc jetées, elle pleure ». Et puis j'ai entendu la légende de Saint Thomas, que je reproduis ci-dessous :

> Saint Thomas est le propriétaire de la plantation. Auparavant, c'était une personne qui vivait sur terre, mais il était toujours saint (il avait ses pouvoirs). En ce temps-là, les anciens s'amusaient beaucoup car ils n'étaient pas comme nous, des baptisés. Ils étaient comme des animaux, ne connaissaient ni le baptême ni les saints. Saint Thomas épousa une jeune fille, la fille de *oso meleiro* (ours fourmilier). Saint Thomas avait une maladie de peau : *curatá* (plaies). Cette jeune fille était mariée avec le Chien d'eau, qui la quitta à cause de son père. La jeune fille avait déjà un fils et est tombée amoureuse de Saint Thomas. La jeune fille le raconta à ses parents qui lui dirent : « Pourquoi veux-tu cet homme qui n'est pas beau, plein de blessures ? Sauf si tu veux mourir de faim car il ne travaille pas et il n'a rien ». (L'« *oso meleiro* » ne mange que du miel, il ne connaissait pas la nourriture de la plantation). La jeune fille a dit qu'elle allait partir avec Saint Thomas, même si c'était pour mourir de faim avec lui. Elle est donc partie le rejoindre. Quand elle est arrivée, Saint Thomas lui a montré sa plantation, nommant chaque plante : manioc, banane, canne à sucre, différents fruits. Il lui a aussi montré comment on fait la farine de manioc, *cazabe*, *guarapo* (jus de canne à sucre). Saint Thomas a chassé et pêché, ils ont fait de la nourriture que la jeune fille a apportée à ses parents. Ils ne connaissaient rien, la fille nommait tous les aliments. Quand elle est repartie, ils ont donné la nourriture à quelqu'un d'autre. La jeune fille apportait de la nourriture à son fils qui était resté chez les grands-parents. Elle la jetait du haut de la maison et l'enfant mangeait. La grand-mère demandait au garçon ce qu'il mangeait, mais il répondait : « rien ». Un jour, Saint Thomas a dit à sa femme d'inviter ses parents à venir chez eux. La mère a refusé de venir, tandis que le père a accepté l'invitation. Quand il est revenu à sa maison, il a rapporté un panier de fruits, un cadeau de leur fille et de leur gendre et a dit à sa femme : « Notre fille vit mieux que nous, regarde ce qu'ils mangent, regarde ce qu'ils m'ont donné ». Après quelques jours, ils ont pris la décision d'aller tous les deux chez leur fille. Saint Thomas leur a proposé de leur faire visiter la plantation. Il a dit à sa femme : « Tu pars par là avec ta mère et je pars par ici avec ton père ». Ils sont partis regardant comme tout était beau. Quand ils

se sont rejoints, Saint Thomas a demandé à sa femme : « Et ton papa ? » Je ne sais pas, a-t-elle répondu. « Et ta maman ? » « Non plus ». Appelle-les, il a demandé. Elle a crié : « Papa ». Il a répondu : « *ouuouou* ». Saint Thomas l'avait transformé en un grand *tragavenado*[1]. Maintenant ta mère. Elle a appelé : « Maman ». Elle a répondu : « *mucucuri* ». La mère était transformée en *macuari* (*macoari*) blanc[2]. Le fils de la jeune fille est parti vivre avec elle. Après, Saint Thomas a eu d'autres enfants qui sont venus agrandir leur progéniture. Saint Thomas a transformé ses beaux-parents parce qu'il est saint et parce qu'ils étaient incrédules, ils disaient que leur gendre était mou et ils ne l'aimaient pas. Saint Thomas ne travaillait pas le vendredi et il a laissé cet enseignement à la population : garder le vendredi comme un jour sacré.

Dans ce mythe, il est intéressant de voir le syncrétisme entre un temps où le monde était dominé par les hommes-animaux et le temps où les saints vivaient sur terre, c'est-à-dire le syncrétisme entre la mythologie indigène et le christianisme. Cela montre bien le métissage culturel *baré*. De même, il est important de voir comment Saint Thomas, un saint de la Bible et de la tradition chrétienne, celui qui ne croit pas (cf. Jn 20, 24-29), est transformé en celui qui punit ceux qui ne croient pas. On voit aussi la tradition chrétienne se mélanger avec les croyances indiennes. Le mythe se réfère à un temps où le monde était gouverné par les animaux, les ancêtres de l'homme. De plus, ce mythe a un sens de « création », dans la découverte des aliments : rôle de héros civilisateur.

Des légendes de Saint Thomas sont apparues parmi les Indiens dans d'autres circonstances : une de ces légendes, qui remplaçait Sumé (Zumé, héros Guarani) par Thomé (Thomas en espagnol), a été répandue par les chroniqueurs (A. Métraux, 1928 : 21-23). De même, une légende s'est propagée parmi les Blancs, disant que l'apôtre Thomas est venu évangéliser les Andes occidentales (H. Clastres, 1975 : 27).

Pour revenir à Zumé, c'est lui qui enseigne aux hommes les arts de la civilisation (A. Métraux 1928 ; H. Clastres 1975 : 27). Dans

---

[1] Une sorte de serpent constricteur (boa constrictor). Son nom vient de *traga* (attaque) *venado* (cerf) = attaque cerf. Il attaque aussi d'autres grands animaux.

[2] *Capacho* ; *Canna edulis*, plante de la famille des *cannacées* ; tubercule comestible et médicinal, semblable à la canne d'Inde ; on le mange cuit comme des pommes de terre. Il existe aussi une variété rouge.

la légende baré, Saint Thomas (Thomé) a le même rôle, il va apprendre aux hommes (anciens animaux-personnes) à connaître et nommer les plantes et l'art de la chasse et la pêche. Parallèlement, le mythème concernant le saint qui vit en terre indienne nous ramène à d'autres imaginaires catholiques, qui indiquent que Jésus et ses apôtres se promenaient en terres brésiliennes et que le Jourdain coulait dans les parages (M. Aubrée 2002a : 130).

Quant à la référence au Vendredi saint et l'interdiction d'aller à la plantation, pendant la Semaine sainte, on doit observer des restrictions. À Marabitanas (Brésil), par exemple selon les instructions du catholicisme, le Vendredi saint on ne peut pas sonner la cloche de l'Église[1], on joue de la maraca (de bois) : on marche en jouant la maraca et les gens suivent pour aller à l'office. Le samedi, on fait un épouvantail représentant Judas et on l'attache devant l'Église, on le frappe, on tire sur lui et après on le prend au lasso avec une corde, puis on le traîne par les rues du village, en le frappant en lui demandant : « Pourquoi avez-vous trahi Jésus ? » Enfin, on le jette dans le fleuve[2].

Si l'on n'obéit pas aux interdits de la Semaine sainte, on est poursuivi par les *máwalis*. Ainsi, au Venezuela, un groupe de personnes a transgressé l'interdit et est parti chasser durant cette semaine-là. Ils ont trouvé un troupeau de *báquira*[3], dont ils n'entendaient que les bruits. Ils sont revenus car pour eux, c'étaient des *máwalis*[4].

Si la Vierge se promène dans les plantations, les saints (statues)[5] se promènent dans les villages : « les saints marchent

---

[1] Comme ailleurs dans les églises catholiques : les cloches cessent de sonner le Vendredi saint (mort de Jésus), et recommencent a tinter le jour de Pâques (Résurrection).

[2] La tradition de fabriquer un Judas existe dans d'autres villes du Brésil, mais c'est plutôt un divertissement, on fait, par exemple, un Judas avec une caricature de quelque politicien corrompu.

[3] Espèce de porc sauvage ; *Tayassu pecari*.

[4] Le respect pour les jours saints et la punition par des êtres surnaturels devant la désobéissance à cet interdit apparaît dans d'autres cultures indiennes. Dans la culture andine par exemple, un paysan est puni pour avoir travaillé pendant un jour saint quand il devrait faire la fête avec ses voisins (B. Mannheim 1999 : 72).

[5] Il est important de voir ce que l'informateur B.F.S. dit sur les statues : « on sait que ce sont des statues, mais derrière ces statues il y a une force » ; « Nous avons une grande dévotion envers les saints et je respecte beaucoup notre culture ». Pour

pour voir si tout va bien et pour voir les bonnes gens qui sont parmi le peuple » (C.L.R.C.). Ainsi, le saint patron de San Carlos de Río Negro, San Carlos de Borromeu (Saint-Charles-Borromée) était un évêque italien ; aujourd'hui comme saint il fait des miracles : il quitte son autel et se promène dans les rues du village ; on trouve sa statue avec les vêtements mouillés, salis de terre et avec des semences. Il fait le tour du port[1].

De même, le San Francisco du village de Solano[2] marche dans les rues. Les villageois le rencontrent dans ses promenades et voient aussi la statue de San Francisco, les vêtements mouillés, ce qui veut dire qu'il est allé au bord du fleuve. Les personnes rêvent de lui, vivant. Les statues de Santa Rosa et de la Vierge du Carmel au village de Santa Rosa de Amanadona « sortent » aussi de leur autel pour marcher dans les rues du village.

Ce sont toujours des « saints patrons » qui participent à la vie du village. Ils sont les protecteurs du village et leur statut ontologique est celui d'« ancêtres » qui régulent le bon fonctionnement et l'éthos de la communauté. Ce panthéon formé à partir de la croyance dans des saints qui ont des pouvoirs divins évoque un « certain polythéisme latent dans les classes populaires », pour reprendre l'expression de R. Bastide (1997 [1935] : 174-175).

Les saints guérisseurs

Au-delà du travail des guérisseurs, parfois, les Baré demandent des grâces aux saints pour guérir leurs maladies et aussi, paradoxalement, pour les protéger des êtres *encantados*. Ainsi, pour obtenir une guérison, M.D.P. invoque Saint-Joseph, la Vierge et Jésus Christ. Elle leur demande aussi la pluie, le soleil (bien que quand il fait très chaud, elle adapte sa requête). De même, A.B. a déjà été guéri par Santa Rosa de Amanadona. Comme au Brésil (dans le cas du Divino), on peut obtenir de Santa Rosa un ruban

---

lui, les statues sont comme des photos de ceux qui sont déjà morts, martyrisés : « dans les statues il y a les esprits des saints ».

[1] À San Carlos de Río Negro il y a deux statues de San Carlos, une petite à la maison des fêtes et une grande à l'Église (celle qui se déplace).

[2] Solano est ancien village baré, fondé entre 1759-60 (C. Márquez & A. Pérez 1983b), aujourd'hui il ne reste plus que quatre familles baré.

contre de l'argent. On le porte au cou quand on est malade et pour se protéger, même contre les *máwalis*. Quand J.R. est malade, elle demande de l'aide à Santa Rosa et elle se porte mieux. Quand un membre de sa famille part en voyage, elle demande sa protection aussi : « pour que n'arrive rien de mal pendant le voyage ». J.R. demande aussi secours à d'autres saints comme : Saint Carlos (Venezuela) et Saint Albert (Brésil).

D'après un de mes informateurs (B.F.S.), le *Divino* est le guérisseur de son épouse, car elle n'aime pas les *pajés*. Il affirme : « Dieu est son *pajé* ». Il croit ferme en ces deux forces : celle des saints de l'Église catholique et celle des *pajés*. De même, F.O.R. croit au pouvoir du *Divino*. Elle a déjà fait des vœux qui se sont accomplis. Quand son fils cadet était petit, il a failli mourir. Elle a fait le vœu d'allumer une bougie et de réciter une litanie le jour de son anniversaire. L'enfant a guéri et elle a accompli sa promesse. La sage-femme I.S. prie Notre Dame du Bon Accouchement pendant le travail auprès de ses patientes. Elle dit des prières qui lui viennent à l'esprit. S.G., lui, demande secours à San Francisco de Solano (Venezuela) pour toutes les maladies[1].

B.A. nous a raconté l'expérience de la guérison de son enfant : Son fils était à l'hôpital, il avait une double pneumonie. Le médecin voulait l'envoyer, à la capitale, dans un hôpital plus grand. Mais, il n'y avait pas de place dans l'avion pour les parents, l'enfant devrait voyager seul avec l'infirmier. B.A. a dit à son mari qu'elle allait parler à Maria Auxiliadora (Notre Dame Auxiliatrice) et à l'Ange Gabriel. Elle est partie à l'Église et s'est mise à genoux devant l'autel et a prié « du fond du cœur » : « S'il doit décéder qu'il décède aujourd'hui même, mais s'il doit vivre, que sont état s'améliore pour qu'il n'ait pas à voyager tout seul ».

Cette nuit là, vers deux heures du matin, la respiration de l'enfant s'est améliorée, l'infirmier a retiré l'oxygène. À ce moment-là, B.A. a allumé deux bougies. Le lendemain son fils se portait beaucoup mieux, il n'avait plus de difficulté pour respirer. Le médecin a demandé une radiographie et a constaté que l'enfant n'avait plus qu'une petite tache à un poumon. Le médecin s'en est étonné et a demandé si les parents avaient donné un médicament à leur enfant car son traitement était de 40 à 60 jours. L'enfant est

[1] Parfois, San Francisco est aussi utilisé pour faire du mal.

resté encore une semaine à l'hôpital. À la fin du traitement, B.A. à dit au médecin que c'était un miracle, qu'elle avait demandé du secours à Dieu, car il n'y avait pas d'autre manière.

Un « saint » vénézuélien très connu parmi les Baré du Venezuela est José Gregorio Hernández qui « était un très bon médecin » (« il faisait du bien ») et est décédé victime d'un accident de voiture en 1919. Certaines personnes ont précisé que, quand elles sont malades, elles allument des bougies et lui demandent la guérison. Elles affirment que José Gregório fait beaucoup de miracles. C.L.R.C., par exemple, quand elle est malade, demande des grâces à José Gregório et à Saint Antoine.

Aujourd'hui, les restes de José Gregorio Hernández reposent à l'église de la Candelaria, dans la ville de Caracas. En 1949, le Vatican a commencé son procès de canonisation. Jusqu'à aujourd'hui, il est considéré par l'Église catholique comme vénérable[1]. Mais pour le peuple, il est déjà considéré comme un saint. Des prières, des neuvaines et des pèlerinages[2] sont réalisés et des miracles lui sont attribués. Par ailleurs, José Gregorio est aussi utilisé dans les pratiques de guérison qui utilisent l'opération spirituelle[3], ce qui d'une certaine manière gêne l'Église catholique.

Cependant, si les saints guérissent, ils exigent aussi d'être respectés : B.F.S. a dit qu'il a plus de foi dans « le grand vieux qu'on a à l'Église ». Il s'agit de Saint-Joseph. C'est lui qui a poussé B.F.S., à cesser d'enseigner dans l'Église, quand il était instituteur. Il a raconté que, dans son rêve, Saint-Joseph est venu, habillé en militaire, et lui a dit qu'il n'était pas content car ils avaient fait de sa maison (l'église) une école, mais il lui a promis de l'aider à construire un bâtiment pour enseigner. B.F.S. ajoute que le lendemain même il a déménagé et un mois après, comme

[1] Titre que l'Église donne à des personnes qu'elle considère comme un modèle de vie chrétienne, digne d'être imitées par des fidèles.

[2] Une chapelle a été élevée à Isnotú, village où José Gregorio est né. Isnotú est un lieu de pèlerinage permanent pour tout le pays et l'étranger. (Ce site de pèlerinage est considéré comme le plus important du Venezuela. Plusieurs milliers des personnes viennent demander aide au « saint médecin » ou au « médecin des pauvres »).

[3] L'opération spirituelle ressortit aux pratiques spirites ; elle est faite par un esprit, souvent de médecin, habitant un médium. Il s'agit d'une opération virtuelle de l'organe malade car normalement il n'y a aucune incision.

l'avait dit le saint, arriva le matériel nécessaire pour la construction de l'école[1]. Dans ce témoignage, Saint-Joseph « remplace » Dieu. Si on ne respecte pas les saints, on est puni.

Les punitions infligées par les saints

Les saints ne punissent pas l'adultère, le vol ou le meurtre, mais le manque de respect (C. Wagley 1976 : 220 ; A. Métraux 1973 : 216 ; C. Márquez et A. Pérez 1983a : 181). Ces punitions peuvent aller des petits accidents jusqu'à la mort. À partir des récits des Baré, nous avons trouvé différents degrés de punition :

a) Des punitions légères

La punition est légère quand l'acte commis ne signifie pas un manque de respect directement au saint. Ainsi, un Indien s'est disputé avec le quêteur du *Divino* ; après quand il était dans le Port de Marabitanas, il a senti que quelqu'un le poussait et il n'y avait personne. Il est tombé et s'est cassé le nez. De même, un enfant a volé l'argent recueilli par les quêteurs du *Divino*, après, un pétard a explosé dans ses mains.

Une autre histoire liée à cette sorte de punition est celle d'une religieuse qui anciennement venait de Cucuí pour travailler avec la communauté de Marabitanas. Un accident lui est arrivé parce qu'elle avait voulu déplacer la statue de Saint-Joseph. Un jour elle retourna furieuse chez elle, car la population ne lui avait pas obéi et elle avait dit que jamais elle ne retournerait plus à la Communauté de Marabitanas. Quand elle arriva au port, elle sentit que quelqu'un était en train de la bousculer et elle est tombée. « Mais il n'y avait personne », a-t-elle raconté par la suite. Pour la communauté, c'est le saint qui s'est vengé car elle voulait toucher à la tradition des indigènes. « Voilà une chose avec laquelle il ne faut pas plaisanter ! » affirment des Indiens.

b) Des punitions moyennes

Le deuxième degré de punition est lié au manque de respect à la tradition populaire. Ainsi, un évêque qui a critiqué les gens qui

---

[1] Ce matériel avait été envoyé par le gouvernement de l'État dans le cadre d'un programme d'éducation.

passaient de maison en maison en demandant de l'argent ou de la nourriture (qu'on puisse vendre après) en vue des travaux à réaliser à l'église de Marabitanas (*Divino*). Il a dit que les gens ont créé le Saint-Esprit pour demander des aumônes, pour voler des personnes et que c'était une honte pour la ville. Il a ajouté qu'il faudrait emprisonner ces gens et jeter la sculpture du Saint-Esprit dans l'eau. Les villageois de Marabitanas étaient tristes parce que c'était une tradition et que le *Divino* est considéré comme miraculeux. Un prêtre qui n'a pas aimé le discours de l'évêque a dit qu'il allait emporter la sculpture du Saint-Esprit dans son église (sa paroisse) pour que les gens qui voulaient donner de l'argent puissent en donner là-bas. Il a ajouté que le jour du départ de la sculpture du Saint-Esprit, on allait réaliser une messe. Après le retour de la statuette et des villageois à Marabitanas, l'évêque allait partir à Manaus, par avion. L'avion a décollé, a fait trois tours dans le ciel et est tombé. L'évêque s'est cassé les deux bras : « Voilà si ce n'est pas une punition, jusqu'à aujourd'hui il souffre de ses bras cassés, on lui a déjà mis une broche et l'os ne se recolle pas, quand il fait le signe de la croix, un bras doit soutenir l'autre » (B.A.).

c) Des punitions graves

Ce troisième degré de punition est lié au manque de respect, dans le sens de jouer avec « les choses de Dieu ». Ainsi, un jeune homme a dit, quand les quêteurs de la fête du Divino étaient en train d'arriver : « Je n'ai rien à offrir à ce Saint, sauf si j'offre ma jambe ». Puis, pendant qu'il s'habillait dans le bateau, qu'il mettait son pantalon, le moteur du bateau a « tiré » son pantalon et a emporté une partie de sa jambe. « C'est lui qui l'a offerte », affirment des Indiens.

d) Des punitions très graves

Le dernier degré de punition est la mort. Ainsi, une femme, en regardant, la procession du *Divino* qui venait par le fleuve a dit qu'elle ne voulait pas voir le *Divino* et a fait une critique : « Ils viennent ces gens à nouveau, seulement pour quêter ». Quand la procession arriva plus près et qu'on alluma des feux d'artifice, sa vue a commencé à baisser et elle est devenue aveugle. « Elle est devenue aveugle, n'a pas vu le Saint, et deux semaines après elle est décédée » (P.A.)[1]. Le rapport entre aveuglement et mort est intéressant : ne pas voir, ne pas croire, c'est la même chose que mourir et l'aveuglement entraîne la mort.

Ainsi, nous avons vu au cours de ces derniers chapitres les différentes maladies qui ne sont pas du ressort de la biomédecine chez les Baré et le fait que les *máwalis* et les saints sont tous les deux des médiations de l'imaginaire social pour faire respecter les règles éthiques du groupe. Le groupe a besoin de ces médiations pour exister en tant que groupe, comme l'a bien exprimé J.-P. Dozon :

> C'est ainsi qu'un lignage, c'est-à-dire un groupe de filiation unilinéaire, ne pouvait perdurer comme groupe à partir de ses seuls liens généalogiques. Pour avoir quelque consistance, il lui fallait aussi un ancêtre ou un héros fondateur, disposer de quelques récits d'origine légendaires, placer tous ses membres devant un ou plusieurs interdits communs (notamment alimentaires), ou devant l'obligation de se dédier collectivement à une même instance surnaturelle (2008 : 62).

D'un autre côté, nous pouvons analyser dans ces derniers chapitres les différentes maladies et différents sorts atteignant les Baré, en appliquant le système, décrit par S. Fainzang, des quatre modèles de mise en accusation que laisse apparaître l'interprétation de la maladie : l'auto-accusation ; la mise en accusation de l'autre proche (ou familier) ; la mise en accusation de l'Autre éloigné (ou étranger) ; et la mise en accusation de « la société »[2].

En ce qui concerne l'auto-accusation, chez les Baré, ce point figure dans les affirmations d'ensorcellement par des êtres surnaturels dus à la désobéissance aux interdits. Par rapport à la mise en accusation de l'autre proche, nous pouvons voir

---

[1] On voit la punition et la perte de vision dans la religiosité des paysans brésiliens : pendant le carnaval, une jeune fille a défié *Nossa Senhora de Aparecida* et lui a manqué de respect. Elle est entrée à l'église, déguisée et encore, à la porte, a fait un sourire. Le parapluie qu'elle portait s'est dégagé de ses mains et est monté jusqu'au plafond de l'église. À ce moment, la vision de la jeune fille s'est obscurcie. Elle a demandé pardon à la *Santa*, mais elle est devenue aveugle et peu après est décédée devant l'autel (« Santa Religião », sans indication d'auteur. *In* Carlos Rodrigues Brandão, *Os Deuses do povo*, São Paulo, Brasiliense, 1980, p. 172).

[2] « Pour une anthropologie de la maladie en France. Un regard africaniste ». Éditions de l'École des Hautes Études en Sciences sociales, Paris, 1989, p. 69-99.

l'indication de personnes qui se disent ensorcelées par des êtres surnaturels parce qu'un proche a désobéi à un interdit, et des cas qui indiquent qu'elles ont été victimes de sorcellerie pratiquée par un proche (belle mère, voisin, etc.). La mise en accusation de l'Autre éloigné se distingue chez les Baré, par exemple, dans le cas des empoisonnements par les *matis*, réputés être des Indiens provenant d'une ethnie plus primitive. Enfin, la mise en accusation de « la société » apparaît aussi chez les Baré, par exemple dans le cas des « maladies de Blancs ».

Conclusion

Dans cette partie nous avons vu les maladies et maléfices sans rapport avec les *encantados* et la transgression des tabous, soit les maladies provoquées par autrui – pour divers motifs très humains tels que l'envie ou la jalousie – à travers les manipulations magiques et la sorcellerie. Nous avons vu aussi les grâces et les punitions dispensées par des saints et autres aspects syncrétiques. On a remarqué l'ambivalence des saints qui peuvent être utilisés pour la guérison ou pour pratiquer un maléfice. La partie suivante est consacrée aux guérisseurs qui sont les médiateurs entre les êtres humains et le monde surnaturel.

QUATRIÈME PARTIE

LA GUÉRISON CHEZ LES BARÉ

CHAPITRE VIII

LES GUÉRISSEURS BARÉ FORMATION, PLACE PARMI LES SOIGNANTS, PRATIQUES

Cette dernière partie est consacrée aux pratiques des guérisseurs baré. J'y étudie le recours des Indiens Baré à la médecine occidentale (médecin et agent de santé communautaire) et à la médecine traditionnelle (*pajé* et *rezador*). J'y étudie aussi les représentations des praticiens par rapport à la cosmologie et aux catégories des maladies chez les Baré, ainsi que le rapport entre la médecine occidentale et la médecine traditionnelle indigène et l'importance de ces deux médecines pour la population en question. J'y traite aussi des origines et de la reproduction du savoir et du pouvoir du guérisseur, de sa pratique, de sa méthode et la question de l'efficacité symbolique.

1. Description, formation et rôle social des guérisseurs Baré

Dans cette sous-partie, j'étudie les soignants de la médecine traditionnelle, leur formation et leur rôle social. Pour décrire cette partie, je fais référence aux guérisseurs baré d'autrefois, car comme nous l'avons vu tout au long de ce travail, le mythe est continuellement réactualisé. À ce sujet, A. Van Gennep, dans son œuvre « Mythes et légendes d'Australie » affirme que

> ce n'est pas un nouveau mythe que crée l'individu « doué » ou le magicien aimé des *Iruntarinia* mais bien une cérémonie nouvelle ou une phase nouvelle à intercaler dans une cérémonie ancienne, c'est-à-dire un scénario qui, aussitôt qu'exécuté et adopté, devient un rite. Comme les conditions de temps, de personnages, d'accessoires et de mise en scène sont imposées à l'individu par son éducation et par tout le milieu social et mental où s'est jusque-là écoulée sa vie, il invente dans la même direction que ses prédécesseurs et que ses contemporains (1906 : XCV).

Les catégories de guérisseurs

Nous avons vu au long de ce travail que font partie du système de médecine traditionnelle chez les Baré d'aujourd'hui, le *pajé*, le *rezador* et la sage-femme. En raison de l'influence de la culture des Blancs et de l'Église catholique, nous trouvons, parmi les Baré, plus de *rezadores* que de *pajé*, mais les *rezadores* baré, dans la majorité des cas ont dans leur pratique des éléments de *pajelança* et une croyance au monde des *encantados* (*maíwas*, *mawális*). Au Brésil, leurs pratiques de guérison sont même influencées par les religions afro-brésiliennes.

Le vocable *pajé* vient du tupi : *pa'yé*, qui désigne chef spirituel, mélange de prêtre, prophète et médecin-sorcier. « Le *pajé* est le médecin, le conseiller de la tribu, le prêtre, le sorcier, le dépositaire autorisé de la science traditionnelle » (L. C. Cascudo 1943 : 291-292). En Amazonie, *pajé* est aussi synonyme de *benzedor* (celui qui bénit) et de *curandeiro* (celui qui guérit). Le *pajé* avait un rôle important dans la vie des Indiens d'autrefois. À ce sujet le naturaliste Alexandre Rodrigues Ferreira a écrit en 1787 :

> ... les *pajés*, qui sont leurs sorciers et prêtres, sont aussi les médecins, les philosophes et les hommes d'État de chaque tribu. L'enthousiasme fournit la science du sorcier. Les Indiens (...) sont disposés à être de leurs avis, ils leur racontent les rêves, observent les présages et font attention aux chants, et au vol des oiseaux, ainsi qu'aux cris d'autres animaux. Toutes ces circonstances (...) sont des prévisions du futur, et si quelques-unes paraissent défavorables on n'exécute pas ce qui avait été décidé (1983 [1885-88] : 619).

De même, C. Nimuendaju écrit dans son œuvre « As lendas da criação e destruição do mundo » que la subordination spontanée à la théocratie du *pajé-principal* des Indiens Guarani, était l'unique organisation profondément fondée dans leur caractère et leurs conceptions et qu'elle n'était remplaçable par aucune autre (1987 [1914] : 76).

Rezador, dans la langue portugaise, est celui qui prie (vient de l'influence de l'Église catholique), et ici celui qui prie pour guérir une personne. On utilise aussi les vocables *curandeiro* ou *curador* ou *benzedor*, *benzedeiro*. Au Venezuela, les Baré utilisent le vocable *brujo* (sorcier) et *curandero* (guérisseur).

En plus du *pajé* et du *rezador*, la sage-femme a un rôle important dans la région ; dans son travail, elle prend en compte le désir des femmes, respectant les dimensions religieuses et culturelles qui entourent la naissance (V. Boyer 2006). À côté de son travail de suivi de la femme enceinte, elle peut guérir des maladies comme la « mãe do corpo ».

Si bien que les Indiens reconnaissent les spécialistes des pratiques traditionnelles et de la biomédecine, mais j'ai rencontré aussi des Indiens qui préparent leurs propres remèdes à la maison, évitant de cette manière l'intervention d'un médecin ou d'un guérisseur.

Autrefois, il y avait une plus grande variété des soignants traditionnels chez les Baré. S. Vidal[1] décrit cinq niveaux de spécialisation, connaissance et préparation de chamanes :

a) *Biníji*, celui qui prépare des médicaments avec des plantes et de l'eau ;

b) *Makákana*, le *soplador* (celui qui souffle), qui contrôle et soigne les maladies, ou a le contrôle des forces invisibles à partir de l'acte de souffler la fumée du tabac ;

c) *Uyákali*, le *chupador* (celui qui suce), qui soigne en pratiquant des succions des parties malades du corps humain en extrayant les agents naturels ou surnaturels qui ont causé le mal[2] ;

d) *Sibunítei*, le *adivinador-soñador* (celui qui devine et rêve), qui soigne à travers les rêves et l'art de deviner ; il peut aussi prophétiser le futur ;

e) *Mriri* ou *Mariyé*, le savant qui possède la maîtrise parfaite de toutes les spécialités et de tous les mythes, cantiques, prières, etc., et qui possède un grand charisme et le don de *leader*[3].

Ce nombre de thérapeutes passe de cinq à trois avec O. González, qui observe que les *Warekena*, dans les temps primordiaux, avaient trois sorciers : le *Pjíyakjéli* (« *el soplador* » – le souffleur), le *Súkakjeli* (« *el chupador* », le suceur) et le *Tapúnikjéli* (*el sonãdor*, le rêveur ou « *el vidente* », le voyant). Ces

---

[1] « El chamanismo de los Arawakos de Rio Negro : su influencia en la política local y regional en el Amazonas de Venezuela », *Série Antropologia*, 313, UNB, Brasília, 2002.

[2] L'auteur sépare ces deux sortes de pratiques, mais il est important de rappeler que souvent l'acte de souffler est accompagné de la succion de la partie malade.

[3] *Mariyé* (*marié*) est aussi un chant spécial.

trois sorciers correspondent, pour les *Warekena*, respectivement au diable, à *Umáwali* (*Máwali*) et à *Nápiruli* (créateur arawak). Selon Julio Yavina (informateur de O. González), c'est pour cela que les sorciers nommaient chacun de ces êtres puissants, pour découvrir le principe de la maladie ou l'être qui a provoqué celle-ci. Le « souffleur » a besoin de commencer à souffler à partir de Nápiruli et de voir le résultat. Si ce n'est pas Nápiruli qui a provoqué la maladie, il faut recommencer à souffler en nommant le diable. Si ce n'est pas le diable, il faut souffler à nouveau et nommer l'*Encanto* (Umáwali), ce qui pour lui est le pire (O. González 1980 : 193-196).

O. González, a trouvé deux sortes de sorciers parmi les *Warekena* : « *El soplador* », qui évoque les esprits au travers du tabac et « *El chupador* », qui traite par succion le corps du malade pour extraire les mauvais esprits. L'auteur précise encore que « *el sonãdor* » (rêveur) apparaît parmi les Baré du Rio Negro (O. González 1980 : 196). En fait le rêve est de grande importance dans la pratique du guérisseur baré : le rêve pour faire le diagnostic, pour découvrir le remède et pour trouver qui a provoqué le mal, comme on a déjà pu le voir dans plusieurs exemples.

Si les *Warekena* nomment les entités puissantes pour savoir qui a introduit la maladie, les Baré, aujourd'hui, nomment chaque *encanto* et pour réussir à guérir un malade il faut nommer le bon *encanto*, en recommençant chaque fois, comme on le voit dans cet exemple :

> Si le père d'un enfant qui vient de naître, part au fleuve et voit le *boto*, l'enfant commence à pleurer et aucun médecin ne peut le guérir. Il faut appeler un *pajé* ou *rezador*. Que fait le guérisseur ? Il a besoin de savoir le nom de cette *majuba*, parce que toutes ces *majubas* sont des rois, des anciens rois. S'il est serpent, il faut savoir quel serpent, s'il est crapaud, il faut savoir quel crapaud. Cette science n'est pas évidente, il n'y a pas beaucoup de personnes qui savent guérir (*Pajé* A.L.).

De même que les *pajés Warekena* ont des équivalents surnaturels, comme nous l'avons vu plus haut, chez quelques guérisseurs Baré, il y a là haut un « administrateur » de *pajés* : « ... car là-bas, là-haut, il y a le propre [*pajé*], il est en train d'administrer, comme un Christ, n'est-ce pas ? Nous, les *pajés* sommes ses représentants » (*Pajé* A.L.).

Pajé ou *rezador* ? J'ai connu des guérisseurs qui ne se perçoivent pas comme *pajé*, ils utilisent au cours de leurs pratiques des éléments de la *pajelança*, mais n'assument pas l'attribution donnée par leur communauté. Alors ils assument la pratique de *rezador*, cette terminologie ne recouvrant qu'une partie de leur travail (la guérison par la prière, qui soigne la *praga*, par exemple).

Quand le guérisseur est « *rezador* » et « *pajé* », il utilise les deux spécialités, c'est-à-dire qu'il commence par la prière de *rezador*, et s'il ne parvient pas à gérer le problème, il recourt à la science de *pajé*. Le guérisseur A.L., par exemple, bénit en invoquant Notre Dame de Aparecida, l'Immaculée Conception, Saint Pierre et Saint Jean : il prononce le nom de la Vierge ou du saint et demande qu'elle (il) soigne la personne. La prière récitée est celle qui lui vient à l'esprit au moment de la cure[1]. Mais, s'il n'obtient pas de résultat, il exerce ses compétences de *pajé*. À partir de cette méthode, il arrive aussi à savoir (par les rêves et des signes qu'il reçoit dans son corps) l'origine de la maladie.

Formation et rôle social des guérisseurs

Chaque soignant possède un rôle important parmi les Indiens. Chez les guérisseurs baré, être « protecteur » du village, de soi-même ou encore de sa famille est quelquefois un des motifs pour lequel des personnes deviennent guérisseurs. Dans les cultures plus traditionnelles, des enfants sont parfois élevés pour devenir chamane, cependant dans une culture plus « métissée », la vocation de chamane arrive en général plus tardivement[2]. Le *pajé*

---

[1] En fait, la majorité des guérisseurs officient à partir de ce qui leur vient à l'esprit au moment de la cure, y compris dans leur communication avec les êtres *encantados*.

[2] Au Venezuela, les *brujos* sont des hommes âgés, l'unique exception était le neveu du *Pajé* Maroita (un des plus fameux guérisseurs du Venezuela), qui est décédé à 35 ans. Au Brésil, nous trouvons des guérisseurs de 35 à 80 ans et lors de mes recherches j'ai rencontré G.B., âgé de huit ans qui se revendique *pajé*. En fait, il a eu l'occasion d'apprendre en observant des guérisseurs et aussi « tout seul ». Quand quelqu'un de son entourage est malade, il prie, soigne. Il est intervenu plusieurs fois lors d'interviews avec des Baré de sa famille, concernant la

d'aujourd'hui a été formé à l'âge adulte (très rarement adolescent) par d'autres *pajés* de la région (Baré ou non), qui lui ont enseigné des connaissances approfondies sur la *pajelança* et la phytothérapie. Sa formation exige des sacrifices personnels et de la discipline, par exemple : des jeûnes, l'interdiction de certains aliments, des horaires rigides, l'abstinence sexuelle, et de ne pas mettre les pieds dans les pas de son épouse ou d'une autre femme lors de leurs menstruations.

Au sujet du contact avec des femmes menstruées, le *pajé* A.L. raconte qu'il n'a pas réussi à achever sa formation de *pajé* parce qu'il a été *estragado* (abimé) : la femme ellemême du *pajé* leur a donné à manger un *mingau*[1] quand elle avait ses règles, et tout de suite, le *pajé* a dit qu'ils étaient déjà « *estragados* », c'est à dire, que cela allait déranger leur apprentissage et leur pouvoir de guérir. Mais, comme le mari était déjà *pajé*, tout le malheur est tombé sur l'apprenti, c'est lui qui a commencé à perdre la force et la volonté d'apprendre plus rapidement et efficacement. S. Vidal souligne que des qualités personnelles spéciales sont requises pour devenir chamane : pouvoir surnaturel, capacité et rapidité à mémoriser de l'information nouvelle et abondante, résistance physique pour l'ingestion de drogues psychotropes (2002 : 3)[2].

En ce qui concerne le *rezador* baré, il a appris son art à l'adolescence ou à l'âge adulte, avec des membres de sa famille (dont certains peuvent d'ailleurs être *pajé*), à travers un livre, tout seul, ou encore en recevant des prières pendant une vision. Quant à

---

mythologie et la guérison. Pour l'anecdote, cet enfant dit connaître des rituels pour demander la pluie.

[1] Nourriture consistant en une bouillie faite de farine de manioc ou de *beiju (*sorte de galette).

[2] On utilise la résistance aux drogues pour « trier » les futurs chamanes dans différentes cultures. Chez les *Assurinis* de la région du Fleuve Tocantins, par exemple, il existe un rituel nommé *opetimo* (*comer fumo*, « manger de la fumée »), qui a pour objectif d'identifier parmi les jeunes, ceux qui ont le potentiel pour devenir *pajé*. Pendant des chants et danses, les candidats fument un grand cigare en avalant la fumée. Ceux qui ont un malaise (nausée), sont refusés. Ceux qui perdent connaissance sont choisis, car « c'est "mourant" qu'on fait le voyage pour l'autre monde, ce qui rend possible le contact avec les ancêtres » (R. de Barros Laraia 2005 : 8).

la sage-femme[1], elle a appris avec sa belle-mère. Il est important de dire que la sage-femme au Brésil n'est pas prise en charge par le système de santé. Elle fait son travail bénévolement, par vocation et dévotion à autrui. Normalement, les services de santé contactent les sages-femmes déjà existantes pour approfondir leur formation et leur fournir des matériels stérilisés pour leur travail[2].

Un mot sur l'agent indigène de santé communautaire, il reçoit une formation des organismes de santé du gouvernement, pour apporter les premiers soins aux patients. Il est payé par l'État et possède quelques médicaments. Les agents indigènes de santé ont à leur charge la résolution des problèmes médicaux de base. Dans la région, il n'y a pas suffisamment de services médicaux, donc la mort frappe encore la population faute de soins adéquats et donnés au bon moment. Une des solutions possibles a été de mettre en place ce dispositif formé d'agents indigènes de santé communautaire, qui donnent les premiers soins. Parmi leurs moyens thérapeutiques, ils utilisent quelques remèdes ancestraux à base de plantes provenant de la forêt.

2. La « construction » du pajé et du rezador

Autrefois, pour choisir les *brujos*, les Baré du Venezuela faisaient un rite avec les garçons : pour déterminer le pouvoir du futur *brujo*, on allait en forêt et on attendait l'apparition des animaux. S'il venait un jaguar ou un autre grand animal, le garçon serait un grand *brujo*, s'il venait un animal moyen, il serait moyen, s'il venait un petit animal, les anciens pensaient qu'il ne pouvait devenir un *brujo*. Quelques fois parmi des dizaines de garçons, un seul devenait *brujo*.

Ce choix des garçons à partir des signes renvoie au travail de M. Godelier sur les Baruya. Pour les Baruya, pendant leurs

[1] J'ai interviewé seulement une sage-femme, I.S. épouse du guérisseur F.A.G. qui l'aidait dans la cure, et un guérisseur (O.L.A.) qui officiait aussi comme accoucheur. Ce guérisseur précise que les gens viennent le chercher quand d'autres sages-femmes n'arrivent pas à faire accoucher la femme.

[2] Au sujet des sages-femmes, voir le travail de V. Boyer : « Le mouvement des sages-femmes traditionnelles dans l'Amapá : une mobilisation féminine exemplaire et les limites du développement local », *Nuevo Mundo*, 2006. http://nuevomundo.revues.org/index1965.html.

voyages nocturnes, les esprits des initiés rapportent parfois des éléments, comme des fragments de plumes d'aigle, éclats de bois dont on fait les flèches, etc. Ces marques qui ont été, parfois, déposées sur la couche ou dans la main du dormeur, par des esprits de la forêt ou par des ancêtres qui rôdent autour de la maison des hommes, sont trouvées, conservées et interprétées par le responsable des rituels. Ce sont des signes pour savoir si le jeune initié deviendra plus tard un chamane, un grand guerrier ou un chasseur de casoar (1996 [1982] : 149-150).

La transmission de la connaissance de guérisseur (*pajé* et *rezador*) chez les Baré, se fait d'abord dans la famille consanguine, puis dans la famille par alliance. Par rapport à la famille consanguine, A.L. par exemple, raconte que quand il arrivera au terme de sa vie, il transmettra ses connaissances à son fils, qui a déjà commencé à les apprendre, en particulier la phytothérapie. Quant à la famille par alliance, il y a, parmi les Baré, le rôle du beau-père dans l'apprentissage et la vocation du guérisseur. En fait, un guérisseur ne peut pas transmettre ses connaissances à ses filles[1], et quand il n'a pas de fils, que ceux-ci habitent loin ou qu'ils ne s'y intéressent pas, il passe le relais à un beau-fils. Cependant, souvent les vocations de guérisseur sont volontaires.

3. Être guérisseur pour se protéger et/ou protéger autrui

La majorité des guérisseurs baré d'aujourd'hui a appris à guérir pour une nécessité, pour se défendre ou défendre le prochain. Le *pajé* J.O.S. par exemple, a appris à guérir tout seul, avec un petit livre de guérison en espagnol appartenant à son beau-père qui savait bénir et qui a « sauvé beaucoup de monde ». « Il faut apprendre pour se défendre », lui conseillait son cousin. Toutefois, il a commencé à bénir depuis qu'on a tué sa femme avec une *praga* : on « a allumé une bougie » et le mal est venu sous forme de mal de tête. Le diagnostic a été fait par son beau-père. À ce moment-là, le *pajé* J.O.S. avait déjà un pouvoir de guérisseur, mais

[1] L'unique cas de guérisseuse trouvé lors de mes recherches est B.A., mais il faut considérer que B.A. vit en ville et qu'elle a appris à guérir toute seule, à l'âge adulte. Par ailleurs, sa fille (L.A.O.) m'a dit qu'un jour sa mère transmettrait ses prières à l'une de ses filles, car son unique fils n'est pas intéressé (Brésil, 2007).

il ne pouvait pas guérir, alors il a décidé d'apprendre plus. Quand son beau-père lui a déclaré que c'était la *praga* qui avait tué sa femme, il a dit : « Bon, tout cela est dans les mains de Dieu, Dieu sait ce qu'Il a à faire pour cette famille [qui a pratiqué la *praga*] ». Le *pajé* J.O.S. a conclu en ajoutant que tous les membres de la famille qui a pratiqué la *praga* sont décédés, l'un après l'autre, d'abord la femme, puis le mari, puis le fils[1].

Cependant, avant leur mort, ils ont essayé d'atteindre le *pajé* J.O.S., mais ils n'ont pas réussi : il rêvait d'une bougie qui venait dans sa direction, mais quand celle-ci était proche, apparaissait un petit gamin noir (de la taille d'un enfant de quatre ans) qui éteignait la bougie. La bougie venait à nouveau et il l'éteignait, jusqu'au moment où on l'a laissé en paix. C'est ce petit gamin qui aujourd'hui accompagne le *pajé* dans ses guérisons, il lui apporte de l'aide, le protège et donne les diagnostics des maladies (à travers des rêves, visions et intuitions). Pour J.O.S., c'est un esprit, « le propriétaire de la prière ». À partir de ce moment, J.O.S. est devenu un grand guérisseur, et guérir un malade constitue un défi permanent pour lui.

De fait, être guérisseur est pour ce *pajé*, le motif pour lequel lui et ses enfants ne sont pas atteints par des *pragas*. De la même manière, son épouse actuelle est restée près de lui, pour être « protégée ». Elle raconte : « Je suis restée à cause de ma fille, elle était souvent malade et le travail de guérisseur est très cher ».

Les connaissances des *pajé*, J.O.S. les a acquises avec d'autres *pajés* au Venezuela. Les plantes qu'il tire de la forêt, il les connaît par les *pajés* et par sa propre expérience. Il est devenu fameux au Brésil après avoir guéri un petit garçon victime d'*estrago* (empoisonnement) dont j'ai parlé dans le sixième chapitre. Après cette guérison, les *Baré*, du côté brésilien, ont commencé à remonter le fleuve à sa recherche, jusqu'au moment où il a quitté le Venezuela, a traversé la frontière et est venu habiter près de chez eux. Cependant, malgré la grande confiance que la population a en lui, il n'en raconte pas davantage (par rapport à sa connaissance). Il m'a parlé, avec simplicité :

---

[1] J.O.S fait ici allusion à une idée de vengeance, mais il n'a pas précisé s'il s'agit d'une punition de Dieu ou d'une vengeance venant de lui-même, « rendre le mal pour le mal ».

> Je ne suis pas un vrai *pajé*. J'ai mon travail [de guérisseur] (…). J'ai déjà travaillé beaucoup avec le petit peu que je sais. J'ai déjà guéri beaucoup de personnes, pas seulement une ou deux… surtout des enfants qui sont des anges (…). Quant aux adultes je n'en ai presque pas guéri. (…) Regardez, en voilà un comme preuve [le petit J.O. victime d'*estrago*].

On a l'impression que, aussi longtemps qu'il aura des plantes, des prières, des rituels, le *pajé* J.O.S., luttera pour guérir des maladies traditionnelles. Jamais il n'abandonne un malade. Quand une plante n'est pas efficace, il en cherche d'autres. En outre, il ne ménage pas sa peine pour guérir un malade. Il voyage, il reste dans la ville (où se trouve le malade), et même, quand il le faut, il se prive de ses affaires personnelles (vie familiale, travail qui rapporte de l'argent).

La *rezadora* B.A. a vu un enfant d'un village où elle passait la nuit, mourir dans ses bras. L'enfant avait le « mal du septième jour » (tétanos). Il était malade depuis trois jours et selon B.A., il est nécessaire de le bénir le premier ou deuxième jour de la maladie. Elle a eu de la peine pour cet enfant et ce jour-là, elle a fait un vœu, demandant à Dieu de devenir guérisseuse et de ne plus laisser aucun enfant mourir : si elle apprenait à bénir, elle allait bénir tous les enfants qui apparaîtraient devant elle, sans demander d'argent.

La prière de guérison est venue à son esprit à ce moment. Elle fait des prières au nom de Jésus : « Je ressens une force quand je prie, je ressens une force spirituelle, je ne sais pas même expliquer ce que je ressens ». Cela s'est passé il y a plus de 20 ans et elle a guéri beaucoup d'enfants. Aucun enfant n'est décédé après ses traitements ; elle raconte avec fierté que ses premiers patients sont déjà de jeunes garçons et filles. Elle n'a jamais demandé un centime, car elle pense que si elle fait cela elle risque de casser le vœu qu'elle avait fait. Un jour elle a guéri un enfant en état semi-comateux. Elle a prié vers six heures du soir et vers dix heures et demie du soir, l'enfant allait mieux, il a bu une tisane et après, il a tété. Elle sait guérir les maux de dents, de tête, des yeux, les courbatures, le *quebranto*[1], le mal au ventre. Elle soigne surtout des bébés, et les adultes seulement quand ils sont de sa famille.

O.L.A. a commencé à guérir à 16 ans. Mais il est devenu plus fort, quand il avait 40 ans, face à une nécessité : Sa femme, ses enfants et lui étaient malades et il a eu une vision, il s'est vu mort et il a vu deux personnes, qui lui ont donné une toute petite pilule, lui ont demandé de prier et ont versé une goutte d'eau cristalline sur sa langue, puis, lui ont donné à nouveau la toute petite pilule. Puis, ils lui ont donné les prières, en disant qu'elles servaient pour toutes sortes de maladies. Ils lui ont conseillé de ne pas demander d'argent pour la guérison, en disant que s'il en demandait, ses prières perdraient leur valeur. Encore pendant la vision, on l'a emmené, pour guérir les gens. Après la vision, il a récité les prières pour bénir sa famille qui était malade. Tous ont été guéris.

Puis, O.L.A. a appris quelques prières dans la langue *baniwa*, avec son beau-père *pajé*. C'est d'ailleurs celui-ci qui avait proposé de les lui enseigner. Il avait dit : « Écoute beau-fils, tu vis là, il n'existe plus de *pajé*, et si un jour tes enfants tombent malades, il n'y aura personne pour les guérir. Je vais t'apprendre ce que je sais ». O.L.A. a insisté pour que sa sœur R.E.I. apprenne à prier (guérir) pour se protéger au cas où il serait absent : « Il me disait souvent : *Mana* [sœur] apprends à prier, si un jour un de tes enfants s'étouffe avec un os et que je ne suis pas là. Apprends au moins cette prière pour retirer l'os de la gorge de ton enfant ».

H.M. a appris à guérir quand il avait 16 ou 17 ans, avec son cousin, pour se défendre. Celui-ci lui disait : « Écoute mon frère… cherche à te défendre… nous avons besoin d'avoir notre défense parce que dans ce monde il y a beaucoup de gens, tous ne nous aiment pas. Il y a ceux qui se disent amis, mais cependant, derrière on ne connaît pas leurs pensées. Cherche à te défendre ». Depuis, H.M. guérit le *quebranto* (mauvais œil), l'érysipèle. Parfois, on lui amène des enfants, il prie, le lendemain l'enfant va mieux. Il y a eu des cas où des personnes avaient cherché plusieurs guérisseurs qui n'ont pas eu de résultats et que H.M. a guéries. Il dit qu'il remercie Dieu car « Dieu, Notre Seigneur » a toujours répondu à sa demande (cure).

---

[1] Mauvais œil, mais comme nous l'avons vu dans le chapitre 6, cette guérisseuse fait la différence entre *quebranto* et *mal-olhado* (mauvais œil).

Dans le cas de F.A.G., celui-ci a commencé à guérir à un âge avancé, à partir du moment où il a reçu de sa fille (B.A.), un petit livre traitant l'art de guérir : il a commencé à prier et a « vu de bons résultats ». En fait, il a commencé à bénir dans la région du Fleuve Xié, face à une nécessité : une femme qui avait une maladie du sein. Il n'y avait pas de *pajé* dans le village. F.A.G. était en voyage, son filleul est arrivé avec sa femme qui avait un sein « près d'éclater ». Un vieux monsieur a dit : « on n'a pas de *pajé*, la dame va mourir ». F.A.G. a dit à son épouse : « Je vais guérir cette femme ». Il a appelé la femme, a pris son « petit livre de guérison » et l'a bénie, vers dix heures du soir. Le lendemain la femme était bien. F.A.G. dit que cette prière « assouplit » le lait, vide le sein. Pour lui, si on ne traite pas, des tumeurs se créent et le sein éclate vraiment.

F.A.G. n'est pas très recherché, pour lui, seuls les gens « tourmentés » le recherchent. Il raconte qu'une fois il avait été appelé pour guérir une petite-fille de trois ans, presque morte : « le petit menton dur, il y avait seulement les battements du cœur ». Il a senti que la maman n'avait pas foi dans ses prières, alors il a demandé à la dame de s'attacher à quelque saint, pour que sa fille guérisse[1] : « Il semble que c'est parce que j'ai parlé au nom de Dieu, j'ai prié et tout d'un coup, la petite-fille s'est levée et a dit : papy ».

Seuls deux de mes informateurs guérisseurs n'ont pas été explicites au sujet de l'apprentissage de l'autodéfense ou de la défense d'autrui : Le premier est M.S. qui a appris la science de guérison quand il était jeune avec le *pajé* baré G.R., très réputé dans la région, mort, victime de *majuba*[2]. M.S. sait accoucher des femmes et connaît bien les plantes médicinales. À l'inverse des autres guérisseurs interviewés, quand il pratiquait[3] encore, il

[1] Au sujet de la foi, D. Camus a écrit : « Le premier précepte que le sorcier doit respecter, c'est d'avoir foi dans l'action entreprise et dans l'efficacité de ses pouvoirs. La sorcellerie ne tolère pas le doute et celui-ci peut être terriblement néfaste, pour le sorcier et pour ses clients » (1988 : 123). Dans le cas du guérisseur baré cité, il avait foi dans ses pouvoirs, mais il avait besoin aussi de la foi de la mère de l'enfant malade.

[2] J'ai interviewé son épouse.

[3] Au moment de mes recherches, ce *pajé* était déjà âgé et ne pouvait plus soigner les malades.

soignait en *baré* et n'employait aucun élément religieux. Le second est A.N.T., *pajé* et agent de santé communautaire, qui a appris à soigner quand il avait dix ans et a commencé à guérir à l'âge adulte. C'est son père qui lui avait proposé d'apprendre avec un *pajé*. Il guérit la *majuba* (maladie provoquée par des êtres surnaturels citée dans le premier chapitre) avec la cigarette.

En effet, souvent dans les sociétés indigènes, l'art de guérir est motivé par la défense de la société. J. Chiappino écrit que le chamane est chargé de veiller à ne pas déranger l'ordre que la société a établi progressivement depuis l'origine chaotique du monde (1997 : 261).

> Si le chamane peine et prend des risques, c'est qu'il est bien dans un rôle social qui serait un devoir de défense de sa société contre une attaque extérieure puisque la maladie est pensée comme telle (C. Alès et J. Chiappino 1981-1982 : 537).

Pour D. Fassin, devenir thérapeute est synonyme d'acquérir du pouvoir : « pouvoir thérapeutique sur les corps et les esprits dont on tire un pouvoir social qui se traduit par du prestige, des revenus, des relations, *etc.* ». Cependant, l'auteur rappelle qu'on ne peut pas dire qu'on devient thérapeute essentiellement pour acquérir du pouvoir. Il explique que certains individus choisissent explicitement cette voie pour obtenir de l'argent ou de la puissance, mais le plus souvent les raisons de cette orientation sont complexes mettant en jeu des motivations altruistes, des influences de l'entourage, le poids de l'héritage, le choc d'une révélation (1992 : 343-344).

Ainsi, nous avons vu que la majorité des *pajés* et *rezadores* interviewés, sont devenus guérisseurs pour des motivations altruistes ou pour se défendre de la « méchanceté » des autres. La motivation de pouvoir n'est pas explicite, surtout que la majorité des guérisseurs ne diffuse pas leur art.

CHAPITRE IX

LES FORMES DE LA CURE

Les guérisseurs baré sont plus nombreux au Brésil. À Marabitanas, par exemple, il y a 23 familles et trois guérisseurs. Par contre, il y a plus de *pajés*, en général (de différentes ethnies), au Venezuela, qui sont considérés par les Baré brésiliens comme de vrais *pajés*, par opposition à leurs *rezadores*[1]. La recherche de guérisseur est un motif de mobilité entre les Baré des deux pays : les Vénézuéliens consultent des *rezadores* au Brésil et les Brésiliens partent au Venezuela à la recherche des *pajés*, perçus comme de « vrais *pajés* », ce qui fait penser que la légitimité est surtout chez l'autre.

1. Les pratiques curatives, outils et méthodes des guérisseurs

Il y a une méthode pour chaque type de maladie, et chaque praticien a son schéma thérapeutique. Ainsi, le *pajé* J.O.S. explique qu'il sait guérir la *praga*, parce qu'il sait que celle-ci est faite en récitant une prière. Pour lui, le souffle est très difficile à guérir, mais parfois on réussit. Il parle de son patient F.R.A., victime de « souffle », qui allait mieux après quelques séances, mais qui est décédé lorsqu'il est rentré à sa ferme, du fait que le souffle avait été fait là-bas et que ce lieu était resté « *estragado* ».

Le *pajé* baré traite surtout les maladies provoquées par des êtres surnaturels. Il fait des voyages nocturnes dans le monde surnaturel, il traite par « succion » l'endroit du corps malade et projette de l'eau sur la personne (comme nous l'avons vu auparavant), et il utilise de nombreuses plantes médicinales. Le *rezador* prie, il utilise des bougies, des statuettes de saints, des aiguilles, des rubans pour défaire l'envoûtement, car il croit que celui-ci a été provoqué en attachant ou perforant la statuette d'un saint. Parfois, il utilise aussi des plantes médicinales. Il guérit des maladies

[1] Je n'ai pas interviewé ces *pajés* car mes recherches sont circonscrites aux *pajés* baré.

provoquées par la sorcellerie ou le mauvais œil. Plus rarement, il guérit des maladies provoquées par des êtres surnaturels.

Par ailleurs, il y a des guérisseurs qui ne peuvent pas guérir les maladies provoquées par les *majubas* par manque de connaissances. Ainsi, le guérisseur H.M. dit qu'il ne les guérit pas parce qu'il ne connaît pas très bien ces maladies. En effet, son père combattait beaucoup ces croyances.

En plus de traiter des maladies, deux des guérisseurs interviewés (O.L.A., *rezador* et J.O.S, *pajé*) sont parfois sollicités pour faciliter la rencontre d'un couple séparé, ou quand il y a des problèmes relationnels conjugaux. Ainsi, le *pajé* J.O.S., a déjà prié pour la fille de R.E.I. : le couple se disputait au point de s'agresser physiquement. C'est la mère qui est partie se plaindre au guérisseur, en lui demandant de prier parce que son beau-fils frappait sa fille et voulait la tuer. Le guérisseur a allumé une bougie et a prié. La relation est devenue meilleure et le beau-fils ne frappe plus son épouse. Ces deux guérisseurs savent aussi pratiquer un rituel pour qu'un couple se sépare à nouveau.

Les *pajés* et *rezadores* avec lesquels nous avons eu des entretiens utilisent différentes méthodes ou traitements lors des cures :

Plantes et autres remèdes

Les guérisseurs baré utilisent des plantes médicinales de la forêt et parfois des plantes cultivées dans le jardin. Chaque guérisseur les utilise à sa manière, les uns à partir de leurs connaissances, apprises avec d'autres *pajés* ou *rezadores*, les autres en suivant leur intuition. O.L.A. par exemple, comme nous l'avons vu plus haut, a appris l'art de reconnaître et d'utiliser des plantes médicinales de la forêt avec son beau-père *baniwa*. Il sait les reconnaître et les utiliser, bien qu'il n'ait pas retenu leur nom car il ne connaît pas cette langue. Le récit ci-dessous expose un cas guéri par O.L.A. sa fille, S.I.A., est devenue « folle », quand elle avait ses crises, elle montait sur une poutre et tombait par terre, elle courait, elle voulait aller au fleuve, puis elle perdait connaissance. Son père, l'a emmenée chez lui et chaque fois qu'elle perdait connaissance, il versait une goutte (d'une préparation de plante) dans son œil et il frottait des plantes dans une bassine d'eau et la lavait avec. Elle s'est guérie.

Le *pajé* J.O.S, dit que quand il reçoit un malade, il a l'intuition de la bonne plante à utiliser et part la rechercher en forêt. Il y a plusieurs plantes qu'il extrait de la forêt sans savoir leur nom, la plante vient comme un message dans sa pensée. Il soigne aussi en essayant des plantes sélectionnées par lui de façon empirique afin de trouver la plus efficace pour chaque maladie et chaque personne. Pour lui, en forêt, il y a des remèdes pour toutes les maladies et le problème est qu'on ne les connaît pas encore toutes. Lors de l'utilisation de ces plantes, il suit la procédure du « plus petit au plus grand », c'est à dire en commençant par le remède le plus général et le plus léger qui doit combattre la maladie. Si les plantes sélectionnées ne sont pas suffisantes, il tire de la forêt d'autres plantes à effet plus puissant.

Quand J.O.S. prescrit des plantes, il demande au patient de suivre un régime alimentaire. Parfois le père, la mère et les enfants de celui-ci sont obligés de suivre ce régime, mais pas son épouse car elle n'est pas du même sang. Par exemple, son patient L.B.R., alors qu'il avait été empoisonné par un *tajá* (*Caladium bicolor*), lors du traitement, dut se plier ainsi que sa famille à un régime particulier qui excluait le piment, le sel, le sucre pendant 30 jours.

Le fait que l'épouse ne soit pas obligée de suivre le régime pour éviter la contamination est intéressant, car qui n'est pas du même sang ne va pas contribuer à « contaminer à nouveau » le patient. Il s'agit de la même représentation symbolique du père et de la mère qui peuvent « contaminer » l'enfant qui vient de naître, comme nous l'avons vu dans le quatrième chapitre. Cependant, ici c'est l'ascendance (parents) et la descendance (enfants) qui doivent suivre le régime proposé.

Une autre question importante se pose : Y a-t-il possibilité d'utiliser un unique médicament pour toutes les maladies ? Le guérisseur F.A.G. pratique avec de bons résultats cette méthode, en utilisant le *capim-santo*[1] pour ses patients. Il fait une infusion pour une maladie quelconque. Normalement c'est son épouse (sage-femme) qui prépare l'infusion, pendant que F.A.G. bénit. Avant d'être « nommé » guérisseur, il a guéri sa fille avec le *capim-santo*.

---

[1] Citronnelle ; *Cymbopogon citratus*.

Sa croyance dans les propriétés curatives de cette herbe pour toutes sortes de maladies, date de cette époque-là :

> Pour toutes sortes de maladies… aussi bien pour la fièvre ; auparavant, j'ai déjà guéri même une fille à moi avec le *capim-santo*… elle est tombée malade et aucun remède ne la guérissait. Elle ne tétait plus, son cœur seul battait, mais elle ne mourait pas. Alors, j'ai dit à ma femme : « cet enfant ne veut pas mourir, elle ne va pas mourir ». J'ai demandé à ma femme de préparer une infusion de *capim-santo*. J'en ai mis 50 g dans un biberon, j'ai demandé à ma femme d'ouvrir la bouche de l'enfant et je la lui ai donnée goutte à goutte. Après l'enfant a commencé à bouger. On a mis 100 g de plus, l'enfant a été mieux et a guéri. J'ai prié avec l'infusion… Le remède guérit, cela dépend de la foi, quelque chose guérit, même l'eau… l'eau bénite guérit une maladie si on a la foi.

On constate, ici, que le récit – tout en montrant l'importance de la plante – met l'accent sur son couplage essentiel avec la prière et la foi. Cependant, en fait, le *capim-santo* est largement diffusé et employé au Brésil sous forme d'infusions au parfum et à la saveur agréable. Il possède une action antimicrobienne, calmante, spasmolytique, et aussi analgésique, notamment grâce à son huile essentielle (H. Lorenzi et F.J.A. Matos 2002 : 223-224). Cette plante est utilisée au Brésil, en médecine populaire, pour soigner de nombreuses maladies, comme : anxiété, insomnie, nervosité et stress, catarrhe, toux et infection des voies respiratoires, céphalées, coliques et spasmes, conjonctivite, contusions, plaies et ulcères, diarrhée, maux d'estomac et vomissements, troubles rénaux et infection de la vessie, fièvre, flatulence, indigestion, lumbago, rhumatisme, névralgie, acné, eczéma, taches cutanées et pour le nettoyage des dents, de la peau et des cheveux gras, etc.

Donc, comme on le voit, il s'agit d'un usage presque universel contre les maux du quotidien. Cette polyvalence renforce la conviction du guérisseur F.A.G. Parallèlement, il l'utilise aussi pour guérir des maladies provoquées par l'*encantamento*, pour lesquelles il adjoint de l'ail et du *breu branco* (*Protium spp.*). Le récit ci-dessous met en évidence l'utilisation de ces plantes par ce guérisseur dans les « maladies surnaturelles » :

> Même pour des maladies provoquées par des bêtes du fond [*maíwa*] parfois, si on y croit, on peut en guérir. Cette fois-là,

pendant la fête, un garçon est devenu fou, il a commencé à crier. Je suis allé le voir, j'ai prié [béni] pendant que ma femme faisait le remède [*capim-santo*], il allait mieux. Puis, quand je suis rentré à la maison, un autre problème, ici à Tabocal, la même chose… Un homme est parti au fleuve laver le linge de sa femme qui venait d'accoucher. Après il a pris un hameçon et est parti à la pêche. Tout d'un coup, il a senti qu'il avait reçu une flèche dans les côtes et ne pouvait plus ramer. Avec beaucoup de difficulté, il a réussi à rentrer à la maison et il a demandé de m'appeler. Je l'ai trouvé en train de se contracter entièrement sur lui-même (les Indiens ont dit qu'il avait reçu une flèche de la *maíwa*) et j'ai commencé la bénédiction, tandis que ma femme brûlait de l'ail. L'homme a guéri. De même, on prend un morceau de *breu, chicantá* [*protium spp.*] et on demande à un bon *pajé* de le bénir[1], on le range et quand il y a une maladie provoquée par une bête, *majuba*, on en fait des fumigations au malade et il guérit.

Il est intéressant de remarquer que chaque fois que F.A.G. bénit un patient, c'est sa femme, sage-femme (I.S.) qui prépare les remèdes. Comme sage-femme et comme personne âgée, elle possède des connaissances sur les plantes. À ce sujet, L.P.B. précise que c'est le guérisseur qui fait le rite, mais que c'est la femme âgée qui sait où sont les plantes, comment les cueillir et les utiliser. Elle précise encore :

> … pour l'Indien, la femme indigène est la moitié de l'être humain, elle est tout… elle accompagne l'homme en tout. Ce sont des « animaux » de travail. Autrefois, elles accouchaient dans la forêt ; à partir du 7e ou 8e mois, elles portaient déjà dans leur *watura* ou *catumare* [panier] des remèdes pour les utiliser pendant l'accouchement. Elles accouchaient, coupaient le cordon ombilical du bébé, laissaient dans le nombril une résine de plantes, soignaient l'enfant, préparaient des remèdes de feuilles de plantes et les buvaient. Elles n'avaient pas d'hémorragie ni de douleurs. Après, elles allaient au fleuve, lavaient leur enfant et revenaient à la maison, avec leur *watura* et le bébé dans les bras, telle était leur force et la puissance des remèdes qu'elles possédaient.

Pour revenir à l'utilisation du *capim-santo* dans les maladies provoquées par l'*encantamento*, un autre guérisseur (O.L.A.)

[1] Le fait de demander à un « bon *pajé* » de bénir le *breu* (*protium spp.*) montre bien que, malgré la guérison par un *rezador* des maladies provoquées par les *encantados*, celles-ci sont toujours du domaine du *pajé*, ou bien requièrent l'approbation du *pajé*.

utilise cette plante de la même façon : F.O.R est partie au fleuve à la fin de la soirée pour y laver son enfant. Elle a commencé à avoir mal à l'estomac, elle a été souffrante jusqu'à trois heures du matin. Quand le *rezador* est venu, il l'a bénie et lui a donné à boire une tisane de *capim-santo* bénie, et elle a été guérie (F.O.R et le guérisseur croyaient que la maladie venait des êtres surnaturels).

Au-delà des plantes, on trouve parmi les Baré, l'utilisation de pierres et de plomb, pour soigner des malades. Cependant, tous les *pajés* interviewés n'ont pas le même avis sur l'utilisation des pierres dans la guérison. A.D. seul les utilise, lors de la bénédiction, tandis que A.L. estime qu'elles sont dangereuses parce qu'elles attirent les éclairs.

J.O.S. utilise plutôt une médaille de plomb (offerte par la tante de sa deuxième épouse). D'après lui, une telle médaille est utile pour guérir des personnes très malades : on la met au cou du patient, et elle « retire » la maladie. Cet objet peut aussi être utilisé pour pratiquer le mal, chez un *pajé* qui pratique ce genre de sortilège.

Parfois, le guérisseur « fabrique » des remèdes en employant la magie, comme le montre ce témoignage :

> V.B. est devenu triste, le lendemain il est parti dans une île avec sa fille, là-bas il a plongé dans l'eau. La fille a eu du mal à le remettre dans la pirogue, pour revenir à la maison, il tremblait, puis il a disparu. À la demande de la fille, les villageois l'ont cherché, ils l'ont trouvé, il ne parlait plus, mais ils ont réussi à le remettre dans la pirogue. À la maison, il restait couché, les yeux fermés, il ne parlait ni ne mangeait. La nuit, sa fille entendait des bruits de porte qui s'ouvrait, les pas de quelqu'un qui entrait, qui parlait avec son père. Elle se levait, allait voir et ne trouvait personne, elle allait se coucher à nouveau, les bruits recommençaient. Le lendemain matin, le vieux ressemblait à un mort, à part les battements du cœur. On l'a mené chez un *pajé*, qui l'a soigné pendant une semaine, mais sans résultat. On l'a mené à l'hôpital, aussi sans résultat. Puis, on l'a emmené à nouveau, à la ferme. Un soir, pendant la fête de Pâques, un jeune homme est arrivé au village, en disant que le malade était son oncle et qu'il allait le guérir. Il a pris une bougie et un peu d'eau, il a allumé la bougie et a commencé à la faire couler goutte à goutte dans l'eau. Puis, il a ouvert la bouche de V.B. et a jeté de l'eau dedans pendant dix minutes. Puis,

il a fait un petit *caribé*[1] en priant. Vers minuit, V.B. a demandé à s'asseoir et a tendu le bras pour qu'on l'aide. Puis, il a mangé son *caribé*. Le lendemain, V.B. a mis les pieds par terre et a commencé à marcher. Un mois après, V.B. était bien et il a raconté son histoire *d'encanto* : quand sa fille n'était pas avec lui, deux femmes *encantadas* lui apparaissaient. L'une était tendre, elle le serrait dans ses bras et l'invitait à aller dans son monde. Puis, il sentait qu'on l'emmenait. C'était, à ce moment-là, qu'il était comme mort pour ce monde. Il a raconté aussi qu'il ne pouvait rester tout seul, parce qu'il lui semblait que des gens voulaient l'emmener. Puis, un jour, quand il était bien, il est allé au fleuve se laver, il a eu de la fièvre et est décédé. Les villageois disent que ce sont les *encantos* qui ont réussi à l'emmener.

Ce récit laisse un certain mystère… un soir, pendant la fête de Pâques, un homme étranger au village arrive ; il se disait neveu du malade… (les Baré utilisent la teknonymie : la majorité des Baré d'une communauté ou des communautés voisines constituent une même parentèle et ils se traitent comme oncle, tante, même quand la parenté est plus éloignée). Un autre aspect à considérer, c'est que cet « étranger » se disait guérisseur, mais personne ne pouvait le prouver auparavant. Il dit qu'il allait guérir son oncle. Pour cela, il « fabrique » un remède, un mélange d'éléments de la religion (bougie, pendant la fête de Pâques) et de la magie (boire de « l'eau de la bougie »). En plus, son traitement montre son efficacité, bien que la maladie du patient vienne d'êtres surnaturels et soit normalement soignée par les *pajés* et non les *rezadores*[2].

Le Tauary et la fumée de tabac en général

Comme nous avons vu dans le chapitre 2, le *tauary* (*tauarí*) est une grande cigarette de tabac enveloppée dans l'écorce d'un arbre. Le nom *tauary* indique la cigarette prête, l'écorce ou l'arbre (*Couratari tauary*). Comme indiqué dans le chapitre mentionné, le *tauary* est fumé à l'envers, avec la partie allumée dans la bouche. Le *tauary* est surtout utilisé par les *pajés*, mais parfois certains *rezadores* l'utilisent et quand on n'a pas le *tauary* on utilise la cigarette normale (achetée). La bénédiction avec le *tauary* est appelée *mutauariçá* en *nheengatu*. Ce terme est souvent utilisé par

[1] Bouillie faite de farine de manioc.
[2] Je reviendrai sur le sujet de l'efficacité.

les Baré et par d'autres Indiens qui parlent le *nheengatu*. On bénit en fumant le *tauary*, en soufflant la fumée sur la personne malade.

Le *tauary* est en général utilisé pour soigner des maladies provoquées par les êtres surnaturels. Ainsi, F.S.G fut victime du *majuba* : il avait eu une blessure au genou, il ne sait pas quand il a pris le *majuba*, car la maladie a commencé avec une rougeur au genou et une petite blessure. Puis, apparurent trois trous profonds. Il a cherché des plantes médicinales et les a utilisées, mais la blessure ne guérissait pas. Il a décidé de chercher le *pajé* M.S., qui a pris du tabac et fait une cigarette de *tauary* et a commencé à souffler et après quelques instants il lui a dit : « c'est *manjuba*, elle allait empirer, mais maintenant elle va guérir ». De fait, le genou de F.S.G a guéri.

On utilise le *tauary* aussi pour des maladies causées par la sorcellerie (« souffle » et autres). Ainsi, P.C.B, petite, n'arrivait pas à grossir, sa mère l'a menée chez un *pajé* car elle croyait que quelqu'un lui avait fait de la sorcellerie. Le *pajé* l'a bénie en soufflant la fumée d'une cigarette sur son corps. Elle a commencé à grossir.

Traitement par succion et projection d'eau sur le patient

Ces pratiques sont spécifiques du *pajé*. Il traite le malade par succion (de l'endroit malade du corps) et jette de l'eau contenant des plantes sur le patient, pour repousser le mal. C. Lévi-Strauss évoque ces pratiques chamaniques dans « Anthropologie structurale », au chapitre « L'Efficacité symbolique » (1974 [1958] : 210-211).

Quand le guérisseur traite le malade par succion, il « extrait » les agents responsables de la maladie : poisson, serpent, graisse animale, etc. Quand il projette de l'eau, du corps du malade tombent aussi des objets « pathogènes » ; souvent des morceaux de bois et des éléments filiformes végétaux, que le guérisseur interprète comme les flèches de la *maíwa* (*walama*), décrites dans le cinquième chapitre.

De cette façon, le *pajé* « retire » l'objet qui a été « mis » dans le corps du malade par la *maíwa* ou le *curupira*, comme le montre cet exemple : un enfant a pêché quelques petits poissons et ne s'est pas bien lavé les mains, puis il criait parce qu'il avait mal aux dents. Sa famille a appelé le *pajé*, qui l'a béni avec la fumée d'une cigarette, puis il a traité par succion la bouche de l'enfant et en a retiré une *piaba* (petit poisson). L'enfant a tout de suite arrêté de crier et était guéri.

Tous les *pajés* interviewés ont coutume de « jeter de l'eau » sur le malade. Quant à l'acte de traiter la partie malade par succion, seul un soignant continue à le pratiquer. La raison de l'arrêt de cette pratique est la maladie du guérisseur (comme dans le cas du *pajé* M.S.) ou l'hygiène. Ainsi, le *pajé* J.O.S., affirme qu'auparavant, il traitait le malade par succion, technique qu'il avait apprise avec son beau-père (celui-ci l'ayant apprise avec des anciens). Cependant, J.O.S. a arrêté car il pense que c'est sale. Il m'a déclaré : « Imagine-toi ce que signifie de retirer une saloperie par la bouche ». Il a dit qu'il ne va plus traiter les malades par succion car ils ne payent même pas la moitié du travail. Auparavant, il « retirait » par la bouche des serpents, des poissons crus, etc. Toutefois, il continue à projeter de l'eau pour enlever la maladie, pratique apprise aussi avec son beau-père.

Le rôle de la prière

Dans de nombreux cas de guérison, il n'y a pas besoin de médicament pour traiter un malade, l'emploi de la prière suffit. Nous avons trouvé deux sortes de prières chez les guérisseurs : la « prière de transition » et les prières chrétiennes.

La « prière de transition »

Ce terme est utilisé par R. Bastide pour ne pas utiliser le terme « prière païenne », car ces prières sont certainement déjà touchées par les « mutations dues aux pressions de l'Occident » (1997 [1975] : 127). Chez les Baré, ces prières sont utilisées par un petit nombre de guérisseurs. Ceux-ci font des prières nommant des personnages de la création baré ou des animaux *encantados*. Le *pajé* F.R.N., pour bénir, prie en visualisant intérieurement le rocher qui se trouve au Fleuve Içana qui, pour les Arawak, est le lieu où a commencé l'humanité. Le *pajé* M.S. chantait sa prière en baré[1], en nommant des personnages de la cosmogonie baré.

Le guérisseur et agent indigène de santé communautaire A.N.T. nomme les *encantados*, il récite : « Anujá sapato, lavandera seu cinturão, muçun sépintima, arraia seu chapéu. Iapiu cigarro, tapirarupi, lamé chamiri, ia benzer tau poranga ». À.N.T. prie dans un mélange des langues portugaise et nheengatu dont les mots signifient respectivement, *anujá*, sorte de poisson (*Paraucheniptems galeatus*) ; sapato, chaussure (portugais) ; lavandera, serpent d'après le guérisseur, mais aussi le nom d'un oiseau (*Motacilla spp.*) ; *muçum,* anguille d'eau douce ; *cinturão,* ceinture (portugais) ; « *arraia seu chapéu* », chapeau de la raie (portugais) ; *iapiu,* (je n' ai pas trouvé de signification à ce terme) ; *cigarro*, cigarette (portugais) ; *tapirarupi*, bœuf ou tapir (*nheengatu*) ; *iamé chamiri*, (je n'ai pas trouvé de signification à ce terme) ; « *ia benzer tau poranga* », bénir très bien (*nheengatu*).

A.N.T. commence à guérir par le pied, le ventre ou la tête du malade. Il explique sa prière :

> *Anujá sapato*, *anujá* c'est un poisson du fleuve ; *lavandera* c'est un serpent d'eau. *Lavandera seu cinturão*, je punis la *lavandera*. *Arraia seu chapéu* parce que la *majuba*, atteint la tête, il veut mettre son chapeau sur la tête de la personne. Alors, je retire son chapeau, je déchire le bord du chapeau, il faut la « manger » [tuer] pendant la *pajelança*, il faut quatre jours pour tuer la raie. Pour l'*anujá* c'est la même chose, *anujá* c'est un poisson, on le mange, mais il est *majuba, encantado.* Pour la tête, *Arraia seu chapéu*, si la raie est à la tête il faut la retirer. Elle a une queue, qui s'enroule autour de la personne. On prie pour qu'elle la quitte.

Cette bénédiction faite avec une cigarette (*mutauariçá*) est utilisée contre les diarrhées, les maux de tête, le mal au ventre, les courbatures. A.N.T. ne se nomme pas guérisseur, mais il bénit les personnes de la famille ; il bénit en secret parce qu'il croit que les gens vont se moquer de lui[2], mais il affirme qu'il a déjà eu

[1] Il ne parlait pas la langue baré, il avait juste appris le chant avec un ancien *pajé* baré. Il m'en a récité une partie, pour lui il était difficile de se souvenir du chant entier.

[2] Ici il faut rappeler que A.N.T. est aussi agent de santé communautaire, c'est-à-dire qu'il fait partie du système officiel de santé, un des motifs pour « cacher » sa vocation de guérisseur.

beaucoup de succès. Il guérit aussi à partir de la « force du soleil et de la lune » : il prie en demandant de la force à ces astres.

Il y a aussi des guérisseurs qui prient le « Dieu créateur », en méditant sur les lieux de création, comme dans le cas du *pajé* A.D., qui récite des prières indigènes transmises par les anciens. Il utilise une cigarette et des pierres lors de la bénédiction. Cependant, il fait aussi des prières catholiques et utilise des bougies. Il dit qu'il invoque la santé pour son patient et attend le pouvoir de Dieu pour guérir la personne.

De même, le *pajé* F.R.N récite sa prière dans la langue *nheengatu*[1], mais il utilise des termes chrétiens comme « miracle » et « Notre père Dieu », comme on le voit dans la transcription suivante :

Nosso Pai Deus, Você é criador do mundo Agora eu tou com esse doente aqui O senhor veja por ele (Eu chamo o seu nome) Quem criou o mundo e nós, é o Senhor Então o Senhor pode fazer um milagre, Pra esse doente ficar bom, né? Entao, o senhor pode ver por nós Porque nos somos seus filhos O senhor gostou de ver nos aqui no mundo Então, por isso que nos tamos aqui nesse mundo. Entao a gente pede do senhor, saude pra esse fulano de tal e esperamos o seu poder (Brésil, 1999).	Dieu notre père, Tu es le créateur du monde Maintenant je suis là avec ce malade Prenez soin de… (nom du patient) Vous qui avez créé le monde et nous tous Vous pouvez faire un miracle Pour ce malade et le guérir Vous pouvez nous guérir Parce que nous sommes vos enfants Vous avez souhaité nous voir dans le monde et c'est pour cela que nous y sommes. Alors nous te demandons santé pour cette personne et nous sommes en attente de ton pouvoir.

La prière chrétienne

Le *rezador* utilise des prières qui sont passées de guérisseur en guérisseur ou des prières qu'il a lui-même créées, qu'il « a reçues » lors d'une vision, ou qu'il improvise au moment de la guérison. Nous avons vu dans les chapitres précédents comment l'être

[1] Cette prière a été traduite en portugais par le Baré V.M.

surnaturel interfère dans la vie des humains, ici à travers les prières, nous pouvons voir comment les saints, Dieu et la Vierge sont « accessibles », dans un monde peu éloigné du nôtre et comment nous pouvons demander leur aide quand nous en avons besoin. Ainsi, pour l'érysipèle, H.M. n'utilise pas de remèdes, seulement la prière. Il récite à voix haute :

Sao Pedro foi à Roma, com Jesus Cristo se encontrou Jesus fal :_ Pedro que fazes? – Senhor eu curo cobreiro, fogo selvagem, erisipa mato – Pedro, volta cá! Pelo óleo da oliveira Toda essa gente vai curar, mata de mão dada Com a chave do sacrário que tranca Que não há mal que eu não cure Com os poderes de Deus Pai, Deus filho E Deus Espírito Santo.	Saint Pierre s'en fut à Rome, Il y rencontra Jésus Christ Alors Jésus lui a dit : Pierre que fais-tu ? – Seigneur, je guéris le zona, je tue le feu sauvage et l'érysipèle – Pierre, viens par ici ! Avec l'huile de l'olivier Tu vas soigner tous ces gens, elle tue le mal généreusement Avec la clef du tabernacle qui ferme Il n'est pas de mal que je ne guérisse Avec les pouvoirs de Dieu le Père, Du Fils et du Saint-Esprit.

On la récite une fois, et on la répète trois fois. Cette prière de guérison est liée à la vie de Jésus sur terre et aujourd'hui à sa présence dans l'église (tabernacle). La relation entre l'huile de l'olivier qui guérit et la clef du tabernacle qui ferme la blessure est due à l'endroit où demeure Jésus : le Mont des Oliviers, l'endroit où Jésus se retirait pour prier (Lc. 22, 39-40), tandis que le tabernacle est l'endroit où est Jésus, aujourd'hui, à l'église (il est fermé à clef)[1]. En plus, le rapport entre clef et Saint Pierre, peut venir de la représentation de ce Saint comme le possesseur de la clef du royaume de Dieu.

[1] Une version de cette prière se trouve en O. Orico, *Mitos Ameríndios e Crendices Amazônicas*.

Pour *quebranto* (mauvais œil), ce guérisseur récite :

Jesus nasceu, Jesus morreu, Jesus ressuscitou Como se cura a chaga de Cristo Assim pode ser curado esse quebranto Gloria à Santíssima Trindade, estará curado Para toda a vida eterna, Amém.	Jésus est né, Jésus est mort, Jésus est ressuscité Comme fut guérie la plaie du Christ On peut ainsi guérir ce *quebranto* Gloire à la Sainte Trinité, ce sera guéri Pour toute la vie éternelle, Amen.

Cette prière est aussi liée à la vie de Jésus : naissance, mort et résurrection. La naissance de Jésus serait la bonne santé, la mort serait la maladie et la résurrection, la guérison. Il est important de dire que H.M. est un catholique pratiquant.

O.L.A. n'est pas un catholique pratiquant. Son épouse est évangélique, et lui-même l'a déjà été pendant quelque temps. Dans les prières de guérison de O.L.A., il y a une relation très proche avec Dieu, Jésus et la Vierge. La longue prière de Saint Benoît, dont je reproduis une partie ci-dessous, confirme cette proximité :

Oração de São Bento Saúde para as quedas que daria Santo Pedro e Santa Maria Santo Antonio é pequeninho Sete luz alumia, Sete anjos cura Na hora do descanso Jesus Cristo, deita com ela numa rede E mais tarde, quando acorda de madrugada Jesus Cristo sobre a cruz, para sempre, Amém (...) Santo Deus da Luz Divina Do Espírito Santo, Pai eterno Jesus Cristo (…) E traga Senhor Deus Pai, esta a tesoura limpa Senhor Jesus Cristo, pra que seja cortada ela Todo esse feito, que a gente vê nesta hora (...) Cura com o poder de Deus, Senhor	Prière de saint Benoît Guérison contre les chutes qui arriveraient Saint Pierre et sainte Marie Saint Antoine est tout petit Sept lumières illuminent, sept anges guérissent À l'heure du repos Jésus Christ, soit avec elle [ou il] dans un hamac Et plus tard, quand elle [ou il] se réveille au matin Jésus Christ sur la croix, pour toujours, Amen (…) Saint Dieu de la Lumière Divine Du Saint-Esprit, Père éternel Jésus Christ (…) Et apporte Seigneur Jésus Christ, ces ciseaux propres Seigneur Jésus Christ, pour que soit coupé avec eux Tout ce fétiche, qu'on voit à ce

Deus Pai Passarei esse óleo limpo, do Espírito Santo, Jesus Cristo Pra que seja passado, dela todos esses [essas] dores E levante, e faz o seu milagre nesta hora (...).	moment (…) Guérit par le pouvoir de Dieu, Seigneur Dieu le Père Je passerai cette huile propre, du Saint-Esprit, Jésus Christ Pour qu'elle (il) soit soulagée de toutes ces douleurs Et qu'elle [ou il] se lève, fais le miracle à ce moment (…).

La prière ci-dessus est très orientée vers Jésus, par exemple elle mentionne que Jésus « couche avec le malade dans un hamac » et l'on voit un mélange entre les personnes de la trinité. En plus, si les prières sont occidentales, le hamac est indigène. Un autre aspect intéressant est qu'elle parle de la propreté : l'eau pure, l'huile et les ciseaux propres, *etc.* Comme nous l'avons vu dans les chapitres précédents, « la propreté » est très importante dans la culture baré.

Ce guérisseur a aussi des prières spécifiques pour chaque maladie. Pour guérir le zona il récite :

Eu corto cobreiro com a Santa e a Virgem Maria Com o nome do pai, do filho, Do Espírito Santo, Amém (rezar duas vezes).	Je coupe le zona avec la Sainte et la Vierge Marie Avec le nom du Père, du Fils Du Saint-Esprit, Amen (réciter deux fois).

Pour aider à retirer des arêtes de poisson de la gorge, quand la personne s'est étranglée, il prie :

Homem bom, mulher mal Tem uma casa velha, uma esteira Sobe e desce, Pai, Filho e Espírito Santo. Amém.	Homme bon, femme mauvaise Il y a une vieille maison, une natte en paille Monte et descend, Père, Fils et le Saint-Esprit. Amen.

L'arête finit par sortir. O.L.A. a déjà guéri trois personnes avec cette prière. Il est intéressant de préciser la relation homme/femme apparue dans cette prière, probablement inspirée par l'idée d'origine chrétienne que le péché vient de la femme (Ève).

O.L.A. utilise dans son rituel des bougies attachées avec des rubans. Pour guérir la *praga*, il prie :

Eu corto essa praga Com o nome do Pai, do Filho, do Espírito Santo, Amém Eu cortarei com a Santa e a Virgem Maria Eu corto essa praga do corpo do Fulano de Tal.	Je coupe cette *praga* Avec le nom du Père, du Fils et du Saint-Esprit, Amen Je la couperai avec la Sainte et la Vierge Marie Je coupe cette *praga* du corps d'untel.

Pendant qu'il récite cette prière, il se sert de ciseaux pour « couper » la maladie. Les ciseaux sont utilisés, car il croit que la *praga* se fait en attachant le saint, pour que la personne puisse se sentir aussi attachée, serrée. Pour cela, le guérisseur attache deux bougies avec des rubans. Après, il coupe les rubans en priant. Cet acte inverse la *praga*, c'est-à-dire la retourne à qui l'a envoyée. Puis il laisse la bougie allumée et il prie pour annuler la *praga* :

Eu desmancharei Com o nome do Pai, do Filho, do Espírito Santo, Amém Com a Santa Cruz, Divino Espírito Santo Senhor Deus Pai eterno, desmancharei e espalharei Pelo nome do Pai do Filho, do Espírito Santo, Amém Deus que cura nesta hora, Senhor Deus Pai eterno, Jesus Cristo Pelo teu poder seja curado, essa doente, esse doente aqui Nesta hora Jesus, retira tudo dela Todas as dores, A praga Afastarei Senhor Deus, com o nome do Pai, nome do Filho, do Espírito Santo, Amém.	Je déferai Au nom du Père, du Fils et du Saint Esprit, Amen Par la Sainte Croix, le Divin Saint Esprit Seigneur Dieu Père Éternel, je déferai et j'éparpillerai Au nom du Père, du Fils, du Saint-Esprit, Amen Dieu qui guérit à ce moment Seigneur Dieu Père Éternel, Jésus Christ Par ton pouvoir que soit guéri ce malade-ci À ce moment Jésus, retire tout de lui, Toutes les douleurs, la *praga*, j'éloignerai, Seigneur Dieu Avec le nom du Père, du Fils et du Saint-Esprit, Amen.

Puis, le guérisseur défait la *praga* à nouveau, d'abord avec une bougie : il la tourne, puis la met dans la bouche du patient. Puis, il examine les signes de la bougie : s'il s'agit de la *praga*, faite à partir d'une « bougie attachée », on voit de petites « perles » de cire et s'il s'agit de la *praga* faite avec des épines ou des épingles enfoncées dans la statuette du saint, il apparaît sur la bougie de toutes petites « gouttes » de cire, semblables à des épines. Cependant, on ne voit pas de différence entre les « perles » et les « gouttes » de cire. Il s'agit de l'imaginaire du guérisseur.

De la même manière, si la personne qui a provoqué le mal, le fait en piquant des aiguilles sur la statuette du saint, le guérisseur va lui aussi mettre des aiguilles sur la statuette du saint, pour que, au fur et à mesure qu'il retire les aiguilles de la statuette, il retire aussi le mal de la personne souffrante.

O.L.A. enfonce des épines ou des épingles ou attache la statuette et prie autant de fois qu'il le faut, jusqu'à ce que la personne ne ressente plus de douleurs. Quand la personne qui a pratiqué le mal a attaché la statuette de saint, O.L.A. enroule un ruban sur la statuette et le retire en le coupant avec des ciseaux et le tirant. Ce faisant il prie : « *Eu puxo pelo nome do Pai, do Filho, do Espírito Santo, Amém* » (« Je retire au nom du père, du fils et du Saint-Esprit Amen »). Puis, il les enlève : « Eu tiro pela graça de Deus e do Espírito Santo » (« Je les retire par la grâce de Dieu et du Saint-Esprit »). Quand il libère la statuette du saint (retire le ruban), il détache la *praga* aussi du corps du malade. Il fait ce traitement, puis vers minuit, si le malade ne mangeait pas, il sent alors la faim, il demande de la nourriture et recommence à manger et le lendemain matin, il descend au fleuve pour se baigner, « il est déjà guéri ».

Comme nous le savons, le processus de guérison ne passe pas seulement par le corps, mais par l'inconscient du malade. On peut dire que l'inconscient a besoin du rituel, pour résoudre le problème, dans ce sens, le rituel du guérisseur va contribuer beaucoup à la guérison : un rituel, un geste est plus efficace qu'une parole. Dire à un malade : « vous allez être bien, vous allez guérir » va l'aider dans le processus de guérison, mais si vous lui dites ces mêmes paroles avec un rituel, comme « couper » la maladie, « la brûler », ces paroles sont encore plus efficaces et puissantes.

En même temps, si le rite est important dans la guérison et dans la sorcellerie, le rite sans la parole n'est rien. J. Favret-Saada exprime dans son ouvrage « Les mots, la mort, les sorts », qu'en sorcellerie, l'acte, c'est le verbe : une parole qui est pouvoir et non savoir ou information. Pour cet auteur, c'est une parole et seulement une parole qui noue et dénoue le sort (1977 : 25-26).

De même, D. Camus exprime bien cette question :

> Aussi les mots sont-ils importants dans la mesure où ils créent la chose qu'ils désignent et conduisent à l'action matérielle par l'intermédiaire de la théorie de la sympathie où tout est dans tout. Ils donnent ainsi prise sur tout ce qu'ils nomment. La parole, source du pouvoir magique, est indispensable à l'efficacité du rituel (1990 : 157).

À ce sujet, F. Luis-Blanc, en s'appuyant sur les fondements de la thérapie familiale et de la psychiatrie transculturelle de G. Bateson, écrit :

> ... le langage et le discours rituel du guérisseur jouent un rôle dynamique comme véhicule entre, d'une part, la pensée et le monde intérieur de l'individu où viennent s'intégrer percepts et concepts, subjectifs par nature, et d'autre part le monde extérieur, porteur de la réalité objective et de la normalité sociale (...). Pour le thérapeute comme pour le malade, la clé d'accès à la représentation mentale de la maladie est le langage, au sens large de communication et de traitement de l'information, par le véhicule des signes, des indices et des symboles (1994 : 177).

Pour revenir aux guérisseurs baré, différemment d'autres *rezadores*, le guérisseur O.L.A. a une prière pour guérir l'*encanto*, ce qui normalement est une affaire de *pajé* :

Senhor Deus, querido Jesus Afastarei este encanto, com Glória ao Pai ao Filho e ao Espírito Santo Seja afastado esse encanto, nesta hora, Jesus Cristo Com o seu poder, Senhor Deus Pai E bota sua pílula limpa, dará para beber Senhor Deus Pai, pelo sonho Deus querido Pai E afastarei e eu cortarei este boto, pelo nome do Pai do Filho, do Espírito Santo, Amém.	Seigneur Dieu, cher Jésus J'éloignerai cet *encanto*, dans la gloire du Père et du Fils et du Saint-Esprit Que soit éloigné cet *encanto*, dès maintenant, Jésus Christ Avec votre pouvoir, Seigneur Dieu le Père Donnez votre remède, afin qu'il puisse boire Seigneur Dieu Père, par le rêve, Dieu cher père J'éloignerai et couperai ce *boto*, au nom du Père du Fils et du Saint-Esprit, Amen.

Ici le guérisseur dessine un *boto* sur le papier et il le coupe en disant :

Eu corto com a Santa e a Virgem Maria Com o Pai e o Filho e o Espírito Santo, Amém Eu corto a cabeça, eu corto a aba, eu corto o meio o rabo e eu corto o meio Eu corto com o Pai, o Filho e o Espírito Santo, Amém Eu espalho [o benzimento] pelo nome do Pai do Filho, do Espírito santo, Amém.	Je coupe avec la Sainte et la Vierge Marie Avec le père, le Fils et le Saint-Esprit, Amen Je coupe la tête, je coupe les nageoires, je coupe le milieu et je coupe la queue Je coupe avec le Père, le Fils et le Saint-Esprit, Amen J'éparpille [la bénédiction] au nom du Père du Fils et du Saint-Esprit, Amen.

Le guérisseur bénit deux fois, en récitant cette prière et, d'après lui, le malade est guéri. O.L.A. soigne par ailleurs d'autres sortes d'*encantamento* avec cette technique. Ainsi, un jour qu'il venait de bénir son voisin malade, il a vu en rêve que celui-ci était *encantado* par une chenille. Alors, il a dessiné une chenille et a découpé ce dessin, en priant. Le lendemain, quand O.L.A. a vu son patient l'état de celui-ci s'améliorait.

O.L.A. raconte aussi son expérience de guérissage de son oncle colombien atteint d'*encantamento*, qui avait consulté cinq *rezadores* dans la ville de São Gabriel da Cachoeira sans succès, et qui pour cela avait dépensé 50 reais. La critique que le guérisseur O.L.A. a fait à d'autres guérisseurs par rapport à la maladie de son oncle, est due à l'origine de cette maladie, provoquée par les *encantos*, non soignable par les *rezadores*. À un autre moment de l'entretien, ce guérisseur dit que les malades atteints d'*encantamento* vont voir 20, 30 *rezadores* et ne guérissent pas. Lui aussi, il est *rezador*, mais il a appris la science de *pajé* avec son beau-père *Baniwa*, d'où vient son pouvoir de guérir l'*encantamento* différemment d'autres *rezadores* qu'il critique.

Avoir des connaissances de la pratique de guérissage entre les deux cultures est un « atout » pour ce guérisseur. Ainsi, il joue le rôle de « passeur culturel » commun dans les sociétés pluriethniques. Grâce à ses pratiques thérapeutiques hybrides et pragmatiques, le guérisseur dans cette position s'impose comme spécialiste du transculturel et sait user des zones de lumière d'une culture pour éclairer les zones d'ombre propres à une autre (B. Hell 1999 : 349 ; d'après J. Benoist).

Pour revenir à O.L.A., l'apprentissage des connaissances des chamanes traditionnels, lui donne la compétence pour soigner les maladies provoquées par l'*encantamento*. D'un autre côté, il mélange aussi à ses prières des éléments de la culture arawak, par exemple la propreté, déjà citée : l'eau pure qui va nettoyer la partie malade. Santé est ici un signe de propreté. À ce sujet, A. Pérez signale que santé et propreté sont des synonymes dans presque toutes les cultures appelées primitives, et nous pouvons mesurer le degré d'acculturation des Indiens d'Amazonie à partir de l'observation de la propreté ou de la négligence vis-à-vis de la maison, du jardin ou de soi-même ; plus grande est la propreté, plus petite est l'acculturation et meilleure la santé (communication personnelle, 2008).

O.L.A., avec ses prières soigne aussi les maux de tête, le mal à l'estomac, etc. Il est un homme mystique, vu comme une figure exceptionnelle et providentielle qui guérit : « il soigne le soir et le lendemain le malade est debout ». Il a beaucoup de crédit dans la région et à la frontière du Venezuela. Il exerce aussi dans la ville de São Gabriel da Cachoeira. Il ne fait pas de mystère sur sa pratique de guérison.

Quand le guérisseur O.L.A. est avec des patients, son épouse prie en silence. Elle est évangélique de l'Assemblée de Dieu. Elle guérit aussi, surtout au sein de sa famille. Par exemple, quand son mari souffre de maux de tête elle le soulage avec la prière des évangéliques. Le fait que la femme de O.L.A. mentionne qu'elle guérit en priant est important, car un autre guérisseur de confession évangélique et lui-même fils de guérisseur m'a caché qu'il était *rezador*. À plusieurs reprises dans ces recherches, les Baré ont évoqué ce sujet. Pour quelques-uns, l'interdiction des évangéliques à la pratique de guérisseur, viendrait de l'acte de bénir avec du tabac : « Pour bénir, le *pajé* a besoin de la cigarette, et les religions évangéliques ne permettent pas que la personne fume, c'est pourquoi ils ne peuvent valoriser la *pajelança* » (L.B.R.).

D'autres, comme B.F.S., affirment qu'un des dogmes des évangéliques dit que « Jésus est le médecin des médecins » et que pour cela on ne peut pas chercher de guérisseurs. Le rôle de guérisseur rentrerait en « compétition » avec les religions évangéliques, car comme le souligne J.-P. Chaumeil, « avec l'expansion des sectes pentecôtistes (…) a surgi une nouvelle famille de thérapeutes qui, d'une certaine façon, a été assimilée ou s'est partiellement substituée au chamane » (2000 : 160). « Les pasteurs possèdent tous le 'don de guérison' souvent lié à la lecture des Écritures » (J. P. Chaumeil 2000 : 160, d'après Pédron, Goulard).

Pour revenir aux prières des guérisseurs, J.O.S. prie en secret (silence). Il a bien voulu m'expliquer sa méthode : Il allume des bougies, de plusieurs couleurs, choisissant celles qui viennent à son esprit au moment de la cure. Il les allume au nom d'un esprit ou d'un saint. Il travaille avec tous les saints : « il faut évoquer beaucoup d'esprits [et saints], pas seulement un ». Quant aux esprits, il ne sait pas leurs noms, il voit seulement un « *curumin* » (gamin) (déjà mentionné). Pour lui, ce « *curumin* » est un ange : « quand nous sommes enfants, il y a un ange qui marche à côté de nous et nous accompagne ; s'il nous laisse, nous mourons ».

Il rêve de la maladie et de la personne qui a engendré le mal ; « l'esprit de cette personne vient » au-dessus de lui. Ce guérisseur affirme qu'aucun patient n'est jamais décédé entre ses mains, sauf un dont la famille a arrêté le traitement et est revenue avec lui à la ferme, qui était ensorcelée.

Cependant, la guérison doit être faite en employant la langue avec laquelle a été envoyé le mal. Ce point est important car il justifie la classification des maladies, qui ne relèvent pas de la biomédecine, en deux sortes : les unes guéries par les *pajés*, et les autres par le *rezador* : « On ne peut pas guérir un souffle fait dans une langue indigène, de même, les Indiens d'une autre ethnie ne peuvent pas guérir une *praga*. Il faut bénir dans la langue où a été fait le maléfice. Ces gens-là ont peur de nous et nous avons peur d'eux » (*pajé* J.O.S.).

Un autre point important est de nommer l'être *encantado* qui a mis la maladie, comme nous l'avons vu antérieurement :

> Quand un traitement ne va pas, il faut en essayer un autre, jusqu'à la fin de la maladie. Pour l'enfant c'est la même chose, on commence à le bénir ; et à dire les mots, les noms [des êtres *encantados*]. Si l'enfant ne guérit pas, on cherche une autre méthode, si on a dit, à roi, à *boto*, ou à « quelque chose », on

> répète le même mot : « Pourquoi vous avez fait cela avec votre petit enfant »[1]? (*Pajé* A.L.).

Cette recherche du guérisseur quant à la nomenclature et l'étymologie des maladies est importante car « connaître l'origine d'une maladie attribue au détenteur de ce savoir le pouvoir de la guérir » (D. Buchillet : 1988 : 36).

Les voyages dans le monde surnaturel

Chez les *pajés* baré d'aujourd'hui ou chez les *rezadores* baré, les voyages dans le monde surnaturel se font à travers le rêve, sans recours aux plantes hallucinogènes. Ainsi, le *pajé* M.S. raconte que, malgré sa maladie, il fait encore « ses voyages chamaniques » au cours desquels il rencontre des esprits. Il rêve en voyageant sur le fleuve, il raconte : « Je pense que ce sont mes *macumbeiros*,[2] *sacacas*,[3] qui me portent. (...) quand je cligne des yeux, je voyage déjà ». Il explique encore :

> Quand je voyage par bateau, j'arrive là où sont ces esprits, ils veulent me donner une *maracá*[4]. Quand ils me la donnent, il fait *tha thara tha tha*. Mais je ne travaille pas avec eux, je ne veux pas m'y intéresser car les gens qui travaillent avec eux meurent rapidement. Il y a des *maracá* sans couleurs, celles-là ne sont pas dangereuses. Je suis allé dans une autre maison, aux [*maracá*] peintes, elles sont dangereuses.

Dans ses rêves le *pajé*, entre plusieurs fois dans la bouche d'un grand caïman et il part... ou il voyage dans un grand camion, sur une route où il y a un portail. Et il est aussi arrivé dans un grand creux du fleuve. Le *pajé* va, pendant ses rêves, dans le creux du fleuve devant le village de Tabocal, où il y a beaucoup d'*encantos*.

En fait, en Amazonie indigène, surtout quand on n'utilise pas d'hallucinogènes, le rêve est la voie principale de communication entre les plans de réalité et les domaines cosmologiques distincts

---

[1] Il faut se souvenir ici que dans les cultures indigènes les animaux sont nos ancêtres. Cette même terminologie apparaît dans le processus de maladie-guérison. Pour cela l'enfant malade est petit enfant de l'être surnaturel (animal) qui a provoqué la maladie.

[2] *Macumbeiro* : personne qui fait de la *macumba* (sorcellerie afro-brésilienne).

[3] *Sacaca* : utilisée parmi les *caboclos* de l'Amazonie et au Nord-Est pour désigner un *pajé* authentique et très puissant.

[4] Instrument de musique, utilisé dans les séances de guérisons.

(C. Fausto 2001 : 344). Le rêve apparaît dans la mythologie baré dans le processus de divination/action. Les guérisseurs « voyagent » aussi à travers les rêves pour chercher l'âme de leurs patients.

2. L'antagonisme entre le pouvoir du guérisseur/paiement, et les problèmes liés à la transmission de la prière

Nous avons vu antérieurement que la majorité des guérisseurs ont commencé à guérir pour des motifs altruistes. De même, qu'ils ont eu le pouvoir de guérir, ils peuvent le perdre d'un moment à l'autre, s'ils n'obéissent pas aux exigences nécessaires pour maintenir le don ou s'ils tombent malades. Quelques personnes, guérisseur ou non, croient que c'est Dieu qui a donné le pouvoir de guérir. Ainsi le *rezador* H.M. croit que « Dieu, Notre Seigneur a donné ce don à quelques personnes parce qu'auparavant il n'y avait pas de médecin ». Pour B.F.S., « les *pajés* sont nés avec le pouvoir de guérir. Dieu leur a donné ce don, c'est pourquoi ils font quelque chose en faveur des malades ».

Avoir une prière représente avoir du pouvoir : pouvoir de guérir, pouvoir d'être intermédiaire entre les hommes et le Divin. Pour le *rezador* F.A.G. c'est la foi qui guérit, et il est convaincu que ses bénédictions, si le patient (ou la mère, s'il s'agit d'un enfant) a la foi, permettent de soigner jusqu'aux maladies provoquées par des êtres surnaturels. Quand il va bénir il dit à la personne : « attachez-vous à un saint et vous serez guéri ». Et la personne guérit. Le *pajé* A.L. fait aussi référence à la foi. Pour lui, il faut que le père ou la mère de l'enfant malade ait la foi pour que la bénédiction atteigne son objectif.

En effet, dans toute pratique de cure, les soignants font appel à la croyance du malade et de son entourage. À ce sujet C. Alès et J. Chiappino ont écrit à partir du chamanisme Yanomami :

> Pour être efficace, la cure suppose la croyance du malade en l'acte pratiqué. Mais, dans ce phénomène de croyance, le malade n'est pas seul engagé. Le système thérapeutique de la cure chamanique n'est cohérent que s'il y a adhésion du groupe social et de l'entourage du malade à l'acte pratiqué (1981-1982 : 540).

Pour revenir aux guérisseurs baré, la plupart d'entre eux ne diffusent pas leurs prières, car ils croient que s'ils les transmettent, celles-ci perdent leur pouvoir : « La prière on ne peut pas la transmettre à une autre personne, sinon elle perd son pouvoir. Si on la répète, elle est finie » (*Pajé* A.L.). De même, J.O.S. affirme que s'il transmet ses prières, elles perdent leur efficacité. « La prière est sacrée ». À ce propos, F.R.A., un des patients du *pajé* J.O.S. dit : « Si le guérisseur ne prend pas son rôle au sérieux, si on joue, les prières perdent leur valeur ».

F.A.G. aussi a dit qu'on ne peut pas transmettre une prière, sinon elle perd sa force. Cela, bien qu'il ait appris à partir d'un livre. Sa fille B.A. ne transmet pas non plus ses prières. Elle dit seulement que pour bénir elle prononce « au nom du Père et du Fils et du Saint-Esprit ». Le guérisseur peut transmettre son savoir seulement à ses enfants, comme nous l'avons déjà vu. Cependant, si un père peut transmettre une prière à son fils, il ne peut pas guérir son propre enfant, c'est-à-dire que, comme dans tous les systèmes ésotériques, souvent le don ne vaut pas pour les personnes proches affectivement :

> Pour notre propre enfant, la prière n'a pas de valeur, il faut un autre guérisseur pour guérir notre enfant. Un *pajé*, même s'il est un excellent *pajé*, son enfant est en train de mourir atteint de *majuba* ou d'une autre maladie, il n'arrive pas à le guérir, il faut un autre *pajé* pour le guérir. On est en train de suivre cette situation et cela est un mystère, qu'on ne peut pas comprendre, parce que cela a été comme ça depuis le commencement. Tous les *pajés* sont comme ça, tous ceux qui prient parlent de cette histoire (*Pajé* A.L.).

Revenons à la question de la parole. Pour le *pajé* J.O.S., quand on est en train d'apprendre à guérir, on ne guérit pas, on garde le savoir (pour ne pas perdre le pouvoir on ne doit en parler à personne). Quand il a appris, il était jeune et personne ne savait qu'il avait été initié à l'art de guérir, mais sa mère a commencé à en parler autour d'elle et les gens sont venus le chercher.

Abordons maintenant le problème du paiement des services du *rezador*. Une petite minorité de *rezadores* baré fixe un prix, mais la majorité se contente de ce que le patient donne, ou n'accepte rien. Une des raisons pour ne pas demander d'argent est la croyance que le paiement est associé à la perte du pouvoir de guérir. Cette question de perte de pouvoir chez les *rezadores* est liée à la gratuité, donner gratuitement ce qu'on a reçu, liée au christianisme : « Guérissez les malades… vous avez reçu gratuitement, donnez gratuitement » (Mt. 10,8).

Parfois les *rezadores* font même référence à Jésus qui guérissait sans demander de paiement. Ainsi, le *rezador* F.A.G. dit qu'il guérit comme Jésus guérissait. Il ne demande pas d'argent parce que Jésus n'en demandait pas : « quand Jésus guérissait, il ne demandait à personne de l'argent ! Je veux qu'ils disent : merci beaucoup, c'est tout. Comme cela ma prière aura plus de force ». Le guérisseur H.M. raconte que des gens lui demandent souvent combien il faut payer pour la guérison. Il répond que c'est Dieu qui fait cela : « Dieu m'a donné ce don pour que j'aide les gens qui en ont besoin ». De même, pour O.L.A., c'est Dieu qui guérit. Il ne demande pas d'argent et il dit que s'il en demande sa prière n'a plus de valeur[1].

En outre, la gratuité des soins est liée à la notion de la charité : « celui qui reçoit un 'don' doit 'donner' de sa personne » (F. Laplantine & Rabeyron P.L. 1987 : 49). Pour justifier cette question demande d'argent/perte de pouvoir, F.A.G. parle d'un autre guérisseur (G.F.) qui a commencé à demander de l'argent et ses prières ont perdu de leur efficacité. Différents villageois rencontrés ont confirmé ce fait. Ils affirment qu'une fois G.F. est parti travailler comme guérisseur en Colombie et au Venezuela et qu'il est rentré au Brésil avec beaucoup d'ustensiles pour la maison, tels qu'un jeu de casseroles, une radio, un moteur pour râper le manioc... Quelque temps après, les villageois du côté du Venezuela l'attendaient pour le mettre en prison car beaucoup de ceux qu'il avait bénis et traités ont quand même eu une fin tragique après son passage. Il n'est d'ailleurs jamais retourné au Venezuela[2].

---

[1] Le rapport : se faire payer pour soigner versus perdre son pouvoir de guérison, se retrouve aussi chez les spirites (cf. M. Aubrée & François Laplantine. *La table, le livre et les Esprits : naissance, évolution et actualité du mouvement social spirite entre France et Brésil*, Paris, Éd. Jean-Claude Lattès, 1990).

[2] Ce guérisseur mentionné voulait me « vendre sa prière » pour « 100,00 reais, le moins cher ». Selon lui, moi je gagnais de l'argent pour ce travail, alors il fallait qu'il en gagne aussi. Pour une guérison, il demande 50 reais. À Marabitanas, on disait qu'il avait déclaré venir faire fortune à São Gabriel da Cachoeira.

Dans l'œuvre de C. Lévi-Strauss, on voit clairement la relation entre paiement et « vrai chamane » :

> Et Quesalid poursuivit sa carrière, riche de secrets, démasquant les imposteurs et plein de mépris pour la profession : « Une fois seulement ai-je vu un chaman qui traitait les malades par succion ; et je n'ai jamais pu découvrir s'il était un vrai chaman, ou un simulateur. Pour cette raison seulement, je crois qu'il était un chaman : il ne permettait pas à ceux qu'il avait guéris de le payer » (1974 [1958] : 196).

Chez les thérapeutes traditionnels choles de Tila (Chiapas), les vrais *xwujt* (figure-clef parmi les thérapeutes choles) ne demandent jamais d'argent pour leur travail, bien qu'ils acceptent de leurs patients les plus généreux, des cadeaux comme de la nourriture, des vêtements ou d'autres biens de première nécessité. Le non-respect de cette règle fondamentale entraine la perte de leur capacité de guérir et, par conséquent, atteint leur prestige et « les rend honteux », i.e. contracter une grave maladie, car la honte qui produit des boutons, des pustules et les ulcères, couvre de marques visibles aux yeux de la communauté celui qui n'a pas accompli avec humilité et courage sa tâche divine (M. C. Manca 1996 : 7).

En ce qui concerne la rémunération des services de *pajés* baré ou d'autres ethnies du Rio Negro, le patient paie ce qu'il veut, mais il arrive que, pour être guéris, certains malades offrent presque tous leurs objets personnels : chemises, hamac, etc. Parfois, le prestige du *pajé* lui permet d'être entretenu, ainsi que sa famille, pour ce qui est de l'habitation et de la nourriture (R. Müller 1996 : 155). Le *pajé* J.O.S. par exemple, à l'époque d'un de mes travaux de terrain, est venu guérir un malade à São Gabriel da Cachoeira, où il a été hébergé avec toute sa famille pendant un mois. Puis, il a eu l'opportunité de traiter un autre malade dont la famille a mis à sa disposition une maison pour plusieurs mois.

Le paiement pour les consultations des *pajés* de la région du Rio Negro, ne diffère pas beaucoup de la pratique des chamanes de l'Amérique du Sud. À ce sujet, voyons ce qu'écrit A. Métraux, sur les honoraires du chamanisme chez les Indiens du Gran Chaco :

> Ici comme ailleurs le chaman tire de gras profits de sa profession, car ses cures ne sont pas gratuites. Les chamans Toba justifient

leur insistance à se faire payer sous le prétexte que, s'ils se montraient désintéressés, l'esprit les punirait, eux et leur client. Les chamans Abipon étaient, dit-on, beaucoup plus riches en chevaux et en autres biens que n'importe quel autre membre de la tribu (1967 : 114).

Pour revenir à la région du Rio Negro, les *pajés* qui demandent de l'argent demandent 10 ou 30 *reais*, mais ils officient plutôt dans la ville de São Gabriel da Cachoeira, où il existe beaucoup de *pajés*. Quelques *pajés* et *rezadores* quittent leur village et vont habiter là-bas, d'autres vont « faire la vie » comme ils disent, d'autres sont appelés pour guérir tel ou tel malade. Cependant, il y a ceux aussi qui pensent que la guérison n'a pas de prix. Ainsi, le *pajé* J.O.S. dit : « si je demandais de l'argent pour mon travail... vous ne me paieriez jamais le prix d'une vie ». Nous pouvons vérifier que J.O.S. pense différemment de la majorité des *pajés* de la région, mais il faut rappeler que J.O.S. est aussi *rezador* et que ceux-ci ne se font pas payer.

Une autre question à considérer c'est que même si le *rezador* ne demande pas d'argent ou d'objets pour son service, il ne refuse pas les cadeaux, car cela n'est pas poli. Et dans ce cas, on peut faire une analogie avec la question de l'échange, au sujet des *dabukurís*[1] et des fêtes religieuses. Il faut se rappeler qu'en terre indigène et dans bien d'autres cultures, quand on reçoit un cadeau, on doit rétribuer par un autre cadeau. Dans le cas de la guérison, on échange la cure pour un cadeau, ainsi comme dans la guérison par les Saints on échange un ruban pour un autre[2].

Cette question du paiement est présente aussi dans les « achats » de statuettes de saint au Brésil. Par exemple, dans une

---

[1] Le *dabukurí* ou « fête des fruits » est un « cérémonial complexe » qui inclut l'échange de biens, de services et connaissance entre les alliés et la parenté consanguine et les personnes liées par alliance ; le commerce entre sociétaires où le paiement pouvait être fait à moyen et long terme ; la distribution de ressources, relativement rares, entre deux groupes d'une région ou plus ; une série de danses et de chansons ancestrales, qui transmettent les histoires des fratries, des clans et des individus. Il y a consommation de grandes quantités de nourritures et de boissons ; flagellations avec l'*adábi* (fouet) et les rituels sacrés et secrets du Kúwai, Héros mythique (Vidal, 1994 : 93-94).

[2] On peut « échanger » un ruban avec le saint : « ce *Santo* a même déjà reçu une alliance d'or et un capitaine vénézuélien a déjà apporté ses deux galons pour le *Santo* » (G.S.)

petite ville de l'état de São Paulo, nous ne pouvons pas dire qu'on a acheté une statuette de saint, mais qu'on l'a échangée pour de l'argent. Tout ce qui est sacré, on ne le vend et on ne l'achète pas, mais on l'échange.

Nous devons souligner que la croyance en la perte du pouvoir de guérir pour ceux qui se font payer est valable seulement pour les *rezadores*. Les *pajés* du Rio Negro qui demandent de l'argent ou d'autres formes de paiement, le font sans scrupules car la « gratuité » ne fait pas partie de leurs principes. Pour eux, c'est une attitude normale d'être payé pour son travail. Et cela ne gêne pas les Baré. Il semble que cet interdit soit plutôt lié à l'univers des *rezadores* dont la symbolique est chrétienne : guérir comme Jésus guérissait, comme nous l'avons vu plus haut. Pour les *rezadores*, il s'agit d'un don et pour les *pajés*, il s'agit d'une connaissance acquise.

Pour revenir à la perte de pouvoir, une autre raison pour perdre le pouvoir de chamane est la maladie. Ainsi le *pajé* M.S. a dit ne plus pouvoir guérir à cause de sa maladie. Il cherchait un *pajé* pour guérir sa tête (victime d'*estrago*, ici la sorcellerie).

3. Les horaires et lieux de la séance de cure

Généralement le guérisseur entreprend ses soins dans le salon de sa maison (ou du salon ou de la chambre du malade, dans le cas où le *rezador* se déplace). Le malade reste debout, ou assis sur une chaise, ou sur un hamac. Souvent, le *pajé* ou le *rezador* offre l'hospitalité chez lui au malade et à sa famille pendant le traitement. Parfois, le patient reste des jours dans la maison du guérisseur. Le guérisseur O.L.A. a déjà reçu des patients qui sont venus en hamac, qui sont restés trois jours chez lui et sont repartis en marchant. Dans certains cas, comme nous l'avons vu plus haut, c'est le guérisseur qui part vers la maison du malade et y est hébergé.

Si l'action des êtres surnaturels se produit plutôt à certaines heures, il existe aussi des horaires déterminés pour la séance de guérison, généralement six heures du matin ou six heures du soir ou, encore, midi. En ville cet horaire peut être modifié pour « après le feuilleton de huit heures du soir ». Pour la guérison, il y a aussi un « nombre symbolique », deux bougies par exemple. Ce symbolisme des nombres est aussi présent en sorcellerie, par exemple dans le rituel de confection d'un sort avec sept bougies.

Les nombres sont présents dans l'imaginaire, ainsi que dans les activités et les préoccupations de la vie quotidienne de l'être humain depuis la plus haute antiquité. De plus, l'homme est soumis à de nombreux cycles naturels environnementaux et biologiques. Le nombre est aussi important dans les religions. Le chiffre sept par exemple, dans la religion judéo-chrétienne, le monde a été créé en sept jours ; les musulmans tournent sept fois autour de la Kaaba ; pour les Hindous, il y a sept sources d'énergie, les sept chakras, etc. Ce chiffre est aussi utilisé dans la sorcellerie, tant pour la magie blanche que pour la noire, où chaque guérisseur ou sorcier pratique ses propres rites basés sur le symbolisme du chiffre.

Chaque séance dure entre dix minutes et une demi-heure. Cela dépend de chaque praticien et du cas à traiter. Dans la séance, les chiffres ont aussi leur importance, ainsi le guérisseur utilise trois plantes, deux bougies, etc. Le *rezador* peut aussi soigner à distance. Les personnes lui envoient des photos pour qu'il prie sur elles. Il travaille sur ces photos tous les soirs. Dans ce cas, le guérisseur exerce son rituel et prie devant son autel, qui est installé dans sa chambre ou son salon. L'autel de O.L.A., par exemple est très simple : une statuette de saint Antoine, mêlée à du matériel de pêche (hameçon, ligne, lanterne...). Cette statuette a une petite couverture enroulée autour des pieds[1] et a dans les bras un papier avec le nom d'une personne qui demande une guérison[2].

4. Le rôle du rêve et des signes dans le diagnostic, le pronostic et la responsabilité du guérisseur

Si les aides-soignants envoient des malades chez les guérisseurs, ceux-ci de leur côté envoient aussi des malades chez les médecins. Ainsi, H.M. observe l'état de santé du malade. S'il va mieux le lendemain, il continue à bénir car cela veut dire que

---

[1] La couverture enroulée autour des pieds du « saint » est un signe de respect.

2 Certains guérisseurs ne possèdent pas de statuettes de saints. Par exemple, F.A.G. qui dit que ses connaissances sont dans sa tête.

c'est une maladie guérissable par la prière. Si la personne ne montre pas d'évolution positive dans son état ou si elle va plus mal, il l'envoie chez le médecin[1]. Cependant cette situation n'est pas évidente car ce guérisseur affirme que parfois les mères insistent pour ne choisir que la bénédiction. Parfois, H.M. sait faire la différence entre une maladie guérissable par un médecin ou un guérisseur à partir des symptômes. Par exemple, il sait que le *quebranto* apparaît avec les vomissements, la diarrhée verte, et la fontanelle enfoncée[2].

M. Augé, anthropologue, peut nous aider à mieux comprendre les arguments et pratiques de ce guérisseur :

> Quant à ces représentations elles-mêmes, aux théories concernant la nature et la transmission des fluides qui font la matière et la force du corps et du psychisme, il faut remarquer d'une part qu'elles témoignent toujours d'un sens certain de l'observation, d'autre part que leur armature biologique fournit les éléments d'un langage de vocation universelle : c'est le corps qui permet d'expérimenter les vertus contraires du sec et de l'humide, du chaud et du froid, d'apprécier la couleur et la consistance différentes du sang et de la lymphe, du sperme et du lait, les transformations subies au cours du transit intestinal par les aliments ingérés, d'opposer le sang des hommes à celui des femmes, etc. (M. Augé, 1986 : 86).

Pour revenir au guérisseur H.M., une autre de ses précautions est de ne pas révéler qu'il est *rezador*. En effet, il observe qu'il y a des personnes qui, pour n'importe quelle maladie, écartent le médecin et veulent un *rezador*, même pour une grippe. Pour lui, la grippe, la rougeole nécessitent l'intervention du médecin ; ces maladies ne se guérissent pas avec le *rezador*.

Les guérisseurs et devins baré d'autrefois, fumaient et utilisaient des substances spéciales pour pouvoir tout deviner. Pour L.P.B, ils montaient sur des montagnes et restaient seuls ou sinon

---

[1] Le renvoi de certains patients chez le médecin protégerait le guérisseur de l'échec dans les traitements de désordres « purement organiques » et permettrait au guérisseur de participer de la légitimité des « docteurs », en renvoyant son patient à un autre spécialiste (P. I. Villar 2000 : 228).

[2] En fait, il est difficile de diagnostiquer car ces symptômes cités par le guérisseur ressemblent à ceux de la déshydratation.

restaient en leur hamac fumant pour pouvoir deviner[1]. De nos jours, chez les *pajés* et les *rezadores*, les diagnostics et pronostics se réalisent aussi à travers les rêves et les signes que le guérisseur reçoit dans son corps.

O.L.A. fait le diagnostic à partir de signes qu'il perçoit dans son corps. Par exemple, lorsqu'il traite une *praga* ou un *feito* (sort) comme il dit, ses lèvres « tremblent en croix » (il éprouve des mouvements spasmodiques verticaux et horizontaux dessinant une croix). S'il s'agit d'*estrago* (poison) tout son corps brûle et tremble. Ce sont des signes car il demande en priant, de recevoir et ressentir des signes dans son corps :

Querido pai, nessa hora Jesus Cristo Senhor, Deus Pai, eterno Jesus Me mostra ali [aqui] nesta hora Senhor Deus O que é a doença da pessoa Se [for] qualquer coisa Me mostra no braço, no corpo, onde for. Se for feito, os encantos, qualquer coisa.	Cher père, à ce moment Jésus Christ Seigneur, Dieu le Père éternel, Jésus Montre-moi ici, à ce moment Seigneur Dieu Ce qu'est la maladie de cette personne S'il y a quelque chose Montre-moi où elle est, au bras, au corps. S'il s'agit de « feito » (fétiche), des *encantos* ou de quelque chose d'autre.

À partir de cette prière, O.L.A. éprouve un signe, son bras tremble, par exemple. Quand le mal a été provoqué à partir d'une statuette attachée, O.L.A. sent des signes dans son corps, il se sent tout attaché, il se sent serré, à la poitrine, au bras, partout. Quand O.L.A bénit en utilisant des bougies, il fait attention à la flamme de la bougie, si elle est grande cela veut dire que le patient va guérir.

Ces « conventions mentales » sont communes chez les guérisseurs. Ainsi, pour découvrir s'il s'agit de maladie guérissable par le guérisseur, B.A a créé une « formule » : elle bénit trois fois en prononçant le prénom du malade. Si, par hasard, une de ces fois

[1] Ici, on voit l'imaginaire occidental versus l'imaginaire indien. La première partie de la phrase, « monter sur des montagnes » est une description des pratiques des chamanes présente dans l'inconscient collectif. La deuxième partie, « rester sur le hamac » fait partie de la description de la vie de l'Indien.

elle oublie le prénom de la personne, cela veut dire que cette maladie n'est pas une maladie guérissable par le guérisseur, cela veut dire que la personne doit chercher un médecin car elle soigne seulement les maladies qui ne peuvent être guéries avec des médicaments. B.A. fait le diagnostic et le pronostic à partir de douleurs qu'elle ressent. Quand elle soigne un enfant, elle ressent les douleurs de l'enfant. De même, le *rezador* O.L.A. a des « voyances » quand va arriver un bateau avec ses patients : son bras droit tremble : pour lui, « il sent le bruit du bateau dans ses bras ».

Ces « signes » perçus par les guérisseurs à travers les sensations corporelles s'apparentent en quelque sorte à ce que E. Laborde-Notalle appelle un « scopème »[1], néologisme pour qualifier l'entité signifiante engendrant la voyance ; ce peut être un mot, une phrase, une image, ou des sensations corporelles. Pour cet auteur, le « scopème » ressemblerait à un rêve, où les images qui le constituent ont souvent un « sens symbolique qui peut reposer sur un jeu de mots autour d'un signifiant » et la plupart des personnes ne se les remémorent habituellement pas, de même qu'ils se souviennent rarement de leurs rêves (1990 : 115-136).

En outre, sentir les douleurs du corps du malade fait partie de l'ensemble de l'approche du guérisseur :

> Le contact et la proximité physique ; toucher, palper, sentir et ressentir parfois jusque dans son propre corps (en « prenant le mal sur soi ») les douleurs mêmes du malade, ce qui l'oppose en cela à la médecine savante qui fait intervenir la médiation instrumentale et la distance sociale (F. Laplantine & P.L. Rabeyron 1987 : 49).

De même, les rêves chez les Baré ont le pouvoir de faire un diagnostic. O.L.A., par exemple, prie et demande à Dieu de voir pendant un rêve la maladie de ses patients. Pendant le rêve vient une « personne » qui lui précise la maladie. Il voit la statuette du saint, la personne qui a pratiqué le mal, les bougies. « Parfois, on fait la *praga* avec sept paquets de bougies et on les allume autour de la statuette du saint ». Pendant le rêve la statuette du saint dit à O.L.A : « Regarde untel ». Parfois, pendant le rêve, il voit la personne qui vient se mettre à genoux, prie, attache la statuette, y enfonce des épingles. Cependant, « quand on fait la *praga* pour

---

[1] Cf. cet auteur : *La voyance et l'inconscient*, Paris, Seuil, 1990.

tuer la personne, la statuette du saint ne parle pas, l'esprit de celle-ci est déjà entré dans la personne envisagée. Il ne peut rien dire. Alors, on défait la *praga* ».

Le rêve est aussi utilisé pour aider le guérisseur à découvrir qui a provoqué le mal. Ainsi, O.L.A. voyageait et a rencontré une dame avec des blessures sur tout le corps. Il est parti en forêt chercher des plantes. Il a lavé son corps et l'a bénie. Le lendemain, les blessures ont commencé à sécher. Quand elle a été guérie, sur ses jambes, on voyait des cloques, on a passé un tissu et il est tombé comme du sable de ses jambes. Le guérisseur a découvert qui a provoqué le mal, parce qu'après avoir béni la dame il est parti se coucher. Pendant le rêve, on lui a dit : « Regarde, c'est cette dame ici qui a provoqué le mal ». Il a reconnu la personne et a dit à sa patiente que c'était sa belle sœur qui avait provoqué le mal. Un parent de cette personne a menacé le guérisseur de le mettre en prison si ce n'était pas vrai. Mais ce parent est parti à la capitale[1] et a trouvé une voyante qui a confirmé l'histoire.

Ce guérisseur prie aussi pour que le malade puisse lui-même « voir » la personne qui a pratiqué le mal, pendant son premier rêve. Ainsi, le rêve est un outil de grande importance pour O.L.A. Cependant, selon le guérisseur A.D., qui fait aussi le diagnostic de la maladie et analyse les pronostics pendant ses rêves ; pour avoir des rêves liés à ses patients, le guérisseur doit y penser la nuit, avant de se coucher : « par exemple s'il y a telle personne malade, on veut savoir comment elle va, on y pense et pendant le sommeil, on rêve de ce qui se passe ».

En plus, nous ne pouvons pas séparer les rêves des mythes. Si nous trouvons l'origine des maladies soignées par les guérisseurs dans la mythologie baré, nous trouvons aussi des signes, des diagnostics et pronostics dans les rêves des patients et guérisseurs. Roger Bastide, en s'appuyant sur des auteurs comme O. Rank, K. Abraham, S. Freud, entre autres, écrit :

> Non seulement, on trouve dans le symbolisme du rêve les racines libidineuses des symboles analogues des mythes, mais encore les mythes suivent exactement les mêmes lois que les rêves, ils

[1] Le fait que le parent de la malade confirme le diagnostic à Manaus (avec un Blanc ou métis) au lieu de le confirmer avec un autre guérisseur indien, est lié à son histoire personnelle : il s'identifie comme Blanc et vit plutôt parmi les Blancs.

> exprimENT les mêmes désirs incestueux ou les mêmes pulsions agressives, ils présentent les mêmes caractères de dramatisation, de déplacement de la libido sur des objets secondaires, de condensation des images ou de division des tendances, etc. La seule différence, c'est que le rêve manifeste la libido individuelle et le mythe, la libido des peuples… (1972 [1950] : 57-58).

Le rêve aide aussi le guérisseur à avoir une indication de l'arrivée du patient. Quand un malade atteint de *walama*, *majuba* ou d'autres maladies va arriver pour consulter le guérisseur A.L., il le sait grâce au rêve. Ainsi, il a rêvé qu'un enfant était plein d'épines. Il retirait les épines et les jetait. Après le rêve, il est parti dans un autre village et là-bas il a rencontré un enfant malade de *walama*. (L'épine est liée à la flèche de *walama*).

Le *pajé* M.S. voyait autrefois dans les rêves les maladies de ses patients, surtout s'il s'agissait d'*estrago* ou de *majuba*. De même, il percevait et perçoit encore qu'une personne est mauvaise et que quelqu'un parle de lui.

Une autre aide que le rêve apporte au guérisseur est d'avoir une « certitude » de l'efficacité de son travail. Ainsi, auparavant, quand H.M. soignait les gens, il rêvait qu'il luttait. S'il luttait avec une bête et qu'il la dominait, un malade pouvait arriver mourant, il cherchait à le guérir, et pensait : « cela n'est rien ». Par contre, s'il avait rêvé qu'il était vaincu, cela voulait dire qu'il n'avait pas de solution pour ce malade. Dans un autre rêve, il grimpait sur une montagne. Parfois, pendant le rêve, il montait jusqu'à la moitié et renonçait, si un malade arrivait ce jour-là, il savait qu'il serait très difficile de le guérir. Si pendant le rêve il arrivait jusqu'au sommet de la montagne, il savait qu'il vaincrait. Aujourd'hui, après avoir fait un petit accident vasculaire cérébral, il ne fait plus ces rêves. Normalement, la personne ne rêve plus après avoir fait un a.v.c. (ou au moins pour un certain temps), mais le guérisseur ne mentionne pas s'il fait d'autres types de rêves.

Le recours aux rêves pour aider à faire un diagnostic médical, pour soigner, pour penser sur la réussite et les échecs thérapeutiques est commun dans toutes les communautés traditionnelles. Voir par exemple, l'œuvre de G. Róheim, « Les portes du Rêve » (1952) et l'« Anthropologie du rêve » de S. Jama (1997), parmi d'autres.

Les rêves chez les guérisseurs baré peuvent aussi avoir le pouvoir de « transformer » une réalité, par exemple, la maladie. Il existe des guérisseurs baré qui guérissent pendant leurs rêves nocturnes, défaisant un sort ou reprenant l'esprit qui avait été volé par les *encantados*. Ainsi, les filles du guérisseur O.L.A. avaient leurs règles et sont parties au fleuve, sur un rocher[1], laver leur petit frère. Elles ont assis l'enfant sur ce rocher. Vers huit heures du soir, l'enfant a commencé à pleurer et puis il a perdu connaissance et « son cou a tourné comme celui d'une poupée ». « Les *encantados* ont pris son esprit ». Le guérisseur s'était endormi et pendant ses « rêves » on lui a dit que « la femme qui était au Port, au fond, avait pris l'esprit de l'enfant et voulait l'emmener ».

Le guérisseur s'est réveillé et a récité la prière ci-dessous cinq fois :

Ah Deus, querido Pai, Jesus Cristo Senhor Deus, que o espírito do meu filho Será dele, no corpo dele, nesta hora Santo Deus Divina Graça, Senhor Deus, nesta hora E ficarei contigo, meu filho, nesta hora.	Ô Dieu, cher Père, Jésus Christ Seigneur Dieu, que l'Esprit de mon fils Soit à lui, dans son corps, à ce moment Saint Dieu, Grâce Divine, Seigneur Dieu, à ce moment Et je resterai avec toi, mon fils, à ce moment.

Puis il s'est endormi sur le banc et pendant qu'il dormait, il a vu une grande maison des *encantados*. Il a attrapé son fils. Une dame blonde a sauté derrière lui avec un couteau. Il a couru. Puis, il s'est réveillé tout à coup, et il a vu que la mère de son enfant pleurait. Il a récité la prière à nouveau et l'enfant est revenu à lui, la tête est revenue dans sa position normale, il a tété et il a guéri.

Parfois le rêve, en plus d'aider au diagnostic et/ou de favoriser la guérison, ordonne ou confirme la vocation de guérisseur. Ainsi, B.A. fut un jour très malade. Elle s'était fait opérer des trompes. Elle demanda à Dieu de vivre. Puis, elle vit un fort rayon de

[1] De ce rocher, des chauves-souris sortent à six heures du soir et rentrent à six heures du matin. C'est l'un des lieux des *encantos* (B.F.S.).

lumière et vit Jésus devant elle, comme dans une peinture[1]. Il lui dit de se mettre à genoux. Elle lui a obéi, puis, il lui a demandé si elle voulait vivre, elle a dit oui. Jésus lui a dit qu'elle allait vivre, mais en échange, elle était obligée de donner la vie aux autres. Puis, disparurent les rayons. B.A. interprète cette vision : pendant qu'elle vit, il ne manquera pas d'enfants à soigner sur son chemin.

Le rêve, ce grand outil dans la vie et le travail du guérisseur, est interprété par chacun selon ses connaissances populaires ou selon sa propre intuition ou déduction. Ainsi, quand F.A.G. rêve de vin blanc, il interprète comme un signe de bonnes choses à venir. Quand il rêve de vin rouge, c'est le contraire (malheur, sang). Enfin, les guérisseurs ont souvent des rêves liés à leurs patients : arrivée, diagnostic, pronostic, etc. Cependant, le rêve est aussi utilisé par les guérisseurs pour faire des prédictions. Ainsi, la guérisseuse B.A., par exemple, quand on lui demande une prédiction, répond : « Je vais rêver encore ». Après son rêve, elle raconte la prédiction au consultant.

La relation entre le rêve, les *encantos*, la maladie, et la guérison est fondamentale car, selon M. Perrin, l'âme est

> associée aux expériences de la maladie et de la mort. Le rêve est fréquemment conçu comme son vagabondage nocturne, la maladie comme son errance prolongée, la mort comme son départ définitif. Mais chaque culture intègre différemment ces trois expériences dans sa vision du monde. Comprendre comment une société associe le rêve, la maladie et la mort, c'est en partie comprendre sa conception de l'homme (M. Perrin, 2001 [1992] : 43).

Nous avons vu à différentes reprises au cours de ce travail que les rêves font partie du quotidien des Baré : les rêves permettent aux personnes de décider si elles vont ou non en forêt ou au fleuve le lendemain du rêve ; les rêves vont aider les guérisseurs à découvrir les maladies et leurs causes et à accompagner les soins ; des entités surnaturelles vont aussi « ensorceler » les personnes pendant leurs rêves.

---

[1] Comme le remarque M. Aubrée, la lumière apparaît comme l'un des éléments essentiels des histoires de « guérison miraculeuse » (1998 : 238). Dans un travail postérieur, l'auteur remarque que la figure de Jésus « magnifié par la blancheur et la lumière » vue par des fidèles, est toujours liée à des situations de danger (2002a : 131).

En effet, les rêves, leurs filtrages et leurs « déchiffrages » sont importants dans toutes les cultures comme l'exprime M. Perrin :

> Chaque société filtre les rêves et les ordonne. Les fameuses clés des songes offrent l'exemple du filtrage le plus radical. Dans le foisonnement des rêves, elles isolent des « images » ou « messages » et leur font correspondre des interprétations, qui sont aussi des présages. Pour ce faire, chaque culture retient des éléments distincts et privilégie certains domaines, mais presque partout les champs traités se ramènent aux diverses vicissitudes biologiques, économiques ou politiques dont souffre l'humanité, ou bien à leurs inverses bénéfiques. Reflétant des processus intellectuels identiques, les règles qui régissent ce « déchiffrage » sont partout les mêmes, mais chaque société les combine à sa manière et en privilégie certaines (M. Perrin, 2001 [1992] : 61-62).

Comme nous l'avons vu sont importants les sensations et les rêves de guérisseurs pour établir les diagnostics et pronostics de leurs patients. En effet, J. P. Chaumeil affirme :

> Pour comprendre la maladie et ses représentations dans la pensée indigène, on doit nécessairement passer par le discours du chamane qui est le seul capable de « voir » la maladie et de découvrir le sens des troubles que son patient lui présente, troubles qu'il devra interpréter et expliquer en termes compréhensibles pour son entourage et le malade lui-même » (J. P. Chaumeil, 2000 [1983] : 251).

5. Les chevauchements entre catégories de soignants

Pour comprendre le binôme maladie-cure chez les Baré, il est important d'analyser les catégories de soignants du point de vue des praticiens et des patients, les représentations des uns vis-à-vis des autres.

Du côté des praticiens

« Depuis que j'ai fait des pieds et des mains pour qu'on ait un médecin, tout le monde est tombé malade » se plaignait le maire d'une petite municipalité d'Amazonie pourvue d'un système de santé très précaire[1]. Les raisons justifiant de faire appel à un médecin ne manquaient pas : il y avait celui qui risquait de mourir si le médecin n'était pas là, celui qui venait de tomber malade, ou encore qui était malade depuis longtemps ; ou plus simplement celui qui se demandait si tout allait bien chez lui et désirait consulter le médecin.

Les étudiants en médecine de 6e année de l'Université Fédérale d'Amazonas, font un stage en Médecine préventive et sociale[2], dans des petites villes ou villages qui n'ont qu'un système de santé insuffisant. En fait, à cause du manque de médecins et des nombreux problèmes de santé de la population, ces étudiants sont amenés à pratiquer une médecine plus curative que préventive contrairement à ce qui était prévu au départ. Les communautés apprécient beaucoup leur présence et leur action et dans la majorité de cas, les étudiants reçoivent une mention « très bien ».

Une population sans médecin ne se sent pas en sécurité. Avoir des médecins et un système de santé adéquat est l'un des motifs de la migration interne (campagne-ville)[3] en Amazonie. De même, une population sans guérisseurs se sent aussi en insécurité. En fait, en mettant en parallèle le « système sanitaire officiel » et les maladies abordées dans ce travail, on peut mieux comprendre la relation entre certaines pathologies et les thérapeutes qui les traitent. Ainsi, nous pouvons voir que la *praga* fait partie du travail du *rezador* ; l'*encantamento*, le souffle et l'*estrago* (*camajái*) font partie du travail du *pajé*, et les « maladies de Blancs »[4] et les événements indésirables dûs à divers risques naturels ou non, font partie du travail de l'agent de santé communautaire et du médecin. Parfois, le *pajé* guérit des « maladies de Blancs » et le *rezador* des

---

[1] « Il faut un médecin (ou un homme-médecine, ou un chaman) et un malade pour qu'il y ait maladie » (F. Laplantine & P.L. Rabeyron 1987 : 113, d'après J.P. Valabrega 1962).

[2] Le « Stage en Médecine préventive et sociale » a été créé en 1989 et est devenu stage obligatoire en 1991. Le stage consiste en 73 jours, où après une semaine de cours à l'Université, l'étudiant reste dans une petite ville ou un village pour travailler avec la population, connaître ses représentations, connaître la région, etc.

[3] Mon mémoire de master en psychologie sociale, *op. cit.*, parmi d'autres travaux, traite ce sujet.

[4] Terme utilisé par les Indiens, pour différencier les maladies guéries par les médecins, comme nous l'avons vu auparavant.

maladies provoquées par des êtres *encantados*, cependant, chaque pratique thérapeutique tente de délimiter son propre terrain et de « prouver » son efficacité.

Du côté des patients

Les Baré différencient les rôles de chaque professionnel ; et ils reconnaissent les compétences en fonction d'une situation donnée. Souvent, ils ont recours au médecin et en parallèle au guérisseur pour mettre en synergie leurs savoir-faire spécifiques. S'ils se trouvent à l'hôpital, ils voudront « combiner » les pratiques de la médecine occidentale avec des remèdes traditionnels pour les traitements souhaités. H.M., par exemple, nous raconte comment il a procédé pour soigner une intoxication provoquée par des plantes de la forêt, en demandant des remèdes cachés, car il savait que les contrepoisons de l'hôpital ne seraient pas efficaces pour guérir son empoisonnement provoqué par ces plantes. La nourriture indigène comme le *mingau*[1], *chibé*[2]... est aussi importante pour le traitement, si l'hôpital ne fournit pas cette nourriture, alors les Indiens sont obligés de l'apporter en cachette.

À São Gabriel da Cachoeira, les aides-soignants sont dans leur majorité Indiens. Cependant tous n'assument plus leur culture. Quand les médecins ne croient pas aux maladies sortant de la médecine « officielle », ces aides-soignants qui assument leur culture font leur travail en cachette : sans que le médecin le sache, ils conseillent aux Indiens de chercher un autre traitement. Ainsi, l'aide-soignant L.B.R. accompagnait un patient qui suivait un traitement pour la leishmaniose. Le patient avait suivi deux traitements prescrits (40 piqûres), mais les blessures continuaient. L.B.R., était inquiet car selon lui, pour la leishmaniose, après un traitement de 20 piqûres, les blessures diminuent beaucoup, ce qui n'était pas le cas de son patient, alors il lui a conseillé de chercher un *pajé* car il croyait que c'était l'*estrago* provoqué par une sorte de *tajá* (*Caladium bicolor*).

Quand le médecin connaît bien la région et respecte la culture locale, l'aide-soignant lui parle de la maladie d'un patient qui est aux limites de la biomédecine. Par contre, quand le médecin

---

[1] Sorte de bouillie.

[2] Boisson faite avec de la farine de manioc et de l'eau froide.

n'accepte pas d'autres traitements qui ne ressortissent pas à la biomédecine, l'aide-soignant parle directement au patient, et dans ce cas, le patient essaie de s'« améliorer » pour pouvoir quitter l'hôpital et chercher un autre traitement. En outre, quand les Indiens voient des médecins qui ne « croient » pas aux maladies de « leur culture », ils « cachent » leurs maladies.

Un exemple du travail de l'aide-soignant pour suivre la tradition et les désirs des mères est de ne doucher le bébé que 24 heures après l'accouchement. Quand il n'y a pas d'autre manière, les mères acceptent la douche du bébé, tout de suite après l'accouchement, mais elles préfèrent ne pas le doucher, car il existe une croyance selon laquelle le bébé risque d'être plus exposé à différentes sortes de maladies : il perd la protection qui vient de la mère. Selon cette croyance, durant ces 24 heures, le bébé peut construire la barrière nécessaire pour le protéger de l'environnement.

Un autre exemple est celui de la maladie « mãe do corpo »[1], qu'on ne peut pas guérir avec les médicaments de la biomédecine. Parfois, la femme prend du « buscopan » ou « hydroxyde d'aluminium », fait un régime, du goutte à goutte, reste de 20 à 30 jours à l'hôpital sans s'améliorer. Alors l'aide-soignant dit à la femme : « C'est " madre " [mère en espagnol ; qui correspond à *mãe do corpo* en portugais], c'est facile à guérir, allez chercher une sage-femme, elle résoudra le problème »[2]. Le moment favorable pour conseiller le patient est quand l'aide-soignant donne les médicaments[3]. Il lui conseille alors d'utiliser les médicaments de la biomédecine, ainsi que des plantes et éventuellement de recourir à certains *pajés* ou *rezadores*.

À ce sujet, J. Chiappino affirme que l'intégration de certaines croyances est indispensable pour que la population puisse comprendre et accepter l'action thérapeutique. Pour lui, respecter les pratiques traditionnelles est, pour les communautés, une preuve de reconnaissance de leur culture et cela facilite l'acceptation des

---

[1] « Ballon » (gaz) sensation d'un fœtus qui reste dans l'utérus. Je l'ai décrit dans le sixième chapitre.

[2] Cette situation ayant lieu au Brésil, le mot en espagnol est dû à la région frontalière (Brésil, Colombie et Venezuela).

[3] Au Brésil, une partie des médicaments disponibles est distribuée par les dispensaires de santé.

pratiques de la biomédecine. L'auteur rappelle que l'éthique professionnelle et institutionnelle de la médecine a toujours prêché la tolérance par rapport aux croyances (1997 : 269).

Pour revenir aux Baré, au Venezuela, j'ai trouvé plusieurs témoins qui racontent que quand des médecins ne pouvaient pas guérir un malade, ils l'envoyaient chez un *brujo* (sorcier). C.B. m'a parlé de sa sœur qui a été atteinte de *camajái* (empoisonnement) et le médecin l'a envoyée chez Hilario Maroa, plus connu comme Maroita[1], un fameux *brujo* de Santa Rosa de Amanadona. Celui-ci l'a guérie avec des plantes de la forêt. Au Venezuela encore, un médecin m'a raconté qu'il a été victime de *camajaí* et qu'il est allé directement chercher un *brujo*, sans essayer aucun médicament, car il savait que les contrepoisons qu'il possédait à l'hôpital n'allaient pas guérir son empoisonnement (F.W.).

Ce cas est plus rare au Brésil, un seul guérisseur sur l'ensemble des personnes rencontrées (le *pajé* J.O.S.), affirme qu'aujourd'hui les médecins admettent que le patient puisse être atteint par l'*estrago* (*camajaí*). Par contre, des guérisseurs ont révélé que des médecins brésiliens ont recouru à des guérisseurs pour eux-mêmes, mais secrètement[2].

Il est important de rappeler que s'il existe une plus grande flexibilité de la part des médecins vénézuéliens, c'est parce que le système de santé de l'État d'Amazonas, au Venezuela, fait des efforts depuis des années dans le but de réaliser un travail de complémentarité entre la biomédecine et la médecine traditionnelle[3]. Notons que l'inverse existe : quand le patient croit

---

[1] Le nom de ce *brujo* est souvent évoqué dans les entretiens. P. Anduze le décrit de la manière suivante : « Maroita, bien qu'étant analphabète, fait honneur à ses ancêtres, est un maître en psychanalyse et comme psychothérapeute n'a pas de rival. Il a une profonde connaissance de plantes médicinales et prescrit, préparant lui-même ses potions pour garder ses secrets, avec une parfaite maitrise des maladies qu'il soigne » (P. Anduze, *Bajo el signo de mawari*, Caracas, Imprenta Nacional, 1968, p. 167).

[2] Pour le guérisseur, soigner un médecin est valorisant, de même que guérir un abbé. O.L.A., par exemple dit avec fierté qu'il a déjà guéri un prêtre, victime de *praga*. Le fait qu'un prêtre cherche le guérisseur serait quelque chose de presque incroyable si l'on ne se souvenait que dans la région il existe aussi des prêtres indiens.

[3] À ce sujet, cf., entre autres, le travail de Guillermo Guevara Kukubi, « El peregrinar de dos prácticas medicinales : medicina indígena y medicina

qu'il ne s'agit pas d'une maladie du domaine du médecin et que l'aide-soignant considère un traitement médical comme important, il conseille au patient de suivre les deux traitements.

L'aide-soignant L.B.R. précise que dans son service de santé, lui et quelques aides-soignants parviennent à respecter la culture indigène. Pour lui, il est important de disposer en terre indigène des deux médecines afin de valoriser la médecine locale puisque, s'il n'y a pas d'acceptation de la médecine indigène, la personne ne cherche pas la biomédecine. Parfois, le patient ne retourne pas à l'hôpital à cause de l'interdiction d'y apporter de la nourriture indigène. Il raconte aussi des cas où le patient ne prend plus de rendez-vous, quand il s'aperçoit que le soignant ne respecte pas sa culture.

L'approche défendue par cet aide-soignant est fondamentale, car pour les malades et leur entourage, « les réalités de la pathologie ne sont pas coupées des réalités du monde social » et « la maladie survient toujours dans un contexte particulier au sein duquel elle prend sens » (D. Fassin & J.P. Dozon : 2001 : 17). Comme l'a bien exprimé Marc Augé, tout désordre individuel, par exemple la maladie, renvoie à un désordre social, par exemple l'adultère (1977 :18).

Il est intéressant d'analyser la demande de cet aide-soignant à partir de la théorie de modèles explicatifs de la maladie, surgie à la fin des années 70 avec le psychiatre Kleinman. Le modèle explicatif de la maladie est défini comme un ensemble de croyances ou de conceptions qui visent à donner un sens à un épisode donné de maladie, ses causes, le moment et les modalités de la manifestation des symptômes, l'évolution de la maladie et son traitement. Pour Kleinman, chacun possède son modèle explicatif : le clinicien traitant, le patient, les membres de la famille du patient (chacun d'entre eux a sa propre explication) et chacun de ces modèles fournissent une explication différente de l'épisode de la maladie, d'où l'apparition de communication entre le patient et le monde médical, entre le patient et son entourage (R. Massé 1995 : 285 ; Kleinman 1980).

---

occidental », ou, encore, Jean Chiappino, « Las piedras celestes : para una nueva forma de intercambio en el ámbito de la salud ». *In* Chiappino, Jean & ALES Catherine (éd.) : *Del microscopio a la maraca*, Caracas, Ex Libris, 1997.

Dans cette approche, l'idée principale est que la maladie n'est pas une entité à part mais un modèle explicatif. La maladie appartient à la culture et la culture n'est pas seulement un moyen de représenter la maladie, « elle est essentielle à sa propre constitution en tant que réalité humaine » (B. Good, 1998 : 126 ; B. Good et M. Good, 1981 ; Kleinman, 1973).

Comme l'a fait Kleinnnan, B. Good et M.J. Good font appel au concept de modèle explicatif de la maladie. Ils reprennent la définition de Kleinnnan et en font un modèle clinique populaire qui permet d'expliquer les causes, la pathophysiologie, le développement et le traitement de la maladie. Pour ces auteurs, les réseaux de significations ne se réduisent pas à des fonctions cliniques d'explications des causes de la maladie, de sélection et de fidélité de traitement et ils ne se définissent pas non plus dans le seul cadre des relations établies avec le modèle explicatif du clinicien. Ainsi Good a introduit le concept de « réseau sémantique », qui rend compte non seulement du comportement à l'égard du traitement, mais du contexte socioculturel et biographique du comportement du patient, où les savoirs profanes permettent à l'individu de donner un sens à ses troubles, de comprendre pourquoi et comment tel trouble l'affecte, à tel moment de sa vie et dans un tel contexte.

Ainsi comme pour Kleinman, les réseaux de significations individuels de B. Good et M. Good, sont conditionnés par la culture du groupe d'appartenance de l'individu.

> Ils évoluent dans le cadre d'un système populaire de soins médicaux qui ne se résume pas à la médecine populaire, mais comprend un ensemble d'idées, des modèles cognitifs, d'attentes et de normes qui guident la réponse du patient, des membres de la famille et du voisinage. Ce système populaire agit comme un outil de communication, comme un langage qui permet à l'individu de s'exprimer sur l'expérience de la maladie (R. Massé 1995 : 285 ; Good 1997 : 30).

C. Alès et J. Chiappino, affirment la compatibilité du chamanisme et de la biomédecine. Pour ces auteurs une de ces traditions médicales est en rapport avec la rationalité biologique et l'autre avec la rationalité bio-socio-cosmologique, où le système étiologique établit des relations entre les maux du corps et l'ordre social qui, lui-même, n'est pas séparé de l'ordre cosmique. Pour eux, la science chamanique ne peut pas s'affirmer comme un champ autonome, séparé du corps social ou de la relation cosmologique que l'individu entretient avec l'univers et le monde des ancêtres. La santé individuelle n'est pas indépendante du bien-être collectif et de l'équilibre universel et la continuité qui s'exerce entre le corps humain, le corps social et l'univers est essentielle pour la définition de l'identité des individus et des groupes sociaux. Pour ces auteurs, l'école chamanique recouvre un savoir tridimensionnel (le corps sujet, le corps social et le corps cosmique) qui dépasse le champ de compétence de la science médicale. Pour eux, complémentaires l'une de l'autre, ces deux traditions ne peuvent que gagner par la reconnaissance mutuelle et loin d'être opposées, elles sont dans des positions de contributions réciproques (1997 : 12).

Pour revenir aux Baré, les agents de santé communautaire travaillent parfois avec les *pajés*, ainsi qu'avec des personnes âgées connaissant les plantes médicinales. Cependant, la relation entre les deux médecines n'est pas simple car le regard d'une médecine sur l'autre est très différent. Ce fait est bien exprimé par M. Perrin :

> Les relations entre thérapie chamanique et médecine occidentale révèlent également l'idée relative que se font les Indiens de l'efficacité thérapeutique. Face aux sociétés traditionnelles, la médecine occidentale se prétend quasi infaillible, voire miraculeuse. Nombre d'Indiens sont donc tentés d'expérimenter (reconnaissant ainsi les limites de leurs propres pratiques thérapeutiques). Mais souvent les médecins consultés ridiculisent les représentations qu'ont les indigènes du mal et de la maladie lorsque ceux-ci les leur confient. Ils oublient même trop souvent que toute société pense la maladie, élabore des nosologies et pratique l'esprit critique. C'est cet oubli qui, paradoxalement, rend la médecine occidentale très… inefficace (M. Perrin, 1993-1994 : 387).

F. Laplantine étudie la relation entre la psychiatrie occidentale et le chamanisme, en notant que tous les deux confirment leurs théories à partir des résultats positifs obtenus. Quand un psychiatre prescrit des drogues pour traiter un psychotique et obtient des résultats satisfaisants, cela prouve et confirme l'efficacité de l'étiologie organiciste. Le chamane, à son tour, en expulsant les démons d'un individu, en lui appliquant des herbes, en lui donnant des breuvages ou en évoquant les esprits, le fait en se basant sur la tradition cognitive qui confère à cette pratique sa validité et son efficacité (1973 : 91).

À son tour, D. Fassin fait un rapprochement entre les apprentis guérisseurs, les marabouts et les médecins, affirmant

> ... que la référence à un maître plutôt qu'à une connaissance abstraite est commune aux trois : le savoir noir du premier, les textes sacrés du second, les livres scientifiques du troisième appartiennent à tous, alors que l'apprentissage auprès du maître distingue parmi ses pairs. De même, l'écart entre les règles prescrites et les pratiques réelles est retrouvé dans les trois : les modalités d'acquisition du savoir (...) et la confrontation avec l'expérience (...) peuvent rendre compte de cet écart. Enfin, même l'enseignement des « trucs du métier » rapproche les trois : le morceau de bois qu'extrait le guérisseur de la zone douloureuse du corps de son malade, le calcul qu'effectue ce marabout sur sa tablette, la mesure de la tension artérielle que prend le médecin pour montrer qu'il examine véritablement son patient (D. Fassin, 1992 : 225-226).

Alors que la majorité des médecins se tient en dehors des autres pratiques thérapeutiques pour des « maladies qui ne ressortissent pas à la biomédecine », pour la population toutes les sortes de professionnels de santé sont indispensables. De même, des guérisseurs voient l'importance des différentes pratiques thérapeutiques et, sans entrer dans la compétition, affirment l'importance de l'articulation des diverses pratiques. Les Indiens reconnaissent le rôle de chacun dans les villages et à la ville, selon les différentes catégories de maladies et de guérisons, comme nous pouvons le voir dans les paroles de cet agent indigène de santé communautaire :

> C'est comme ça, nous cherchons toujours, comme je suis en train de le dire, parce que quelquefois, bien qu'on ait un de ces petits remèdes des Blancs (…). Mais quelquefois aussi ce n'est pas le bon, il n'a pas d'effet... Là, on va avoir affaire au *rezador*, il nous convient pour cette maladie-là. Et si (…) quand le *rezador* ne convient pas alors là le *pajé* oui, c'est comme ça. C'est pour ça d'ailleurs qu'on cherche toujours ces trois-là, trois types de gens, c'est ça (F.S.G.).

Il faut se souvenir que l'agent de santé communautaire ne dispose pas de beaucoup de médicaments « de Blanc », à cause des carences dans les services de santé, mais aussi parce qu'à cause de son peu de formation, il ne serait pas capable de travailler avec toutes les classes de médicaments. Il faut aussi souligner que la situation de santé est encore très précaire pour les indigènes et pour une grande partie de la population brésilienne. Mais il y a encore ce fait : à aucun moment, l'agent de santé communautaire F.S.G., pendant notre conversation, n'a envisagé, en tant qu'agent de santé, d'envoyer le malade chez le médecin ou à l'hôpital. Est-ce que l'agent de santé et les indigènes, par rapport à certaines maladies, croient que le médecin ne peut en venir à bout ?

La réponse, on la trouvera dans la suite de notre conversation :

> On va parler du cas du *pajé*, n'est-ce pas ? Le *pajé* guérit la maladie qu'un gars a attrapée, disons par transmission du *curupira* ; (…) la *manjuba*, cet être *encantado*, qui est capable de transmettre [des maladies] à une personne, dans ces cas-ci le *pajé* guérit. Mais il y a aussi le cas, on peut le dire comme ça, du *benzedor* [*rezador*]. Le cas du *benzedor* c'est celui... [qui soigne la *praga* [sorts jetés] parce qu'il y a (…) des gens qui parfois nourrissent une telle haine envers leur prochain (…). Parce qu'il existe aussi ce qu'on appelle des ... *pragas* (i.e. demandes de jeter un sort). On en parle ici dans le Alto Rio Negro, aussi. Mais jusqu'à maintenant, Dieu soit béni, il paraît que c'est devenu rare, il n'y a presque plus de *praga.* Alors ils font des *praga*s, va-t-on savoir à qui, à Dieu ou au diable, on ne sait pas trop à qui (rires). C'est comme ça. Alors, dans ces cas-là, ce qui nous convient c'est le *benzedor*, qu'on appelle *rezador* (…). Parce que parfois un gars a dans son corps... [une] maladie qui lui a été transmise (…) par la personne qui l'envie, parce qu'il vit bien, et cette personne va trouver un de ces gars qui savent... *rezar*[1] et s'y prendre pour jeter un sort. Là, l'autre *benzedor* peut... bien être la même personne, pour défaire ça. Voilà un cas pour un *benzedor* ! Maintenant, les cas de l'agent de santé : la maladie que l'agent de santé peut guérir, disons une grippe, on trouve un cachet, un citron pour un thé, comme vous avez remarqué, ce qu'on appelle goyave pour la diarrhée (…) c'est ça ! Pour des cas comme celui-ci, l'agent de santé nous convient (…). Il peut guérir n'importe quelle personne. Mais le cas (…) du médecin, c'est toujours, comme l'affirmait feu mon père, que le médecin guérit ce que le *pajé* ne saurait faire, ce

[1] Prier, mais dans ce cas, prier pour jeter un sort. *Rezar* dans la région, pour les pratiques de guérison et de sorcellerie a un sens ambigu ; c'est le même cas pour le souffle : le souffle positif et négatif, comme nous l'avons vu dans le sixième chapitre.

> que le... le *pajé* guérit, le médecin ne saurait faire, ce que... le médecin guérit, le *pajé*, le pauvre, ne peut pas le guérir. Et même le *benzedor* ne peut guérir ce que le *pajé* guérit, parce que la maladie est différente, c'est comme ça ! Maintenant, le... le... travail du médecin, vous savez, c'est... c'est faire de la chirurgie, un gars a quelque chose dans son corps, il a recours à la chirurgie et ça y est. Et le *pajé* n'a pas le pouvoir de faire cela (rires).

Il est important de préciser que tous mes informateurs ont le même avis : ils pensent qu'aucun des maléfices cités dans ce travail n'est guéri par le médecin. Cependant, malgré la distinction faite par les Indiens entre la pratique thérapeutique de chaque professionnel de santé, parfois le patient suit la pratique la plus accessible ou il met sur le même plan les différentes pratiques. Ainsi T.O., m'a raconté qu'elle avait mal au ventre et attendait d'avoir suffisamment d'argent pour aller soit chez le médecin à Manaus soit chez les *pajés* au Venezuela. Cela démontre la légitimité, pour la population, des deux pratiques thérapeutiques (guérissage et biomédecine).

G. Brunelli affirme que pour beaucoup de peuples, la récupération de la santé n'est pas seulement la récupération d'un bon fonctionnement biophysiologique : on doit tenir compte de certaines considérations sociales et cosmiques, et la médecine occidentale aide peu à ces niveaux. Pour cet auteur, on peut redéfinir l'efficacité de la médecine occidentale comme un bon remède limité à une des dimensions du processus de la récupération de la santé, et non comme une solution totale (1989 : 342).

Si la population trouve qu'il est important d'avoir différentes pratiques thérapeutiques, c'est parce qu'elle croit qu'il ne suffit pas du médecin ou du guérisseur pour être « protégé » et que si l'on a recours à plusieurs systèmes différents, on se sent mieux « protégé ». D'un autre côté, le fait que quelquefois les Indiens mettent les différentes pratiques thérapeutiques sur un même plan pourrait démontrer que s'il existe autant de guérisseurs c'est qu'un espace vide a été laissé par les médecins ; par le fait que souvent les médecins ne conçoivent pas la maladie avec une « triple inscription de l'individu : physique, à travers la souffrance et la dégradation de l'individu ; culturelle, dans les interprétations et les thérapeutiques qu'elle rend nécessaires ; morale, par la lutte que s'y livrent le bien et le mal » (D. Fassin 1992 : 22-23).

Maria Andréa Loyola, dans son travail sur les thérapeutiques populaires dans la banlieue de Rio de Janeiro, précise la différence du langage et des comportements des malades des classes populaires et des médecins. De ce fait, l'auteur affirme que les médecins établissent avec leurs patients « des relations d'autorité qui s'accompagnent de représentations négatives propres à les justifier » :

> En caractérisant les malades des classes populaires par leur « ignorance », ils [les médecins] disqualifient les représentations que ces derniers se font de leur corps, de la maladie et des principes d'hygiène, et du même coup ils réaffirment contre la médecine populaire la légitimité de la médecine scientifique, seule capable selon eux de déchiffrer le vrai langage des symptômes à travers le discours « désarticulé » et « chaotique » des malades, de relier les symptômes à des maladies, de classer les maladies, de mettre de l'ordre dans le désordre, bref de rétablir l'équilibre de l'organisme, la santé (M. A. Loyola, 1983 : 19-20).

F. Laplantine explique que la maladie est pour le médecin d'ordre anatomo-physiologique, tandis que « cette altération ou cette altérité biologique » est appréhendée par le patient comme un « événement psychologique et social ». Ainsi, pour cet auteur, le patient « désire être entendu, même et surtout à travers ce qu'il ne dit pas, comme une personne humaine et non seulement comme un corps meurtri se trouvant confronté à un réparateur d'organes » (1986 : 247).

Quelquefois le patient s'aperçoit que l'unique manière d'être écouté par le médecin passe à travers un langage anatomo-physiologique. Ainsi, quelques étudiants de médecine de la Universidade Federal do Amazonas, se plaignaient, que s'ils ne reconnaissaient pas leurs patients dans le couloir de l'Hôpital Universitaire ou dans le jardin, ces derniers se présentaient en nommant leur maladie pour être reconnus.

P. H. Martins, dans son ouvrage *Contra a desumanização da medicina* affirme que la « déshumanisation » est caractérisée surtout parce que l'extrême spécialisation disciplinaire contribue à éliminer l'espace et le temps nécessaires à l'expression symbolique de la souffrance et à supprimer la possibilité du « citoyen-malade » d'exprimer son abandon. Pour lui, l'inefficacité opérationnelle du « bio-cartésianisme » par rapport à un nombre important de pathologies d'actualité est mise en relief quand il s'agit de maladies dont les diagnostics et traitements exigent des méthodes qui intègrent aussi la dynamique de la subjectivité, parce qu'elles sont reliées à des troubles culturels, psychiques, émotionnels et même religieux-spirituels (2003 : 35). Cette question est importante car elle met en relief la qualité de l'attention que les guérisseurs portent au patient, contrairement à ce qu'on voit fréquemment chez le personnel du service public de santé au Brésil.

En s'appuyant sur M. Taussig (1980), M. C. M. Rabelo écrit que tandis que le traitement médical « dépersonnalise » le malade, le traitement religieux envisage d'agir sur l'individu comme un tout et de le réinsérer comme sujet, dans un nouveau contexte de relations (1994 : 47). À partir de cette même approche, M. Perrin fait une comparaison entre le chamanisme et le système occidental de santé :

> Le chamanisme est donc un système qui prend en charge globalement le malade et la maladie. Il donne accès à une connaissance intellectuelle et pourrait-on dire « sensuelle » du mal, ainsi qu'à une totale prise en charge par le groupe social auquel appartient le patient. N'est-on pas à l'opposé du système occidental lorsqu'il est poussé à son paroxysme ? Lorsqu'il exclut le malade du savoir – seul le médecin, spécialiste savant, est censé comprendre les mécanismes de la maladie et la logique du traitement –, et qu'il l'exclut aussi de la société, l'isolant parmi d'autres malades, le coupant en partie de ses proches pour des raisons d'asepsie ou de « bon fonctionnement »... (M. Perrin, 1993-1994 : 393).

6. Itinéraires thérapeutiques

Il est important de travailler ici ce concept d'« itinéraire thérapeutique », formulé par Marc Augé. Il s'agit d'un outil important pour saisir l'itinérance des patients entre divers systèmes thérapeutiques : recours à différents guérisseurs, à différents prophètes et à la biomédecine. Pour cet auteur, ces parcours correspondent à une « quête de sens individuel pour laquelle l'enjeu corporel et le rétablissement du lien social ne sont pas distingués », ils correspondent ainsi « à un état de société dans lequel les repères de l'identité et de la relation ne sont plus évidents » (1994 : 180).

Quand les Baré tombent malades, dans la majorité des cas, ils cherchent d'abord le *rezador* ou le *pajé*. V.M. raconte que quand sa femme est tombée malade, ils ont parcouru la région pendant 13 jours et vu plus de 15 guérisseurs. C'est seulement quand il s'aperçut qu'aucun guérisseur ne pourrait guérir sa femme, qu'il s'est adressé à l'Hôpital de São Gabriel da Cachoeira, à la recherche d'un médecin.

V. M. a fait cette longue démarche parce qu'il était persuadé que la maladie de sa femme était provoquée par la sorcellerie. À l'hôpital sa femme a été suivie par un psychiatre. Souvent dans les sociétés traditionnelles, les problèmes psychiatriques sont « confondus » avec les symptômes de sorcellerie et pour cela la psychiatrie est la dernière à être recherchée. E. Kadya Tall, en travaillant sur la psychiatrie face aux médecines traditionnelles en Afrique affirme que « le psychiatre arrive bien souvent tout au bout de la quête thérapeutique, lorsque l'ensemble du corps social qui prenait en charge le malade est socialement et économiquement épuisé » (1992 :72).

Pourtant, il y a des cas où le malade entreprend plusieurs traitements concomitants. Ainsi, C.B. affirme que, quand elle est malade, elle essaie tout : elle recourt au médecin, au *brujo*, fait des vœux, etc. Les recherches de L. A. Oliveira, confirmées par mon propre terrain, indiquent que les Baré utilisent d'abord des herbes médicinales, puis ils vont chercher le *rezador* ou le *pajé*, et si le problème persiste, ils font appel aux services officiels de santé (2001 : 53). Le travail de A. M. Santos et M. E. Lima sur la région du Haut Rio Negro, démontre que les Indiens des petits villages cherchent d'abord le *pajé* tandis que les Indiens de la ville cherchent le *rezador* (1991 : 233). Cela indique que dans les deux cas, les Indiens cherchent d'abord la médecine non occidentale et la plus accessible car dans les villages on trouve plus de *pajés* et dans les villes, plus de *rezadores*.

Cependant, l'ordre dans lequel on décide de recourir à tel ou tel professionnel de santé peut varier selon le niveau culturel de la personne. Ainsi, quand U.D., enseignant, est malade, il cherche d'abord le médecin, si le médecin ne trouve pas le diagnostic correct, il recourt aux *brujos*[1].

À noter que je mentionne ici l'ordre de recherche des professionnels de santé. Cela ne veut pas dire que les pratiques hors médecine sont réservées à une certaine classe sociale. À ce sujet, M. C. Minayo nous rappelle qu'au Brésil, la recherche de guérison à travers les moyens surnaturels n'est le privilège d'aucune classe sociale : elle traverse toutes les strates de la société, bien que chacune d'elle donne une signification particulière à ses expériences et pratiques vis-à-vis de ces thérapies (1994 : 69).

En outre, dans les villes, la population indienne ou non cherche aussi le *pajé* ou le *rezador* devant les maladies graves, quand le patient est « *desenganado pelo médico* » (« abandonné par la médecine »). Les guérisseurs seraient alors le dernier espoir, comme dans de nombreuses cultures. De même, dans ce cas, parfois le patient ou sa famille cherchent le guérisseur parce que celui-ci va donner au malade un confort spirituel, puisque comme l'a exprimé C. Lévi-Strauss, « la cure consisterait donc à rendre pensable une situation donnée d'abord en termes affectifs : et acceptables pour l'esprit des douleurs que le corps se refuse à tolérer » (1974 [1958] : 217).

Pour M.C. Minayo, quand une personne cherche un guérisseur, elle est face à des situations qu'elle ressent comme « limite », se manifestant par exemple par des troubles graves, de l'insécurité matérielle et spirituelle et des désordres moraux (1994 : 57).

Cette insécurité fait parfois que le patient recherche des guérisseurs sans s'arrêter (semblable à un patient qui n'arrête pas de chercher des médecins, face au désespoir provoqué par une

---

[1] Cet ordre de recherche des professionnels de santé a été déjà remarqué par l'anthropologue Javier Macera (Pérou) : « les patients issus de la région ou de milieux défavorisés viendraient consulter les chamanes avant d'avoir recours à la biomédecine, alors que ceux des milieux plus aisés et plus éduqués les consulteraient après avoir visité plusieurs médecins et suivi plusieurs traitements biomédicaux sans succès » (P. I. Villar, « La ritualisation de l'inquiétante étrangeté' dans le chamanisme multiculture de Salas (Pérou) », *In* Aigle Denise, Brac de La Perriere, Bénédicte & Chaumeil, Jean-Pierre (éd.) : *La politique des esprits : chamanismes et religions universalistes*, Collection Recherches Thématiques 7, Nanterre, Société d'ethnologie, 2000, p. 229).

maladie grave). De la même manière qu'un médecin conseillera parfois à ce type de patient d'arrêter de chercher des médecins (par exemple en raison de l'existence de différentes théories sur tel traitement et du risque d'aggravation concomitant), le *pajé* conseillera à ses patients d'arrêter de rechercher d'autres *pajés*. Certains guérisseurs donnent des exemples où la situation de leur patient a empiré après que la famille a cherché un autre guérisseur et changé de traitement, surtout quand il s'agissait d'*estrago* (poison).

Un autre point à considérer est la manière dont on fait le diagnostic et dont on choisit le traitement. D. Buchillet indique dans son article « A antropologia da doença e os sistemas oficiais de saúde » que dans la médecine occidentale le patient est passif, se contentant de se plaindre de ses maux au médecin, qui a la charge d'identifier et diagnostiquer la maladie et de prescrire un traitement à partir de ces informations, tandis que dans les sociétés traditionnelles, les patients et leurs familles ont plutôt l'habitude d'établir leur propre diagnostic qui va orienter, de façon significative, le recours à différentes catégories de spécialistes et, par conséquent, au choix des traitements (1991b : 33-34).

En fait, c'est souvent la famille du patient qui va donner le diagnostic et choisir le traitement à suivre. J.M. Jansen a développé le concept de « groupe organisateur de la thérapie »[1], dans le cas où il s'agit de « l'organisation de la maladie et de la thérapie par un ensemble de parents proches » :

> Différents parents maternels et paternels, et éventuellement leurs amis et leurs associés, s'unissent dans le but d'examiner minutieusement les informations, d'apporter leur support moral, de prendre les décisions qui s'imposent et de mettre au point les détails de la consultation thérapeutique. Le groupe organisateur de la thérapie exerce ainsi une fonction d'intermédiaire entre le patient et le spécialiste (J.M. Jansen, 1995 : 24).

En plus, la maladie et les soins ne sont pas seulement des affaires personnelles, comme l'a bien montré E. Kadya Tall :

> La maladie est à la fois une expérience singulière, singularisante et une expérience sociale institutionnalisée : la quête thérapeutique met en branle tout un mécanisme social dont les acteurs (malade,

[1] John M. Janzen, *La quête de la thérapie au Bas-Zaïre*, Paris, Éd. Karthala, 1995.

> thérapeutes, entourage du malade) sont les rouages. Les processus cognitifs qui instruisent l'organisation de la maladie – c'est-à-dire les représentations symboliques et les recours thérapeutiques – sont ceux-là mêmes qui instruisent l'organisation de la société[1].

Nous avons vu dans les chapitres antérieurs que, chez les Baré, c'est le groupe, la famille, la parentèle et les voisins qui interprètent la maladie (ensorcellement par des êtres surnaturels, par des personnes, ou maladie naturelle) et vont indiquer ou choisir le traitement adéquat. La maladie chez les Baré est bien une affaire du groupe. Quand un membre du groupe est malade, c'est le groupe qui est malade. De même, la maladie n'est pas une responsabilité individuelle. Nous avons vu dans plusieurs exemples que des enfants ou des personnes âgées tombent malades à cause de la désobéissance aux règles d'un autre membre du groupe.

---

[1] Emmanuelle Kadya Tall, « Le contre-sorcier Haalpulaar, un justicier hors-la-loi : étude de la dynamique du système thérapeutique des Haalpulaaren (Sénégal) », *Sciences Sociales et Santé*, vol. III, n° 3-4, 1985, p. 131.

CHAPITRE X

DÉFIS, AMBIVALENCE ET L'EFFICACITÉ SYMBOLIQUE DU GUÉRISSEUR

Partagé entre le monde naturel et surnaturel, le guérisseur a une tâche lourde à vivre : il est obligé de s'imposer constamment des défis, il a une position ambivalente vis-à-vis de la communauté et il est obligé de se battre pour se montrer très efficace.

1. Les défis des guérisseurs

Au-delà de guérir et d'être capable de « protéger » le village, le guérisseur affronte d'autres défis, comme nous le verrons :

L'exigence de la communauté quant à la compétence du guérisseur

Le guérisseur a un rôle « délicat » dans le village. Parfois, quand le guérisseur bénit et que l'enfant décède, les villageois disent : « il a béni et a fini de tuer » ; « l'enfant est décédé dans ses mains ». C'est le cas de la fille de N.E.G. qui est tombée malade une fois, le guérisseur O.L.A. l'a guérie. Puis, un an après, elle est retombée malade, avec les mêmes symptômes, N.E.G. a cherché O.L.A., mais celui-ci n'était pas là (récit décrit dans le chapitre 6). Alors, elle a cherché un autre guérisseur (G.F.). « Il l'a bénie et le lendemain l'enfant est décédée » (R.E.I.).

Ces exemples quant aux exigences vis-à-vis du guérisseur traduisent bien le sentiment général éprouvé dans les villages. À ce sujet, M. Perrin écrit :

> … toute société chamanique attribue à ses chamanes une lucidité et une compétence quasi absolues (…). En théorie, le chamane ne reconnaît pas le hasard. Il doit répondre à toute infortune, en préciser la nature et la cause, il doit tout expliquer et tout prévoir. S'il n'est pas consulté trop tard, si l'être ou la force qui a frappé le malade ne sont pas démesurés par rapport à sa capacité de résistance, le chamane est censé avoir les moyens d'y remédier.

> Par le dialogue, la lutte, la ruse ou la compensation, il sait faire plier les êtres du monde-autre qui sont à l'origine du mal (M. Perrin, 1993-1994 : 384-385).

Ainsi, quand le *rezador* ou le *pajé* est considéré un « bon guérisseur », les infortunes sont justifiables comme : « le patient est décédé parce que le *pajé* voyageait », « on l'a amené trop tard », etc. Dans ce cas, la « faute » n'est jamais celle du guérisseur. En fait, le *pajé* ou le *rezador*, pour réussir, a intérêt à avoir la reconnaissance publique.

Un autre motif permettant de justifier les échecs est d'attribuer « la faute » aux forces adverses. Ce sujet est bien explicité par C. Alès et J. Chiappino :

> L'absence de guérison ne remet pas en cause ce qui a été fait, il est simplement reconnu que les forces adverses sont plus puissantes, que les forces ennemies se sont liguées, que les chamanes de la communauté doivent joindre leurs efforts, faire intervenir de nouveaux esprits, faire venir de chamanes alliés. Tout est mis en œuvre pour écarter et repousser le danger (C. Alès & J. Chiappino, 1981-1982 : 536).

Un autre point intéressant à considérer est que dans une culture comme la culture baré, où s'entrecroisent *pajés* et *rezadores*, quand une personne pratique à partir des deux connaissances c'est la communauté qui décide qui est *pajé* ou *rezador*. Dans le cas de J.O.S., par exemple, que la communauté qualifie de *pajé*, il dit en entretien, comme nous l'avons vu : « je ne suis pas un vrai *pajé* ». Cette question est importante parce que chez les Baré, au-delà de la pratique qui distingue l'un et l'autre, un « vrai *pajé* » a un statut plus élevé que le *rezador*. Dans le cas de A.N.T., il se nomme *pajé*, mais il ne le diffuse pas car il croit que les villageois vont se moquer de lui. Dans son cas il manque encore l'approbation de la communauté. Ce sera cette dernière qui « choisira » la catégorie à lui attribuer. Quant à A.L., lui aussi se considère *pajé*, mais en général il est plutôt connu comme *rezador* que comme *pajé*.

La vengeance des êtres surnaturels

Les guérisseurs affirment qu'il y a pour eux des dangers spécifiques provoqués par les êtres surnaturels. Le guérisseur A.L. nous raconte son expérience :

> Quand un guérisseur soigne un enfant, malade de *majuba* [*maíwa*], la *majuba* vient le réclamer et s'il ne sait pas se défendre, la *majuba* va le rendre *walama* [flèche de la *maíwa*]. Quand je dormais, il [*majuba*] venait réclamer, il ne voulait pas que je sauve cet enfant de son milieu. Il disait : « Je veux emmener cet enfant et tu m'empêches, alors tu vas payer, l'enfant reste et nous allons t'emmener à sa place ». Aujourd'hui, A.L. a les jambes gonflées. Un autre *pajé* de son village est déjà décédé ; avant sa mort il lui a dit : « tu seras crucifié après moi » (A.L.).

Ce guérisseur a besoin de parler à la *majuba* pendant le rêve : la *majuba* demande au guérisseur : « Pourquoi avez-vous pris cet enfant ? J'aimerais l'emmener, vous n'allez pas me laisser l'emmener » ? Alors le guérisseur répond : « Non, comment emmener cet enfant, il a un père, une mère ? Le père n'accepte pas. Si quelqu'un va chercher votre enfant, vous ne serez pas content ».

De même, O.L.A. raconte qu'il tombe parfois malade à cause de son travail de guérisseur. Parfois, il reste deux jours à la maison, allongé, souffrant de courbatures provoquées par les êtres surnaturels. Ce contact dangereux fait partie du sort des chamanes. À ce sujet B. Hell écrit :

> Chamanes et possédés sont donc livrés à une force d'ensauvagement de nature identique. Nous retrouvons notre principe d'une échelle ordonnée de la surnature : plus les esprits sont sauvages, plus ils sont violents, porteurs de désordre, imprévisibles, mais plus grande aussi est leur puissance (B. Hell, 1999 : 193).

Cependant, certains guérisseurs utilisent des outils de protection. Ainsi, les êtres *encantados* ou les « esprits malins de la forêt » n'apparaissent pas au *pajé* J.O.S., car il a des prières pour s'en protéger. Il marche tout seul et « ne voit rien ». En effet, il est accompagné par un esprit d'enfant qui l'assiste et dans ses marches, il ne voit que ce « petit enfant ».

Au-delà du danger des êtres surnaturels, il y a des cas où le guérisseur est aussi victime d'*estrago* (empoisonnement), c'est le cas du *pajé* M.S., aujourd'hui âgé, qui ne pouvait plus guérir à cause de la maladie. Lui aussi recherchait un *pajé* pour guérir sa tête, dont il souffrait depuis environ trois ans.

2. L'ambivalence de la fonction de guérisseur

Le rôle du *pajé* dans le village est ambivalent : il peut être sollicité pour faire le bien et le mal. À ce sujet le *pajé* J.O.S. raconte que, parfois, on lui demande de pratiquer le mal, mais il refuse car il ne veut pas être tué. Pour lui, si on accepte de pratiquer le mal, on est tué car la victime ou sa famille va pratiquer de la sorcellerie contre qui a « fabriqué » le mal et non contre le commanditaire de cette opération. Mais, ce sont souvent les autres (pas le guérisseur) qui parlent du maléfice que le guérisseur peut provoquer. Ainsi R.P. a dit que son grand-père, *brujo*, guérissait, mais qu'il tuait aussi, parce qu'à l'heure de sa mort, il a dit : « Maintenant on m'a attrapé, moi qui ai tué beaucoup de gens ». Dans ce sens, le pouvoir du chamane est reconnu « de mauvais gré » par la société : la réputation du chamane peut être mise au défi autant par ceux qui en ont besoin que par ceux qui le craignent (M. F. Brown 1990 : 65).

D. Buchillet affirme que l'ambivalence chamanique ne peut pas être réduite à une simple traduction symbolique de l'organisation de l'espace sociopolitique, ni à une image négative de l'apprentissage chamanique, mais elle obéit à la logique interne de la construction de la connaissance chamanique. Pour cette auteure, les deux modalités, thérapeutique et malveillante, surgissent comme deux inséparables élaborations d'une connaissance chamanique spécifique fondée sur le discours mythique créatif, mais s'opposant l'une à l'autre en vertu des règles spécifiques de construction rhétorique et de conditions d'utilisation (1990 : 348).

Dans le même sens, J.P. Chaumeil écrit :

> La guérison et son contraire, le maléfice, sont deux aspects d'un même processus. L'axiome pose le sortilège comme condition *sine qua non* de la maladie et de la guérison. Tout malheur émane d'autrui et demande réparation, par conséquent tout chamane est nécessairement à la fois guérisseur et jeteur de sorts, avec inflexion vers l'un ou l'autre pôle selon les motivations de sa propre recherche (J.-P. Chaumeil, 2000 [1983] : 65).

3. La question de l'efficacité symbolique

Ainsi, nous avons vu au cours de ce travail de nombreux cas de cure effectués par les *pajés* et *rezadores*. On ne peut donc maintenant que se demander en quoi consiste l'efficacité symbolique de toutes les pratiques qui ont été rapportées et décrites au cours des pages précédentes.

Pour mener l'analyse de l'efficacité symbolique, je pars du travail de C. Lévi-Strauss (1974 [1958] : 205-226) qui a été le premier à développer ce sujet, à partir du texte magico-religieux de cultures sud-américaines publié par Wassen et Holmer[1]. L'auteur travaille l'incantation (chant) qui a comme finalité d'aider à un accouchement difficile. La grande contribution que ce chant apporte à l'analyse de Lévi-Strauss, c'est qu'il s'agit d'une médication uniquement psychologique car le chamane n'administre pas de remède à la malade et ne touche pas son corps.

Le postulat de base de C. Lévi-Strauss est que le chant constitue une « manipulation psychologique » par rapport à l'organe malade et « c'est de cette manipulation que la guérison est attendue ». À partir de cette prémisse, l'auteur fait un rapport entre le chamanisme et la psychanalyse, dans lequel l'efficacité symbolique consisterait précisément dans une « propriété inductrice » – les unes par rapport aux autres – « des structures formellement homologues » qui pourraient s'édifier avec des matériaux différents, aux différents étages du vivant, tels que les processus organiques, le psychisme inconscient, la pensée réfléchie.

Pour C. Lévi-Strauss,

> l'efficacité de la magie implique la croyance en la magie, et que celle-ci se présente sous trois aspects complémentaires : il y a d'abord, la croyance du sorcier dans l'efficacité de ses techniques ; ensuite, celle du malade qu'il soigne, ou de la victime qu'il persécute, dans le pouvoir du sorcier lui-même ; enfin, la confiance et les exigences de l'opinion collective, qui forment à chaque instant une sorte de champ de gravitation au sein duquel se définissent et se situent les relations entre le sorcier et ceux qu'il ensorcelle (C. Lévi-Strauss, 1974 [1958] : 184-185).

---

[1] Nils M. Holmer & Henry Wassen, *Mu-Igala or the Way of Muu, a medicine song from the Cunas os Panama*, Göteborg, 1947.

Ainsi, la cure s'insère dans un contexte culturel. Si l'on examine les activités des guérisseurs baré à la lumière du travail de Lévi-Strauss, nous constatons que A.N.T. se sentait solitaire et se plaignait que sa famille ne crût pas à ses pratiques de guérissage, c'est-à-dire qu'il se plaignait du manque de « confiance et des exigences de l'opinion collective ». À ce sujet, Didier Fassin, signale que « le pouvoir ne repose jamais seulement sur la contrainte ou l'habitude ; pour être pleinement efficace, il a besoin d'une large base de reconnaissance de la part de ceux qui le subissent, et c'est ce à quoi s'emploient ceux qui l'exercent » (1996 : 171).

Nous avons vu (neuvième chapitre) que quand quelqu'un commence à demander de l'argent pour la guérison, il perd sa force, c'est-à-dire que ses pratiques ne donnent plus de résultats. Le *rezador* qui demande de l'argent agit de façon contraire aux souhaits de la communauté. De même, quand on demande à un guérisseur de soigner, une des choses importantes qu'il précise est : « il faut croire ». La pratique est effective si nous avons la croyance[1].

Pour interpréter l'efficacité du travail du *rezador* baré, nous pouvons dire que les longues prières de O.L.A. par exemple, remplacent le chant chamanique d'autrefois. Dans ce cas, nous pouvons comprendre cette efficacité à partir de ce qu'a écrit Lévi-Strauss sur les chants chamaniques qui guérissent les femmes pendant les accouchements difficiles :

> Le chaman fournit à sa malade un *langage*, dans lequel peuvent s'exprimer immédiatement des états informulés, et autrement informulables. Et c'est ce passage à cette expression verbale (…) qui provoque le déblocage du processus physiologique, c'est-à-dire la réorganisation, dans un sens favorable, de la séquence dont la malade subit le déroulement » (C. Lévi-Strauss, 1974 [1958] : 218).

En outre, en s'appuyant sur M. Mauss et M. Douglas, M. C. Minayo écrit :

> Il est évident qu'on attend des rituels de guérison qu'ils éloignent la mort, mais ce n'est pas seulement l'efficacité instrumentale

[1] Les quelques Baré qui doutaient de l'efficacité de la cure, m'ont demandé de répondre aux questions touchant la guérison.

qu'on doit extraire de l'action symbolique. L'autre type d'efficacité est atteint dans l'action même, dans les affirmations qu'elle fait et dans l'expérience qui porte sa marque. Ou le miracle est une pure illusion ou non. Et s'il ne l'est pas, alors les symboles ont le pouvoir d'opérer des changements qui surviennent à deux niveaux : celui de la psychologie individuelle et celui de la vie sociale. Les symboles agissent au niveau psychosomatique pour le malade et interfèrent dans les activités et relations du groupe de croyants, les réordonnant » (M. C. Minayo, 1994 : 69).

Pour revenir aux Baré, nous avons vu dans le sixième chapitre, les maladies provoquées par autrui et la peur qu'elles inspirent aux villageois. À ce propos, le *pajé* J.O.S. affirme qu'on ne peut pas dire, entre le souffle et la *praga,* lequel est le plus dangereux, car dans les deux cas, il est possible de réciter une prière visant à tuer la personne d'un coup :

> La *praga* c'est comme cela : si tu es assise ici en parlant avec moi et que quelqu'un t'envoie une *praga,* pour que tu meures ici même, assise. Quand la *praga* arrive, tu ne t'en aperçois pas, tu tombes et meurs. Pour le souffle c'est la même chose. On s'effraie de la mort d'un coup, mais ceux qui ont la connaissance savent que la personne a été tuée. Mais qui est « du bien » ne peut pas souffler pour le mal » (J.O.S.).

La réflexion de ce *pajé* est intéressante car elle donne de l'authenticité et du pouvoir aux différentes sortes de sorcellerie. En fait, nous avons vu au sixième chapitre que pour quelques Baré du Brésil une ethnie a peur de ce que l'autre ethnie peut lui faire, par rapport à la sorcellerie. De même, dans le neuvième chapitre, nous avons vu l'importance de guérir dans la même langue que celle utilisée pour jeter le sort.

D. Le Breton[1] reprend l'interprétation de C. Lévi-Strauss sur la cure que le chamane réalise sur la parturiente Cuna. Pour lui ce n'est pas une expression seulement verbale qui « provoque le déblocage physiologique », car le physiologique sur le plan anthropologique est du symbolique. Pour D. Le Breton, « l'efficacité symbolique est une énergie de restauration (ou, dans d'autres circonstances, de destruction) qui se trame au cœur d'une relation sociale ». Pour cet auteur, « magnétiseurs, radiesthésistes,

---

[1] « Corps et anthropologie : de l'efficacité symbolique », *Diogène* 153, 1991, pp. 92-107.

barreurs de feu, panseur de secret, etc., ont des techniques qui reposent sur une vision du monde où l'homme est un microcosme, chair non coupée de l'univers qui la nourrit et lui donne ses rythmes. Le corps ici est relieur et non interrupteur ».

De même, pour M. Perrin,

> le problème de l'efficacité chamanique est certainement lié à la manière dont chaque société pense la douleur, la nomme et s'en défend ou l'apprivoise, à la manière dont chaque culture impose les relations entre l'homme et son corps, propose un code d'expression des sensations, une façon de les exprimer ou de les refouler, d'y porter attention ou de les négliger, de leur attribuer tel ou tel sens (M. Perrin, 1993/1994 : 389).

M. Perrin rappelle que dans toute société, la représentation du corps humain est comprise dans la symbolique générale qui le relie au cosmos, à la société globale, etc., et de manière réciproque, le corps est un « récepteur du cosmos et du corps social ». Pour cet auteur, « une thérapie et son efficacité dépendent donc du système de représentations dans lequel elle s'intègre » (1993/1994 : 390).

À son tour, S. Fainzang affirme que le moteur privilégié de l'efficacité symbolique est le mythe, dont « le contenu n'est pas nécessairement en rapport avec le réel mais qui s'impose à la société qui le forge comme parlant du réel ». Pour cette auteure, le recours au devin exige une condition préalable : que le malade accorde crédit à son interprétation, qu'il adhère à son discours et que celui-ci repose sur un système de croyances qui constitue le cadre idéologique de l'interprétation de la maladie.

Pour Fainzang, le traitement de la maladie, autant dans la phase diagnostique que dans la phase thérapeutique, passe par une mystification résultant d'un discours social producteur de mythes, et l'existence même du mythe est constitutive de son efficacité, en entraînant la conviction du malade sur le « bien-fondé du processus thérapeutique » (1981-1982 : 420).

Nous avons vu tout au long de ce travail que toutes les pratiques de guérison des Baré sont efficaces pour eux et que le manque d'une de ces pratiques est fortement ressenti et regretté. Cependant, les Baré font la différence entre les pratiques de guérissage et les guérisseurs eux-mêmes. En effet, comme le remarque M. Perrin, « du point du vue de la société, le chamanisme est efficace mais les chamanes le sont plus ou moins ».

À partir des différents témoignages et récits présentés dans ce travail, nous pouvons observer une certaine cohérence entre les histoires de guérison, la mythologie et l'ensemble de la culture baré : l'origine de la « maladie » *maíwa* par exemple, comme nous l'avons vu (premier chapitre), est liée à la mythologie, aux cendres de Uarli ; la pratique de guérissage est nécessaire pour apporter des solutions à différentes maladies parmi ces Indiens ; les guérisseurs font toujours leur possible pour guérir le malade ; avec le changement de la culture, surviennent de nouvelles « maladies » et un nouveau type de guérisseur, le *rezador*. Avec le risque de « disparition » des *pajés*, les Baré trouvent de nouvelles manières de couvrir cette nécessité ; le *rezador* apprend des rites des *pajés* et les familles trouvent de nouveaux rites à pratiquer pour se protéger des êtres surnaturels.

En fonction de tout cela, nous pouvons constater une dynamique que révèlent toutes les relations subtiles entre le changement de la vie baré et l'adaptation de leur écologie au changement de la vie moderne. Tout évolue ensemble et toutes ces pratiques de guérissage sont efficaces et indispensables : le *pajé* qui s'adapte et intuitivement mélange la tradition à la vie moderne qui envahit l'Amazonie, l'existence de la tradition dans un monde modifié ; le monde moderne change la tradition et la tradition aussi change des choses de la vie moderne.

> Dans le chamanisme, le savoir est partagé – même si le pouvoir ne l'est pas – Le chamane aide pour ainsi dire à « vivre la maladie » sur les plans intellectuel, sensoriel, affectif et social. C'est à cette aune que doit être mesurée son efficacité[1].

Différentes études aujourd'hui expliquent la question de l'efficacité à partir de l'effet placebo (« je plairai » en latin), ce que l'anthropologue américain Daniel Moerman (2002) appelle « effet de sens ». Dans le cas de la sorcellerie, l'effet nocebo (« je nuirai », en latin) est celui qui pourrait provoquer les maladies. Contrairement à ce que j'ai montré chez les Baré, il existe des cultures où la personne envoûtée est mise de côté.

---

[1] M. Perrin, « *La cure chamanique et son efficacité* » *Ethnologica Helvetica* 17/18 (N° spécial : « Les frontières du mal : approches anthropologiques de la santé et de la maladie »), 1993-1994, p. 393).

Dans ce sens, C. Lévi-Strauss (1974 [1958] : 183-184) explique à partir des travaux de W. Cannon, comment les mécanismes psychophysiologiques justifient de nombreux cas de mort par conjuration ou envoûtement : une personne consciente d'être envoûtée est persuadée par les traditions de son groupe qu'elle est condamnée. Les parents et amis partagent la même certitude, on s'éloigne du « maudit », on le traite comme s'il était déjà mort et il est traité comme une source de danger pour son entourage. La personne envoûtée est alors brutalement privée de tous ses liens familiaux et sociaux, et exclus de toutes ses fonctions et activités.

Pour Lévi-Strauss, l'envoûté

> cède à l'action combinée de l'intense terreur qu'il ressent, du retrait subit et total des multiples systèmes de référence fournis par la connivence du groupe, enfin à leur inversion décisive qui, de vivant, sujet de droits et d'obligations, le proclame mort, objet de craintes, de rites et d'interdits. L'intégrité physique ne résiste pas à la dissolution de la personnalité sociale.

L'auteur rappelle que « ce stress émotionnel entraînerait un effet physiologique : activation excessive du système nerveux sympathique, altérations cardiovasculaires graves, épuisement général et dérèglement de tout l'organisme ». Le doute que l'on pourrait poser sur l'effet nocebo dans la sorcellerie, serait le cas où la personne ne sait pas encore qu'elle est victime de sorcellerie. Passerait-il par l'inconscient collectif ? Par la perception d'une « ambiance lourde » ?

Pour revenir au domaine de la cure, une question intéressante est la guérison du petit enfant. Cela passerait-il par l'inconscient de la mère ? Voir l'exemple cité de guérison de l'enfant dont le *rezador* a demandé à la mère de se lier à un Saint (chapitre 8). De quelque manière, la grande « épreuve » de « l'efficacité symbolique » ce sont les expériences de guérison, ce n'est pas une explication de la guérison, de même que ce n'est pas le rôle de l'anthropologue de dire s'il s'agit d'une « fausse » ou « vraie » guérison.

L'efficacité du guérisseur est liée au fait qu'il donne des réponses aux maladies provoquées par d'autres personnes et par des êtres surnaturels. Quant aux maladies des Blancs, quelques guérisseurs les traitent, grâce à leur connaissance de plantes médicinales de la forêt. En plus, l'efficacité du guérisseur n'est pas seulement dans la cure des maladies. Il est l'intermédiaire entre la communauté et les dieux et même s'il n'était là pour soigner des maladies, sa présence est indispensable pour faire le pont entre les hommes et les dieux.

Ainsi, la présence du guérisseur est importante aussi parce qu'il détient des connaissances telles que la magie. Certains guérisseurs baré ont commencé à pratiquer la magie pour eux-mêmes, avant de devenir guérisseurs et d'utiliser leur magie « au secours » de la communauté. Pour ce motif nous devons aussi considérer l'efficacité de la magie baré face aux divers dangers qui menacent l'homme amazonien car, comme l'écrit B. Malinowski au sujet de la magie des Kula, « elle fournit à l'individu le pouvoir de maîtriser les forces de la nature et elle fait pour lui office d'arme défensive et de cuirasse protectrice contre les multiples dangers qui partout le guettent » (1989 [1922] : 458).

En plus, l'important c'est que cette médecine traditionnelle est efficace pour les Baré, car comme l'a exprimé S. Fainzang, « du point de vue anthropologique, ce qui importe est non pas de savoir si telle pratique est efficace ou non, mais pourquoi elle est pensée efficace par la société étudiée, quelles sont sa signification et sa portée sociales et comment est construite cette efficacité, ici comme ailleurs » (2000 : 8).

Conclusion

Dans cette partie nous avons envisagé la notion de guérison chez les Baré : comment se transmet la fonction de guérisseur, à quoi sert la science de guérisseur pour se protéger et/ou protéger autrui, la formation spécifique des guérisseurs, leur place dans l'ensemble des soignants et leurs outils et méthodes spécifiques. Nous avons également travaillé sur les itinéraires thérapeutiques des Baré et les défis qui se posent aux guérisseurs, leur pouvoir, la responsabilité et l'ambivalence de leur fonction ainsi que la question de l'efficacité symbolique.

CONCLUSION

Après la colonisation, les Baré, au cours de leur histoire, ont endossé le statut de population *cabocla* (métis), *criolla* (créole) ou indienne. Aujourd'hui, assumer la culture indienne est la condition de leur survie, d'autant que les sociétés nationales brésilienne et vénézuélienne sont actuellement plus favorables au sort des Indiens, c'est-à-dire qu'il y a une meilleure reconnaissance du groupe au niveau de son origine amérindienne. Les Indiens se battent pour leur territoire, pour la résurgence de leur culture : les mythes de fondation sont réappropriés après une longue période de métissage culturel et de « mise en sommeil » des spécificités de la culture baré. Pour récupérer leur culture, les Baré du Venezuela et du Brésil fondent des espoirs sur l'un et l'autre pays pour contribuer à la « reconstruction de leur identité », en pensant que chacun a gardé plus d'éléments de sa culture : langue, mythologie, etc.

En même temps que les Baré ont conservé la relation avec le monde *encantado* et la *pajelança*[1], ils ont intégré un syncrétisme avec la religion catholique : croyance et cultes à de nombreux saints, qu'ils utilisent dans leurs pratiques de guérison. C'est cette « intégration » de croyances ancestrales et actuelles d'origines diverses qui donne efficacité et cohérence aux actuelles pratiques de guérison des Baré. L'évangélisation a modifié et influencé le système indigène de représentations, mais ce dernier a aussi transformé les représentations des saints de l'Église catholique, faisant de ceux-ci des entités ambivalentes.

Nous avons vu que les Baré ont différentes catégories de maladies et différents praticiens de santé : les maladies des Blancs qui sont le domaine d'exercice des médecins, des infirmiers, des aides-soignants et des agents indigènes de santé communautaire ; les maladies provoquées par autrui qui sont suivies par le *rezador* ou le *pajé* ; les maladies provoquées par l'action des esprits de la nature, qui sont traitées par le *pajé* ou le *rezador* qui a quelques connaissances du métier de *pajé*.

[1] Traditions, savoirs et pratiques des *pajés* (chamanes).

Ces catégories sont essentielles et si la première correspond aux praticiens de la biomédecine, la seconde et la troisième recouvrent divers agents (sage femme, *rezador*, *pajé*) dont chacun reçoit, dans l'univers baré, l'attribution d'un rôle spécifique et rencontre l'une des plus grandes aspirations des Baré : disposer d'un système de santé adapté à leur réalité, un système qui tient compte de toutes leurs maladies et toutes leurs pratiques de guérisons et prend en considération leur culture. Chaque praticien a son rôle et son degré d'importance. Médecin, *pajé*, *rezador* et agent de santé communautaire constituent le quadripode de la conception de la santé de ces Indiens. Ainsi, le manque de médecins ou de *pajés* est un motif de plainte pour les Baré.

Les discussions sur « le système de santé » engagent le débat sur la reconnaissance du groupe comme ayant une spécificité culturelle. Il est important que les Indiens, les professionnels de santé, les anthropologues et les sociologues tentent de concilier toutes les « médecines » de la région et de considérer chacune avec ses mérites et ses limites, sans faire passer l'une avant l'autre.

Tout au long de ce travail, nous avons vu les liens existant entre la mythologie, la maladie et la guérison : comment les Baré expliquent le fait de tomber malade et comment ils se soignent. Des pathologies importantes sont encore liées aux mythologies d'origine des Baré (Arawak) : les maladies provoquées par des êtres surnaturels et les poisons.

Les interdits « empêchent » la maladie et incitent au respect de l'environnement. D'où l'importance du *pajé* pour les Baré, pour rappeler ces prescriptions. Ses traitements, dans la majorité de cas, sont d'ordre magique et ont des répercussions psychologiques. Elles comprennent des invocations, des prières, des incantations, mais aussi des manœuvres comme aspersions, fumigations, succions et des remèdes phytothérapiques. Avec son pouvoir et sa pratique légitimés par la communauté, le *pajé* soulage et guérit les maux, protège, il rassure, tranquillise la personne et sa famille. Souvent le *pajé* dit des phrases comme : « il n'y a plus de danger ». De même, la personne a un meilleur sommeil car le *pajé* apporte un réconfort de l'esprit. Le *pajé* va soigner le corps et l'âme, donner l'espoir, garder à la personne son énergie, et exerce ainsi probablement un effet psycho-immunologique.

Dans le tableau de guérison, le *pajé* fait intervenir de très nombreux éléments qui composent la culture baré, ce qui construit l'efficacité de ses pratiques. Le *pajé* rétablit l'ordre cosmique et va tout faire pour empêcher la mort. Il va négocier avec les esprits et les forces de la nature, il va éliminer la malédiction et apporter au malade et à sa famille un équilibre, car dans la mesure où la maladie est ici considérée comme la rupture d'équilibre entre l'homme et le cosmos, le processus de guérison consisterait en une « rééquilibration cosmique » (F. Laplantine 1986 : 72).

Avec les transformations de la culture, d'autres croyances se sont greffées et d'autres pratiques ont été introduites : ce sont des éléments extérieurs que les Baré se sont appropriés et qu'ils considèrent maintenant, comme les leurs. D'autres maladies surviennent, ou les mêmes avec d'autres noms ; la sorcellerie change de nom et de modalité ; il y a une adaptation des pratiques des guérisseurs au monde moderne et on voit apparaitre un syncrétisme avec la religion catholique. Le résultat de ce syncrétisme est le *rezador*, spécialiste de la guérison de ces « nouvelles » maladies et on observe que quelques *pajés* apprennent eux aussi certaines méthodes de *rezador*.

Dans ce sens M.C. Ramírez rappelle que quelques catégories catholiques ont été incorporées et réinterprétées dans le système chamanique. Des notions telles que ciel et enfer, qui ne faisaient pas partie de l'idéologie indigène, y ont été introduites et aujourd'hui elles dépassent les limites qui leur avaient été assignées dans l'idéologie chrétienne. Les efforts évangélisateurs sont ainsi transformés en des forces et représentations qui fortifient le pouvoir du chamane (1996-1997 : 172).

De son côté, le *rezador* utilise des outils liés à l'Église catholique et à la culture des Blancs comme des autels, bougies, rubans, de l'eau bénite, des épingles, statuettes de saints, mais il continue à utiliser des éléments de la nature, et des outils de la pratique des *pajé* comme l'eau sacrée, le *chicantá* (*Protium heptaphyllum*), des épines, minéraux, etc.

Par ailleurs, avec le métissage, le nombre de *pajé* a baissé et la population voit cela comme un préjudice. Nous avons vu dans ce travail que les Baré du Brésil et du Venezuela se plaignent du manque de vrai *pajé* ou de vrai *brujo*. Les personnes âgées parlent de leur tristesse concernant la diminution du nombre de *pajés* aujourd'hui. Même les jeunes mentionnent ce manque et mettent l'accent sur l'importance des *pajés* : « Le *pajé* est respecté comme un curé » (P.G.A).

Il n'y a plus de « vrai *pajé* », comme ils l'affirment. M.L.C., par exemple en précisant qu'aujourd'hui il n'y a pas de *brujo*, dit qu'il faut aller chez le médecin, mais que celui-ci ne guérit pas les personnes atteintes de *máwali*. C'est pourquoi ils voyagent du bout d'une région à l'autre, ou même d'un pays à l'autre (considérant qu'ils vivent dans une région de frontière entre trois pays), à la recherche des *pajés*. Les Baré disent que les *pajés* d'autrefois avaient beaucoup de pouvoir.

Et s'il n'y avait plus de *pajé* ? Les *pajés* ont une façon d'interpréter l'univers (décoder les signes relatifs au présent et au futur qui existeraient déjà ancrée dans le présent, i. e. il peut visualiser des éléments subtils qui sont déjà là et que les autres ne voient pas, car ils sont juste en train de s'initier) ; ils sont vigilants par rapport à l'émergence de signes avant-coureurs et savent les interpréter. Dans ce sens, le manque de *pajés* change le rythme de vie du village. J.-P. Chaumeil, à partir de son travail sur les *Yagua*, écrit qu'« un groupe sans chamane est en effet perçu comme vulnérable aux agressions d'autrui et se verra contraint, pour se protéger, de multiplier ses déplacements » (2000 [1983] : 298).

On pourrait aussi analyser ce manque à partir du travail de R. Wright sur les *Baniwa*. L'auteur indique que les *pajés* ont le rôle vital d'assurer la vie ordonnée, d'empêcher la mort du monde et de le guérir constamment. La conséquence est que s'il n'y avait plus de *pajé*, le monde arriverait à sa fin. L'auteur mentionne que quand les évangéliques ont détruit la pratique des *pajés* chez les *Baniwa*, les Indiens convertis ont conclu que la fin du monde était imminente : ils ont déclaré que l'eau du fleuve allait monter, que les gens devraient attacher leur pirogue au toit de leur maison, et que le monde allait s'obscurcir comme dans le mythe et les cantiques des *pajés* : « A noite do fim » (La nuit de la fin) (1996 : 110-111).

Pour les Yanomami, la continuité du chamanisme est l'unique moyen d'éviter la chute du ciel, car seuls les esprits des chamanes vivants peuvent retenir la violence des esprits des chamanes morts. Pour ces Indiens, la mise en échec du chamanisme[1] provoquera le retour de la société et de l'univers au chaos pré-humain (B. Albert, 1993 : 362-363). Concernant ce sujet A. Métraux a écrit que « le chaman, en tant que médecin, conseiller et guide, était le personnage le plus influent dans sa communauté et sa disparition entraîne de près la ruine de son groupe » (1967 : 116).

Cependant, bien que redoutant la fin du chamanisme, les Baré trouvent d'autres voies pour couvrir ce manque. On les recherche dans des ethnies proches (mais là aussi ils ont diminué) ou on les rencontre dans les pratiques de *rezador* et dans de nouvelles manières d'exercer le chamanisme. Comme on l'a vu, quelques *rezadores* essayent de guérir les maladies qui font partie du travail des *pajés* : ils « remplacent » le *pajé* dans certaines pratiques qu'ils ont apprises avec quelqu'un d'une autre ethnie, un membre de la famille, comme le beau-père ou quelqu'un de proche, de connu. Il existe aussi des agents de santé communautaire qui acquièrent la connaissance des *pajés*, par exemple quelques éléments de phytothérapie. En plus pour se protéger des êtres surnaturels ou même pour se soigner on fait des fumigations à la maison ou l'on utilise des éléments de la religiosité populaire, comme la prière, les bougies, la croix, etc. Ainsi, la pratique des guérisseurs s'adapte et un équilibre nouveau s'établit.

D'un autre côté, il est tout à fait normal que la *pajelança* (chamanisme) se transforme. La science de *pajé* chez les Baré, ne pouvait pas rester la même, à partir des multiples changements dans d'autres champs de la culture, puisque comme le rappelle D. Fassin, il n'y a jamais eu de savoir qui n'ait été modifié, enrichi ou diminué par des apports extérieurs : le savoir n'est jamais homogène, il se transmet en se transformant (1992 : 234).

Le chamanisme ne meurt pas, il s'adapte à d'autres réalités. Il trouve de nouvelles facettes, en perdant quelques anciennes. Les Indiens trouvent d'autres croyances qu'ils incorporent aux premières. Ainsi, on observe le « désarroi » des Baré causé par le manque de *pajé* d'un côté, et de l'autre la continuation de la

[1] Ce qui est en train d'arriver à partir de la « propagation généralisée de l'épidémie-fumée de l'or » (exploitation de l'or dans le territoire Yanomami).

pajelança sous une forme nouvelle ; c'est-à-dire le fait que le chamanisme ne disparait pas mais qu'il est en pleine mutation.

G. Brunelli indique qu'alors que le chamanisme est l'actualisation, la concrétisation et la cristallisation de la compréhension des relations entre le monde des humains et le monde des esprits, la disparition physique des chamanes n'implique pas, nécessairement, la disparition ontologique de cette relation (1996 : 234).

S. Vidal de son côté, affirme que la connaissance chamanique, au-delà du fait qu'elle constitue une habileté pour contrôler des forces occultes, intermédiaire entre le monde naturel et surnaturel et une manière de soigner des maladies et d'autres maux, constitue une forme d'histoire politique qui peut être transmise par des mythes, contes, cantiques, prières, etc. Elle peut s'inscrire dans le paysage au travers de pétroglyphes, de monuments naturels ou d'autres caractéristiques physiques de l'environnement comme les montagnes, fleuves, rochers, torrents, etc. Autrement dit le chamanisme représente un modèle pour construire, représenter, interpréter temps et espace, histoire et géographie (2002 : 3).

Dans ce sens, pour les Baré, même si les *pajés* disparaissaient, l'environnement, les monts, les rochers, les torrents du fleuve seraient toujours là et il en résulte une continuité des mythes et de leur relation avec la vie des Indiens comme nous l'avons vu tout au long de ce travail. Il n'y a pas de discontinuité entre les pratiques de guérison ou le culte des rochers (en tant qu'êtres surnaturels) et la religion catholique (les processions populaires, messes, fêtes, etc.).

Dans la région, il est important qu'il y ait un équilibre entre les pratiques apportées par la biomédecine et celle apportée par les guérisseurs. En effet, comme nous l'avons vu, il existe toute une croyance autour du fait que certaines maladies ne peuvent être guéries que par la médecine traditionnelle et d'autres seulement par la biomédecine.

J'ai essayé de montrer dans ce travail l'importance de la médecine traditionnelle et de l'articulation entre les diverses médecines pour pouvoir répondre à différentes catégories de maladies. De même, j'ai montré l'importance d'avoir un système de santé qui s'intéresse au patient et non à sa maladie, un système qui regarde l'être humain du point de vue bio-psycho-sociospirituel, qui regarde la réalité socioculturelle de l'individu malade. J'ai essayé de montrer aussi l'importance de l'engagement de tous, population, praticiens de la médecine traditionnelle et de la biomédecine dans la promotion de la santé et la prévention des maladies. J'espère, ainsi, avoir apporté quelques éléments nouveaux pour l'analyse de toutes les notions et catégories qui viennent d'être évoquées et touchent à la dimension essentielle et existentielle qu'est la « santé » pour l'être humain, chez les Baré et partout dans le monde.

RÉFÉRENCES BIBLIOGRAPHIQUES

AIKHENALD A. (1995). *Bare*, München, Newcastle, Lincom Europa.

ALBERT, B. (1985). *Temps du sang, temps des cendres. Représentation de la maladie, système rituel et espace politique chez les Yanomami du Sud-est (Amazonie brésilienne)*, Thèse de doctorat en ethnologie, sous la direction d'Henri Lavondès, Université Paris X, Nanterre.

ALBERT, B. (1993). « L'or cannibale et la chute du ciel : une critique chamanique de l'économie politique de la nature (Yanomami, Brésil) », *L'Homme* 126-128 : 349-378, Paris.

ALBERT, B. & KOPENAWA, D. (éd.), (2003). *Yanomami, l'esprit de la forêt*, Fondation Cartier pour l'art contemporain, Actes Sud.

ALES, C. (1997). « La vida, la enfermedad y la muerte. Una iconografía de los pueblos de Amazonas", *in* CHIAPPINO, J. & ALES C. (éds.). *Del microscopio a la maraca*, Caracas, Ex Libris, pp. 45-54.

ALES, C. & CHIAPPINO, J. (1981-1982). « Approche de la maladie et de la thérapie chamanique chez les Yanomami (Venezuela) », *Les Cahiers de l'ORSTOM*, série Sciences Humaines, vol. 18, n° 4, 1981-1982, pp. 531-542.

ALLAIS, M. L. (2004). "La población indígena de Venezuela según los censos nacionales", *II Encuentro nacional de demógrafos y estudiosos de la Población*: "*Cambio demográfico y desigualdad social en Venezuela al inicio del tercer milenio*", 24-26 de noviembre.

AMAZONAS, L. S. A. (1852). *Diccionario topographico, histórico, descriptivo da Comarca do Alto-Amazonas*, Recife, Typografia Commercial de Meira Henriques.

AMORIM, A. B. (1987 [1926]). *Lendas em nheengatu e em português*, (Collection Hiléia Amazônica, vol. 6), Manaus, Fundo editorial – ACA.

AMSELLE, J. L. (1990). *Logiques métisses. Anthropologie de l'identité en Afrique et ailleurs,* Paris, Payot.
ANDUZE, P. J. (1968). *Bajo el signo de mawari*, Caracas, Imprenta Nacional.
AUBREE, M. (1998). « La vision de la femme dans l'imaginaire pentecôtiste », *Cahiers du Brésil contemporain, Spécial Religions*, n° 35/36, Paris, éd. M.S.H, pp. 231-245.
AUBREE, M. (2002a). « Jésus, l'Esprit-saint et la couleur des fidèles ». *In : Les mots du discours afro-brésilien en débat. Cahiers du Brésil Contemporain*, Paris, n° 49/50, éd. M.S.H, pp. 125-134.
AUBREE, M. (2002b). « Le 'cercle Dieu et vérité' un mouvement panthéiste entre les populations d'origine africaine de Recife (1929/1968) », *Archives de sciences sociales des religions*, n° 117 (janvier-mars), pp. 81-99.
AUBREE, M. & LAPLANTINE, F. (1990). *La table, le livre et les Esprits : naissance, évolution et actualité du mouvement social spirite entre France et Brésil*, Paris, Éd. Jean-Claude Lattès.
AUGE, M. (1977). *Pouvoirs de vie, pouvoirs de mort : Introduction à une anthropologie de la répression*, Paris, Flammarion.
AUGE, M. (1979). « Un jeune homme de bonne famille : logique de l'accusation et de la confession en Côte d'Ivoire », *Cahiers d'Études Africaines*, n° 73-76, pp. 177-218.
AUGE, M. (1986). « L'anthropologie de la maladie », *L'Homme* 97-98, XXVI (1-2), pp. 81-90.
AUGE, M. (1994 [1984]). « Ordre biologique, ordre social ; la maladie, forme élémentaire de l'événement », *in* AUGE, Marc & HERZLICH, Claudine, *Le sens du mal : Anthropologie, histoire, sociologie de la maladie*, Paris, éditions des archives contemporaines, pp. 35-91.
AUGE, M. (1994). *Le sens des autres.* Actualité de l'anthropologie, Paris, Fayard.
AUGRAS, M. (1990-1991), « Les jumeaux et la mort, Notes sur les mythes des Ibeji et des Abiku dans la culture afro-brésilienne », *Psychopathologie africaine*, XXIII, 1, pp. 5-17.
BACZKO, B. (1984). *Les imaginaires sociaux : mémoires et espoirs collectifs*, Col. « Critique de la politique », Paris, Payot.

BARCELOS NETO, A. (2006). " ' Doenças de Indio': o princípio patogênico da alteridade e os modos de transformação em uma cosmologia amazônica », *Campos* 7 (1), pp. 09-34.
BASTIDE, R. (1997 [1935]), *Éléments de sociologie religieuse*, Paris, Stock.
BASTIDE, R. (1972 [1950]). *Sociologie et psychanalyse*, Paris, PUF.
BASTIDE, R. (1955). « Le principe de coupure et le comportement afro-brésilien », *Separata dos Anais do XXXI Congr. Internacional de Americanistas*, São Paulo, p. 493-503.
BASTIDE, R. (1997 [1975]). *Le sacré sauvage*, Paris, Stock.
BATES, H. W. (1979 [1863]). *Um naturalista no rio Amazonas*, traduit de l'anglais par Regina Regis Junqueira, (Colecction Reconquista do Brasil, vol. 53), São Paulo, Ed. da Universidade de São Paulo, Itatiaia.
BIDOU, P. (2001). *Le mythe de Tapir Chamane : essai d'anthropologie psychanalytique*, Paris, Odile Jacob.
BITTON M. (1990). « Lilith ou la première Ève : un mythe juif tardif ». *In Archives de Sciences sociales des Religions*, Paris, n° 71, pp. 113-136.
BOAS, F. (1966). *Kwakiutl ethnography*, Chicago, The University of Chicago Press.
BOPP, R. (2006 [1931]). *Cobra Norato*, Rio de Janeiro, José Olympio.
BORGO, L. E. P. (1992). *Manual Billingue de la langue Baré*, Puerto Ayacucho, Alcaldía del Territorio Federal Amazonas, Dirección de Cultura.
BOYER, V. (1993). *Femmes et cultes de possession au Brésil : les compagnons invisibles*, Paris, L'Harmattan.
BOYER, V. (1994). « Do 'mau olhado' à 'coisa feita' ou o caminho para a mediação do filho de santo ». *In* D'INCAO, Maria Angela & SILVEIRA, Isolda Maciel (eds.) : *A Amazônia e a crise da modernização*, (Coleção Eduardo Galvão), Belém, Museu Paraense Emilio Goeldi, pp. 207-212.
BOYER, V. (2006) « Le mouvement des sages-femmes traditionnelles dans l'Amapá : une mobilisation féminine exemplaire et les limites du développement local », *Nuevo Mundo*, http://nuevomundo.revues.org/index1965.html.

BRANDÃO, C. R. (1980). *Os Deuses do povo*, São Paulo, Brasiliense.
BROWN, M. F. (1990). "El malestar del chamanismo", *Amazonía Peruana*, Tomo X, 19, pp. 63-88.
BRUNELLI, G. (1989). *De los espiritus a los microbios a los microbios: salud y cambio social entre los Zoró de la Amazonía brasileña*, Quito, Ed. Abya-Yala.
BRUNELLI, G. (1996). "Do xamanismo aos xamãs: estratégias tupi-mondé frente à sociedade envolvente ». *In* LANGDON, E. Jean Matteson (ed.): *Xamanismo no Brasil : Novas perspectivas*, Florianópolis, Editora da UFSC, pp. 233-266.
BUCHILLET, D. (1988) « Interpretação da doença e simbolismo ecológico entre os Indios Desana", *Boletim do Museu Paraense Emílio Goeldi*, Belém, v. 4, n. 1, pp. 27-42.
BUCHILLET, D. (1990). "Los poderes del hablar: terapia y agrésion chamánica entre los indios Desana del Vaupés brasilero ». *In* : BASSO Ellen & SHERZER Joel (éd.), *Las culturas nativas latinoamericanas a traves de su discurso*, Colección 500 años, 24, MLAL, ABYA-YALA, pp. 319-354.
BUCHILLET, D. (1991a). "Impacto do contato sobre as representações tradicionais da doença et de seu tratamento: uma introduçao", *In* Dominique Buchillet (ed.), *Medicinas tradicionais e medicina ocidental na Amazônia*, Belém, Museu Paraense Emílio Goeldi CEJUP, pp. 161-173.
BUCHILLET, D. (1991b). « A antropologia da doença e os sistemas oficiais de saúde », *In* Dominique Buchillet (ed.), *Medicinas tradicionais e medicina ocidental na Amazônia*, Belém, Museu Paraense Emílio Goeldi, CEJUP, pp. 21-44.
BUCHILLET, D. (2004). « Sorcery beliefs, transmission of shamanic knowledge and therapeutic practice among the Desana of the Upper Río Negro region, Brazil ». *In* WHITEHEAD, Neil & WRIGHT, Robin (eds.), *In darkness and secrecy: the anthropology of assault sorcery witchcraft in Amazonia*, Durham, Duke University Press, pp. 109-131.
CABALZAR, A. & RICARDO C. A. (éd.) (2006[1988]). *Povos Indígenas do Rio Negro: uma introdução à diversidade socioambiental do Noroeste da Amazônia brasileira*, São Paulo, Isa/Foirn.

CAMUS, D. (1990). *Paroles magiques : secrets de guérison : les leveurs de maux aujourd'hui*, Paris, Imago.
CANNON, W. B. (1942). « 'Woodoo' Death », *American Anthropologist*, 44 : 2.
CASCUDO, L. C. (1943). *Antologia do Folclore Brasileiro*, Coleção "A marcha do Espírito", vol. XV), São Paulo, Martins.
CASCUDO, L. C. (1954). *Dicionário do folclore brasileiro*, Rio de Janeiro, Ministério da Educaçao e Cultura, Instituro Nacional do Livro, pp.116-118; 185-187; 220-221; 343-344; 370-372; 567.
CASTORIADIS, C. (1975). *L'institution imaginaire de la société*, Collection Esprit, Paris, Seuil.
CHAUMEIL, J. P. (2000 [1983]). *Voir, Savoir, pouvoir : le chamanisme chez les Yagua de l'Amazonie péruvienne*, Collection Ethnos, Genève, Georg Editeur.
CHAUMEIL, J. P. (2000). « Chasse aux idoles et philosophie du contact ». *In* AIGLE D., BRAC DE LA PERRIERE, B. & CHAUMEIL, J. P. (éd.) : *La politique des esprits : chamanismes et religions universalistes*, Collection Recherches Thématiques 7, Nanterre, Société d'ethnologie, pp. 151-163.
CHIAPPINO, J. (1997). « Las piedras celestes: Para una nueva forma de intercambio en el ámbito de la salud ». *In* CHIAPPINO, Jean & ALES Catherine (eds.) : *Del microscopio a la maraca*, Caracas, Ex Libris, pp. 253-290.
CLASTRES, H. (1975). *La terre sans mal : le prophétisme tupi-guarani*, Paris, Éditions du Seuil, 1975.
CUCHE, D. (1994). « Le concept de 'principe de coupure' et son évolution dans la pensée de Roger Bastide ». *In* LABURTHE-TOLRA, Philippe (éd) : *Roger Bastide ou le réjouissement de l'abîme*, Paris, L'Harmattan, pp. 69-83.
DASSO, M. C. (1988) : « Une tribu de géants dans la mythologie des Indiens Mataco du Chaco », CIRCE (Cahiers de recherche sur l'Imaginaire) n° 4 : *Les monstres dans l'Imaginaire des Indiens d'Amérique Latine*, Paris, Lettres Modernes.
DESCOLA, P. (1986). *La nature domestique : symbolisme et praxis dans l'écologie des Achuar*, Paris, Maison des sciences de l'homme.
DESCOLA, P. (2005). *Par-delà nature et culture*, Paris, Gallimard.

DESHAYES, P. (2000). *Les mots, les images et leurs maladies chez les Indiens Huni Kuin de l'Amazonie*, Paris, Loris Talmart.
DEVEREUX, G. (1996 [1961]). *Ethnopsychiatrie des Indiens Mohaves*, traduit de l'anglais par Françoise Bouillot, Col. Les Empêcheurs de penser en rond, Paris, Synthelabo.
DEVEREUX, G. (1977 [1970]. *Essais d'ethnopsychiatrie générale*, Paris, Gallimard.
DOZON, J. P. (2008 [1987]). « Ce que valoriser la médecine traditionnelle veut dire ». *In* DOZON, J. P. *Une anthropologie en mouvement. L'Afrique miroir du contemporain*, Paris, Éditions Quae, Politique africaine.
DOZON, J. P. (2008). *L'Afrique à Dieu et à Diable. États, ethnies et religions*, Paris, Ellipses.
DOZON, J. P. & SINDZINGRE N. (1986) : « Pluralisme thérapeutique et médecine traditionnelle en Afrique contemporaine », Prévenir, cahier XII, *La santé dans le tiers monde*, pp. 43-52.
DURAND, G. (1998 [1964]). *L'imagination symbolique*, Paris, Quadrige/PUF.
EVANS-PRITCHARD, E. E. (1972 [1937]). *Sorcellerie, oracles et magie chez les Azandé*, Paris, Gallimard.
FAINZANG, S. (1981-1982). « La cure comme mythe : le traitement de la maladie et son idéologie à partir de quelques exemples ouest-africains », *Les Cahiers de l'ORSTOM*, série Sciences Humaines, vol. XVIII, n° 4, pp. 415-421.
FAINZANG, S. (1985). « La 'maison du Blanc' : la place du dispensaire dans les stratégies thérapeutiques des Bisa du Burkina », *Sciences Sociales et santé*, vol. III n° 3-4, p. 105-128.
FAINZANG, S. (1989). *Pour une anthropologie de la maladie en France. Un regard africaniste.* Éditions de l'École des Hautes Études en Sciences Sociales, Paris.
FAINZANG, S. (2000). « La maladie, un objet pour l'anthropologie sociale », *Ethnologies comparées*, Revue électronique du CERCE, n°1.
http://alor.univ-montp3.fr/cerce/r1/s.f.htm
FASSIN, D. (1992). *Pouvoir et maladie en Afrique*, Les champs de la santé, Paris, PUF.
FASSIN, D. (1996). *L'espace politique de la santé : essai de généalogie*, Col. Sociologie d'aujourd'hui, Paris, PUF.

FASSIN, D. & DOZON, J. P. (2001). « L'universalisme bien tempéré de la santé publique ». *In* DOZON, Jean-Pierre & FASSIN, Didier (éd.) : *Critique de la santé publique. Une approche anthropologique*, Paris, Balland, pp. 7-19.
FAUSTO, C. (2001). *Inimigos fiéis: história, guerra e xamanismo na Amazônia*, São Paulo, Edusp.
FAUSTO, C. (2002). « Banquete de gente: comensalidade e canibalismo na Amazônia », *Mana* 8 (2), pp.7-44.
FAVRET-SAADA, J. (1977). *Les mots, la mort, les sorts*, Paris, Gallimard.
FERREIRA, A. R. (1983 [1885-88]): *Viagem Filosófica ao Rio Negro*, Belém, Museu Paraense Emílio Goeldi.
FIGUEROA, A. L. G. (1997) : *Guerriers de l'écriture et commerçants du monde enchanté : histoire, identité et traitement du mal chez les Sateré-Mawé* (Amazonie Centrale, Brésil). Thèse de doctorat en anthropologie sociale, EHESS.
FRAZER, J. G. (1994[1890]). *The Golden Bough. A study in magic and religion*, Oxford/New York, Oxford University Press.
GALLOIS D. T. (1996) « Xamanismo Waiãpi: nos caminhos invisíveis, a relação i-paie ». *In* LANGDON, E. Jean Matteson (ed.) : *Xamanismo no Brasil : Novas perspectivas*, Florianópolis, Editora da UFSC, pp. 39-74.
GALVÃO, E. (1976[1955]). *Santos e Visagens: um estudo da vida religiosa de Itá, baixo Amazonas*, São Paulo, Companhia Editora nacional.
GALVÃO, E. (1953). "Vida religiosa do caboclo da Amazônia", *Boletim do Museu Nacional*, Antropologia, n° 15, Rio de Janeiro.
GALVÃO, E. (1979). *Encontros de Sociedades: Indios e Brancos no Brasil*, Rio de Janeiro, Paz e Terra.
GARNELO, L. (2003) *Poder, Hierarquia e Reciprocidade: saúde e harmonia entre os Baniwa do Alto Rio Negro*, Rio de Janeiro, Fiocruz.
GARNELO, L. & BUCHILLET D. (2006): "Taxonomias das doença entre os Indios Baniwa (Arawak) e Desana (Tukano oriental) do Alto Rio Negro (Brazil)", *Horizontes Antropológicos*, 26, pp. 231-260.
GARNELO, L. & WRIGHT, R. (2001). « Doença, cura e serviços de saúde. Representações, práticas e demandas Baniwa ». In *Cadernos de Saúde Pública*, Rio de Janeiro, 17(2), pp. 273-284.

GODELIER, M. (1996 [1982]). *La production des Grands Hommes*, Paris, Fayard.
GONZALEZ, O. (1980). *Mitología Guarequena*, Caracas, Monte Avila Editores.
GOOD, B. (1998). *Comment faire de l'anthropologie médicale ? Médecine, rationalité et vécu*, Traduit de l'anglais par Sylvette GLEIZE, Collection Les empêcheurs de penser en rond, Le Plessis-Robinson, Institut Synthélabo.
GRUZINSKI, S. (1988). *La colonisation de l'imaginaire : sociétés indigènes et occidentalisation dans le Mexique espagnol XVIe – XVIIIe siècle*, Paris, Gallimard.
HELL, B. (1999). *Possession et chamanisme : les maîtres du désordre*, Paris, Flammarion.
HENRIQUEZ, M. (1994). *Amazonas: Apuntes y Crónicas*. Caracas, Ediciones de la Presidencia de la República.
HUGH-JONES, S. (2002). "Nomes secretos e riqueza visível: nominação no Noroeste Amazônico", *Mana* 8 (2), pp. 45-68.
JACQUEMOT, A. (1998). « Umbanda et maladie : la distinction maladies matérielles/maladies spirituelles », *In Cahiers du Brésil contemporain*, n° 35-36, pp. 105-136.
JAMA, S. (1997). *Anthropologie du rêve*, Col. Que sais-je ?, Paris, PUF.
JANSSEN, T. (2006). *La solution intérieure : Réveillez le potentiel de guérison qui est en vous*, Paris, Fayard.
JANZEN, J. M. (1995). *La quête de la thérapie au Bas-Zaïre*, traduit de l'anglais par Gilles BIBEAU, René COLLIGNON, Ellen CORIN et Claude HAMONET, Collection « Hommes et Sociétés », Paris, Ed. Karthala.
JODELET, D. (1999 [1989]). « Représentations sociales : un domaine en expansion ». *In* JODELET, Denise (éd.), *Les Représentations Sociales*, Paris, PUF, pp. 47-78.
KADYA TALL, E. (1985). « Le contre-sorcier Haalpulaar, un justicier hors-la-loi : étude de la dynamique du système thérapeutique des Haalpulaaren (Sénégal) », *Sciences Sociales et Santé*, vol. III, n° 3-4, pp. 129-150.
KADYA TALL, E. (1992). « L'anthropologue et le psychiatre face aux médecines traditionnelles », *Cahiers des Sciences Humaines*, vol. 28, n° 1, pp. 67-81.

KUKUBI, G. G. (1997). "El peregrinar de dos prácticas medicinales: Medicina indígena y medicina occidental». *In* CHIAPPINO, J. & ALES C. (éds.) : *Del microscopio a la maraca*, Caracas, Ex Libris, pp. 291-292.
LABORDE-NOTTALE, E. (1990). *La voyance et l'inconscient*, Paris, Seuil.
LALLEMAND, S. (1974). « Cosmologia, cosmogonia ». *In* AUGE, M. : *A construçao do Mundo : religiao, representaçoes, Ideologia*. Lisboa, Ediçoes 70.
LAMING-EMPERAIRE, A., PROUS, A., MORAES, A. & BELTRÃO, M. : « Grottes et abris de la région de Lagoa Santa, Minas Gerais, Brésil ». *Cahiers d'Archéologie d'Amérique du Sud*, n° 1, Paris, École Pratique des Hautes Études, s.d.
LANGDON, E. J. (1996). « ¿ Mueren en realidad los chamanes?: narraciones de los Siona sobre chamanes muertos », *Alteridades*, 6 (12), p. 61-75.
LAPLANTINE, F. (1973). *L'Ethnopsychiatrie*, Psychothèque, Paris, Éditions Universitaires.
LAPLANTINE, F. (1986). *Anthropologie de la maladie*, Paris, Payot.
LAPLANTINE, F. & RABEYRON P. L. (1987). *Les médecines parallèles*, Col. Que sais-je ?, Paris, PUF.
LARAIA, R. B. (2005). *As religiões indígenas: o caso tupi-guarani*, *Revista USP*, São Paulo, n. 67, pp. 6-13.
LE BRETON, D. (1991). « Corps et anthropologie : de l'efficacité symbolique », *Diogène*, 153, pp. 92-107.
LEENHARDT, M. (1971 [1947]). *Do Kamo : la personne et le mythe dans le monde mélanésien*, Paris, Gallimard.
LEVI-STRAUSS, C. (1974 [1958]). *Anthropologie Structurale*, Paris, Plon.
LEVI-STRAUSS, C. (1964). *Le cru et le cuit*, Paris, Plon.
LEVI-STRAUSS, C. (1966). *Du miel aux cendres*, Mythologiques, Paris, Plon.
LEVI-STRAUSS, C. (1996 [1973]). *Anthropologie structurale deux*, Paris, Plon.
LEVY-BRUHL, L. (1963). *La Mythologie Primitive*, Paris, PUF.
LIZOT, J (1976). *Le cercle des feux : faits et dits des Indiens Yanomami*, Paris, Éd. du Seuil.

LUIS-BLANC, F. (1994). *Médecins et chamanes des Andes*, Paris, L'Harmattan.
LORENZI, H. & MATOS, F. J. A. (2002). *Plantas Medicinais no Brasil, nativas e exóticas*, Nova Odessa-SP, Instituto Plantarum de Estudos da Flora Ltda.
LOYOLA, M. A. (1983). *L'esprit et le corps : des thérapeutiques populaires dans la banlieue de Rio*, Paris, Éditions de la Maison des Sciences de l'Homme.
MAGALHÃES, C. (1935 [1876]). *O Selvagem*, São Paulo, Companhia Editora Nacional, 3e éd.
MALDONADO, J. & ACUÑA, C. (1942 [1642]). *Relaciones del descubrimiento del río de las Amazonas*, Bogotá, Ministerio de Educación de Colombia.
MALINOWSKI, B. (1989 [1922]. *Les argonautes du Pacifique occidental*, Paris, Gallimard.
MANCA, M. C. (1996). « Paseando por Chiapas... Acercamiento a una tipología de los terapeutas tradicionales choles de Tila", *Alteridades*, 6 (12), pp. 5-10.
MANNHEIM, B. (1999). « Hacia una mitografía andina ». *In*: GODENZZI, J. C. (ed): *Tradición oral andina y amazónica : métodos de análisis e interpretación de textos*, Cuzco, Centro de Estudios Regionales Andinos "Bartolomé de las Casas", pp.47-79.
MARQUEZ, C. & PEREZ, A. (1983a). « Los curanderos y santeros del Alto Río Negro como exponentes de um sincretismo cultural amazónico ». In: *Revista española de antropología americana*, vol. XIII, Ed. Univ. Compl. Madrid, 1983, pp. 173-195.
MARQUEZ, C. & PEREZ, A. (1983b). « Exorcismo contra una epidemia de sarampión que azota al Alto Río Negro ». *In Actas de las I Jornadas de Antropología Médica*, vol. I, Arxiu d'Etnografía de Catalunya, Tarragona, 1983, pp. 152-183.
MARTINS, P. H. (2003). *Contra a desumanização da medicina: crítica sociológica das práticas médicas modernas*, Petrópolis, Vozes.
MARY, A. (2000). *Le bricolage africain des héros chrétiens*, Col. Sciences Humaines et religions, Paris, Éd. du Cerf.
MASSE, R (1995). *Culture et santé publique. Les contributions de l'anthropologie à la prévention et à la promotion de la santé*, Montréal, Gaëtan Morin Éditeur.

MAUES, R. H. (1990). *A ilha encantada: medicina e xamanismo numa comunidade de pescadores*, Coleção Igarapé, Belém, NAEA/UFPA.
MAUES, R. H. (1994). « Medicinas populares e 'pajelança cabocla' na Amazônia ». *In*: Alves, Paulo Cesar & Minayo, Maria Cecília de Souza (eds): *Saúde e doença, um olhar antropológico*, Rio de Janeiro, Fiocruz, pp. 73-81.
MAUES, R. H. (1995). *Padres, Pajés, Santos e festas: catolicismo popular e contrôle eclesiástico*, Belém, Cejup.
MEIRA, M. (1994). « Articulações Políticas e identidade étnica no Alto Rio Negro ». *In*: D'INCAO, Maria Angela & SILVEIRA, Isolda Marciel (eds.). *A Amazônia e a crise da Modernidade*, (Coleção Eduardo Galvão), Belém, Museu Paraense Emilio Goeldi, pp. 335-342.
MELO, A. (2005). « A história das populações ribeirinhas », *Agência Fiocruz de notícias - saúde e ciências para todos*, Junho/2005.
METRAUX, A. (1928). *La religion des Tupinamba et ses rapports avec celles des autres tribus Tupi-Guarani*, Paris, Librairie Ernest Leroux.
METRAUX, A. (1967). *Religions et magies indiennes d'Amérique du Sud*, Paris, Gallimard.
MINAYO, M. C. S. (1994): « Representações da cura no catolicismo popular ». *In*: Alves, Paulo Cesar & Minayo, Maria Cecília de Souza (eds) : *Saúde e doença, um olhar antropológico*, Rio de Janeiro, Fiocruz, pp. 57-71.
MINISTERIO DE LA CULTURA (2006). *Vidéo documentaire « Somos Baré »*, Col. "El pueblo es la cultura", Caracas, Fundación Villa Del Cine.
MOERMAN, D. (2002). *Meaning, Medicine and the "Placebo Effect"*, Cambridge University Press.
MONTAGNER, D. (1996) « Cânticos xamânicos dos Marúbo ». *In*: LANGDON, E. Jean Matteson (ed.), *Xamanismo no Brasil: novas perspectivas*, Florianópolis, UFSC, pp. 171-195.
MORAIS, A. M. (1995). *Desenraizamento Cultural e desestruturação mental: o caso amazônico*, Dissertação de Mestrado em Psicologia, Universidade de São Paulo.
MOSONYI, E. E. & J. C. (2000). *Manual de lenguas indígenas de Venezuela*, tomo 1 (Serie Orígenes), Caracas, Fundación Bigott.

MULLER, R. P. (1996). « Maraká, ritual xamanístico dos Asuriní do Xingu ». *In* LANGDON, E. Jean Matteson (ed.): *Xamanismo no Brasil : Novas perspectivas,* Florianópolis, Editora da UFSC, pp. 153-170.

NIMUENDAJU, C. (1987 [1914]). *As lendas da criação e destruição do mundo como fundamentos da religião dos Apapocúva-Guarani*, traduit de l'allemand par Charlotte Emmerick & Eduardo B. Viveiros de Castro, São Paulo, Hucitec, Edusp.

OLDHAM, P. (1997). « Cosmología, shamanismo y prática medicinal entre los Wothïha (Piaroa) ». *In*: CHIAPPINO, J. & ALES C. (organisateurs): *Del microscopio a la maraca*, Caracas, Ex Libris, pp. 225-249.

OLIVEIRA, A. E. (1975). « São João : povoado do Rio Negro (1972)», *Boletim do Museu paraense Emílio Goeldi*, (Antropologia), n° 58.

OLIVEIRA, J. P. (1999) « Apresentação ». *In* João Pacheco de Oliveira (éd.), *A viagem de volta: etnicidade, política e reelaboraçao cultural no Nordeste indígena,* Rio de Janeiro, Contra Capa Livraria.

OLIVEIRA, L. A. A. (2001). *Os Baré e as práticas ocidentais de saúde*, mémoire de Sciences Sociales, Universidade do Amazonas.

ORICO, O. (1975). *Mitos Ameríndios e Crendices Amazônicas*, Col. Retratos do Brasil, vol. 93, Rio de janeiro, Civilização Brasileira.

PAIRUMANI, F. L. (2000 [1997]). « El regreso de los Wak'as ». *In* ASTVALDSSON, Astvaldur: *Las voces de los wak'a*, Fuentes principales del poder político Aymara, Cuaderno de Investigatión 54, CID – Centro de Información para el Desarrollo, La Paz, Bolivia, pp. 19-24.

PEREIRA, N. (1967). *Moronguêtá: um Decameron Indígena,* vol. 1, Rio de Janeiro, Civilizaçao Brasileira.

PERES, S. C. (2003). *Cultura, política e identidade na Amazônia: o associativismo indígena no Baixo Rio Negro*. Thèse de doctorat en Anthropologie sous la direction de John Manuel Monteiro, Universidade Estadual de Campinas.

PEREZ, A. (1983). « Guión de la película *Flautas Kurripakas* ». *In Actas del II Congreso Iberoamericano de Antropología*, Cabildo Insular de Gran Canaria/ICEF, Las Palmas, pp. 567-570.

PEREZ, A. (1985). *El regalo como desafio: paisaje y sociedad en Melanesia,* Matériel Audiovisuel (70 diapositives), Museo Nacional de Etnologia.
PEREZ, A. (1988) « Los Bale (Bare) ». *In* LIZOT, Jacques (ed.) : *Los aborígenes de Venezuela,* Volume III, Etnologia Contemporanea II, Caracas, Fundación La Salle de Ciencias Naturales, Instituto Caribe de Antropología y Sociologia, Monte Avila Editores, C.A., pp. 413-478.
PEREZ, A. *Los Baré* (2006), sous presse, 2006.
PERRIN, M. (1993-1994) « La cure chamanique et son efficacité », *Ethnologica Helvetica* 17/18 (N° spécial : « Les frontières du mal : approches anthropologiques de la santé et de la maladie »), pp. 381-396.
PERRIN, M. (1996 [1976]). *Le chemin des Indiens morts*, Paris, Payot.
PERRIN, M. (2001 [1re éd.1992]). *Les praticiens du rêve,* Paris, PUF.
PIRELA, J., V. *et al.* (1999). *Breve descripción sobre la cultura baré.* Mémoire presenté à l'Unidad educativa Colegio "Madre Mazzarello", Puerto Ayacucho.
RABELO, M. C. M. (1994) « Religião, ritual e cura », In: Alves, Paulo Cesar & Minayo, Maria Cecília de Souza (eds): *Saúde e doença, um olhar antropológico,* Rio de Janeiro, Fiocruz, pp. 47-56.
RIBEIRO, D. (1979 [1971]). *Frontières indigènes de la civilisation,* traduit [de la version espagnole du texte portugais] par Christiane Bricot-d'Ans, Paris, Union Générale d'Édition.
RIBEIRO, D. (1979). *Os Indios e a Civilização: a integração das populações indígenas no Brasil moderno.* Petrópolis, Vozes.
RICARDO, C. A. & RICARDO, F. (eds), Povos Indígenas no Brasil, 2001/2005, São Paulo, Instituto Socioambiental, 2006.
SANTAELLA, J. P. (2004). *Los rionegreros y un poco de mí,* Puerto Ayacucho, Estado do Amazonas.
SANTOS, A. M. S. & LIMA, M. E. M. (1991). « Medicina Tradicional e Ocidental no Alto Rio Negro: o papel dos rezadores em São Gabriel da Cachoeira ». *In* BUCHILLET, D.: *Medicinas Tradicionais e Medicina Ocidental na Amazönia.* Belém, Edições CEJUP, pp. 229-240.

SANZ, R. L. (1972). *El Baré: estudio lingüístico*, Caracas, Universidad Central de Venezuela.

SEVERI, C. (2000). « Cosmologia, crise e paradoxo: da imagem de homens e mulheres brancos na tradiçao xamânica Kuna ». *Mana* 6 (1), pp. 121-155.

SPRUCE, R. (1970 [1908]): *Notes of a botanist on the Amazon and Andes*, Vol. II, New York/London, Johnson Reprint Corporation.

STRADELLI, E. (1983): « La leyenda de Yurupary ». Traduit de l'italien par Susana N. Salessi, de l'édition originale de 1890. *In* : ORJUELA, Héctor H. : *Yurupary : mito, leyenda y epopeya del Vaupés*, Bogotá, Publicaciones del Instituto Caro y Cuervo, LXIV, pp. 181-265.

STRADELLI, E. (1929). *Vocabularios da lingua geral portuguez-nheêngatú e nheêngatú-portuguez, precedidos de um esboço de grammatica nheênga-umbuê-sáua mirî e seguidos de contos em lingua geral nheêngatú poranduua*, Rio de Janeiro, Imprensa Nacional.

STRADELLI, E. (1964). *La leggenda del Jurupary e outras lendas amazonicas*, caderno n° 4, São Paulo, Instituto cultural italo-brasileiro, 1964.

VAN GENNEP, A. (1906). *Mythes et légendes d'Australie*, Paris, Librairie Orientale et Américaine.

VIDAL, S. (1993). *Reconstrución de los procesos de etnogenesis y de reproducción social entre los Baré de Rio Negro (siglos XVI-XVIII),* thèse de doctorat en anthropologie sous la direction de Alberta Zucchi, IVIC – Instituto Venezolano de Investigaciones Cientificas, Caracas.

VIDAL, S. (2002). "El chamanismo de los Arawakos de Rio Negro : su influencia en la política local y regional en el Amazonas de Venezuela", *Série Antropologia,* 313, UNB, Brasília.

VILAÇA, A. (1999). « Devenir Autre : chamanisme et contact interethnique en Amazonie Brésilienne, *Journal de la Société des Américanistes*, 85, pp. 239-260.

VILLAR, P. I. (2000). « La ritualisation de l''inquiétante étrangeté' dans le chamanisme multiculturel de Salas (Pérou). *In* AIGLE D., BRAC DE LA PERRIERE, B., CHAUMEIL, J.-P. (éd.) : *La politique des esprits : chamanismes et religions universalistes*, Collection Recherches Thématiques 7, Nanterre, Société d'ethnologie, pp. 227-238.

WACHTEL, N. (1990). *Le retour des ancêtres : les Indiens Urus de Bolivie XXe -XVIe siècle – Essai d'histoire régressive*, Paris, Gallimard.
WAGLEY, C. (1988 [1957]). *Uma comunidade amazônica: estudo do homem nos trópicos.* Traduction de Clotilde da Silva Costa, Belo Horizonte, Ed. Itatiaia Ltda/Ed. da Universidade de Sao Paulo, 3 e éd., São Paulo.
WAVRIN, R. (1937). *Moeurs et coutumes des Indiens sauvages de l'Amérique du Sud,* Paris, Payot.
WRIGHT, R. M. (1996). 'Os guardiões do cosmos: pajés e profetas entre os Baniwa'. *In* LANGDON, E. J. M. (ed.): *Xamanismo no Brasil : Novas perspectivas*, Florianópolis, Editora da UFSC, pp. 75 à 115.
WRIGHT, R. M. (2005). *História indígena e do indigenismo no Alto Rio Negro*, Campinas, Mercado de letras edições e livraria ltda.

GLOSSAIRE DES MOTS UTILISÉS EN PORTUGAIS, EN ESPAGNOL, EN NHEENGATU OU EN BARÉ

Bacaba : du tupi *wa'kawa.* Sorte de palmier, avec le fruit duquel on fait une boisson qu'on appelle *vin de bacaba* et dont on mange le cœur.
Benzedor : de la langue portugaise, personne qui *benze* (bénit) pour guérir un malade ; aussi utilisé par les *caboclos* et par les indigènes dont la science de guérison a subi l'influence de l'Église catholique.
Beiju : du tupi *mbe'yu* ; sorte de galette faite de pâte de manioc ou de tapioca.
Boto : dauphin d'eau douce ; *tonina* en créole (Venezuela), *amádu* en baré.
Breu : *Protium spp.* ; utilisé pour faire des fumigations en vue de se protéger des êtres surnaturels ainsi que dans les séances de guérissage. Cette plante est aussi connue et citée par les Baré comme *chicantá*, *caraña* et *catamajaca.*
Brujo : mot espagnol qui signifie sorcier.
Buriti : (moriche, palmier : Mauritia flexuosa)
Caboclo : métis d'Indien et de Blanc, mais ce mot est aussi utilisé comme un terme culturel pour désigner les Indigènes qui vivent dans une ville, quand ils sont en grande partie acculturés.
Cacuri : du tupi kaku'ri, nasse, piège à poissons.
Caraña : voir *breu.*
Caribé : bouillie faite de farine de manioc.
Cazabe (*casabe ; beiju*) : sorte de galette faite de pâte de manioc grossière ou plus fine (tapioca).
Chibé : boisson faite avec de la farine de manioc et de l'eau froide. Cette boisson est consommée après les repas et pendant les voyages.
Curandeiro : guérisseur ; terme utilisé plutôt dans les autres régions brésiliennes.
Curupira : *salvaje* ; être surnaturel.

Encantado : traduction littérale : enchanté ; êtres surnaturels des eaux, de la forêt et de l'air qui ensorcellent les personnes. Monde *encantado* = monde enchanté. Endroit *encantado* = endroit habité ou qui appartient aux êtres surnaturels.
Encanto : sortilège lié aux êtres "*encantados*".
Daño : de l'espagnol : maladie, mal, sortilège.
Estrago : dégât ; désigne les maléfices pratiqués par une personne par envie ou vengeance, à partir du poison retiré des plantes de la forêt ou d'objets de la *macumba* (fétiche).
Kasimájada : rituels d'initiation ; *Kariamã.*
Macumba : mot portugais du Brésil qui désigne un rite magique ; ce terme est utilisé au Brésil par suite de l'influence des religions afro-brésiliennes.
Macumbeiro : personne qui pratique la *macumba.*
Maíwa : *majuba* ; *manjuba* ; être surnaturel ; l'ensemble des êtres surnaturels ; maladie provoquée par des êtres surnaturels ; terme utilisé au Brésil.
Majuba : *manjuba,* voir *Maíwa.*
Manjuba : *maíwa* ; *majuba.*
Maracá : instrument de musique utilisé dans les séances de guérissage.
Máwali : *máwari* ; être surnaturel ; l'ensemble des êtres surnaturels ; terme utilisé au Venezuela.
Mingau : du tupi *mingá-u,* de « mingá » : pâteux, pas solide et de « u » : nourriture ; sorte de bouillie faite de farine de manioc ou de *beiju*).
Moriche : fruit du palmier *Mauritia flexuosa – burití,* au Brésil.
Pajé (*payé*) : chamane.
Pajelança : théorie et pratique des *pajés.*
Panacu : du tupi *pana'kü.* Grand panier, dans lequel on porte des objets pendant les déplacements.
Paricá : du tupi : *pari'ká* ; arbre de la famille des légumineuses – *piptadenia peregrina.* Il est beaucoup utilisé dans les séances de guérissage.
Pusana (*pusanga*) ; plantes qui possèdent des vertus spéciales pour octroyer la beauté, la réussite, etc. ; magie pour préparer ces *pusanas* ; terme venant du *nheengatu* : remède, médecine, sortilège qui sert pour délivrer de l'effet d'un autre sortilège (E. Stradelli 1929 : 624).

Rezar : mot portugais qui signifie prier ; dans ce cas prier a le sens de guérir.
Rezador : personne qui *reza* pour guérir un malade ; terme utilisé par les *caboclos* et par les indigènes dont la science du guérissage a subi l'influence de l'Église catholique.
Sacaca : du tupi *saka'ka.* En Amazonie, sorcier. Grand sorcier pour quelques Baré du Brésil. Les informateurs nomment *sacaca* un grand guérisseur et aussi un guérisseur *caboclo* qui normalement mélange les cultures indigène et blanche ; terme utilisé parmi les *caboclos* de l'Amazonie et du Nord-est brésilien pour désigner un *pajé* authentique et de grand pouvoir.
Salvaje : voir *curupira.*
Saruã : sorte de *maíwa* (maladie).
Seringueiro : personne qui recueille la sève de l'hévéa.
Walama : flèche de la *maíwa.*
Tajá : du tupi *ta'ya.* Herbe de la famille des aracées (*caladium bicolor*) ; plante vénéneuse, utilisée pour empoisonner des personnes et pour « se métamorphoser en animal ».
Tauary (*tauarí*) : grande cigarette de tabac enveloppée dans l'écorce d'un arbre, le *tauary.* Ce nom désigne la cigarette prête à l'usage, l'écorce et l'arbre (*couratari tauary*) lui-même.
Tonina : *boto*, dauphin d'eau douce.

Carte 01 – Le territoire des Baré – XVIIIe siècle

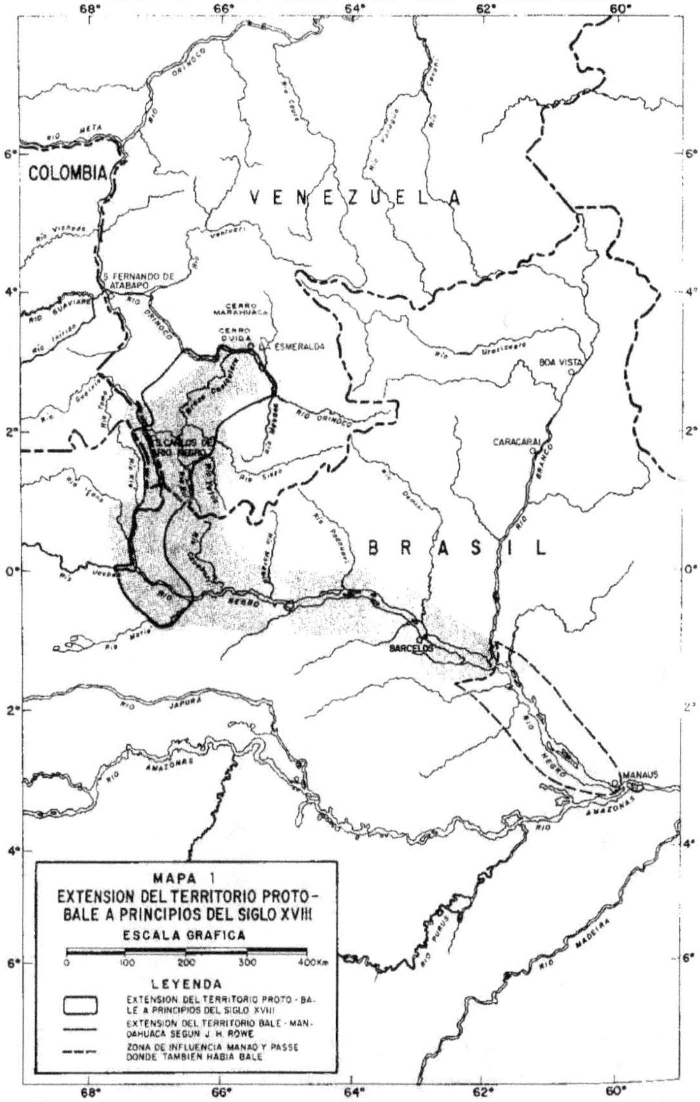

A. Pérez, 1988 : 428

Carte 02. Ethnies du Rio Negro
(A. Cabalzar & C. A. Ricardo, 2006 : 15) :

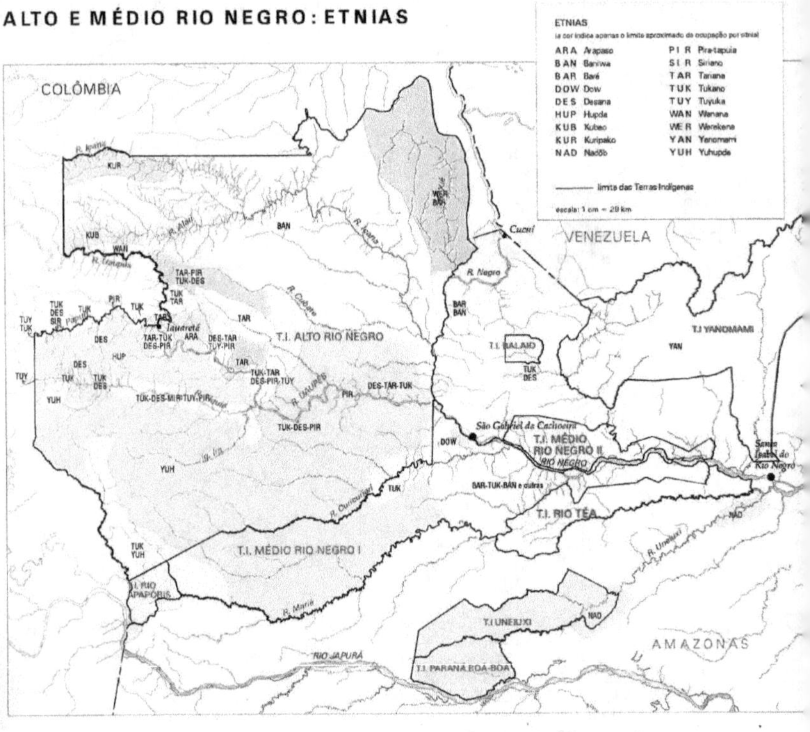

TABLE DES MATIÈRES

TROISIÈME PARTIE
DE LA MALADIE ET DES MALÉFICES

QUATRIÈME PARTIE
LA GUÉRISON CHEZ LES BARÉ

Amérique latine

aux éditions L'Harmattan

Dernières parutions

LES RÉGIMES PASSENT, L'ÉTAT DÉVELOPPEMENTALISTE DEMEURE
Le cas de la Banque nationale de développement économique et social (BNDES) au Brésil
Gambacurta-Scopello Ruggero - Préface de Patrick Le Galès
L'économie politique du Brésil est depuis longtemps caractérisée par la forte implication d'un État dont le but est de sortir le pays de la dépendance économique par l'utilisation massive de capitaux publics, la création d'entreprises d'État ou la mise en place de plans directeurs pluriannuels. Après avoir brossé l'histoire de cet État «développementaliste», l'auteur examine le rôle très significatif de la Banque nationale du développement économique et social dans l'économie du pays. Ceci permet non seulement de mieux connaître cette institution clé mais aussi de mieux comprendre le rôle de l'État dans le capitalisme contemporain.
(Coll. Inter-National, 27.00 euros, 270 p.)
ISBN : 978-2-343-11216-9, ISBN EBOOK : 978-2-14-004322-2

UNE MÈRE EN PRISON OU L'APPRENTISSAGE DE LA RÉSISTANCE
Uruguay (1972-1976) – Récit
Burgos Basallo Viviana
Un jour Viviana Burgos, jeune femme de 22 ans, voit le monde autour d'elle s'effondrer. Idéaliste, pleine d'espoir et un peu naïve, elle se trouve soudain transportée dans le monde des ténèbres des casernes militaires où le régime totalitaire uruguayen enfermait ses prisonniers politiques. Seule, enceinte, puis avec son nouveau-né, en compagnie d'autres femmes, mères avec leurs enfants elles aussi, séparée de sa fille plus tard et seule à nouveau, elle réapprend que la force de la source intérieure de chacun reste le seul rempart face à l'éternelle oppression.
(Coll. L'Autre Amérique, 23.50 euros, 228 p.)
ISBN : 978-2-343-12010-2, ISBN EBOOK : 978-2-14-003863-1

SIGNIFICATION ET FONCTION DES JEUX DANS LE PÉROU PRÉHISPANIQUE ET COLONIAL
Roberge Denis - Préface de Jean-Philippe Husson
Ce livre, premier ouvrage entièrement consacré aux jeux andins, constitue un apport de grande valeur sur le Pérou préhispanique. Inventions sociales, les jeux

y remplissaient un rôle déterminant dans le processus de prise de décision pour un partage et une redistribution équitable des biens, tâches et responsabilités tant au niveau individuel que collectif. Leur étude minutieuse aboutit à une meilleure compréhension des institutions et de l'organisation administrative de l'empire inca.
(Coll. Recherches Amériques latines, 33.00 euros, 324 p.)
ISBN : 978-2-343-11682-2, ISBN EBOOK : 978-2-14-003623-1

DEVOIR MARRONNER AUJOURD'HUI DANS L'ESPACE DES GUYANES
Roy Joël - Préface d'Antoine Lamoraille
L'abolition de l'esclavage s'est faite, mais qu'en est-il du marronnage aujourd'hui ? Le Marron est-il outillé pour résister à l'emprise de la société actuelle, uniformisante ? Depuis la départementalisation de 1946, il faut résister encore. Résister à l'assimilation, c'est refuser la dissolution dans un mode de vie où ses coutumes, ses dieux, ses esprits, n'ont pas de place, quand c'est en s'appuyant sur ces croyances mêmes que le Marron a forgé une société stable depuis trois siècles. C'est cette cohésion sociale qui est désormais l'enjeu du marronnage aujourd'hui.
(15.50 euros, 144 p.)
ISBN : 978-2-343-11747-8, ISBN EBOOK : 978-2-14-003409-1

AMÉRIQUE LATINE GLOBALE
Histoire connectée, globale et internationale
Sous la direction de Daniel Emilio Rojas
Afin d'interpréter la place du sous-continent latino-américain dans l'histoire du monde, ce volume réunit les travaux de chercheurs désireux d'écrire une histoire moderne et contemporaine «à parts égales», capable de comprendre les connexions des peuples à des échelles temporelles et géographiques diverses. Les thématiques abordées dans ces pages sont multiples, allant de la circulation de l'information à l'intérieur de l'Empire espagnol au XVIIIe siècle aux migrations germanophones en Namibie et en Argentine au XIXe siècle.
(Coll. Recherches Amériques latines, 23.00 euros, 226 p.)
ISBN : 978-2-343-11517-7, ISBN EBOOK : 978-2-14-003557-9

JUSTICE, JUSTICE TRANSITIONNELLE ET FORCES MILITAIRES EN AMÉRIQUE LATINE
L'exemple de la Colombie
Bernal Pulido Carlos, Correa Henao Magdalena
Cet ouvrage propose une analyse critique des conséquences du processus de paix sur la structure et les fonctions des forces armées en Colombie. En prenant en considération certaines expériences étrangères, principalement en Amérique latine, dans une optique de droit constitutionnel comparé, il propose des réformes pouvant contribuer à renforcer, sur le plan institutionnel, les forces armées dans l'après-conflit colombien, et envisage des solutions qui pourraient inspirer d'autres processus de justice transitionnelle actuels ou futurs.
(Coll. Droit comparé, 15.50 euros, 144 p.)
ISBN : 978-2-343-11032-5, ISBN EBOOK : 978-2-14-003375-9

JEUX DE MORT
Ivresse et rites funéraires dans les Andes boliviennes
Geffroy Céline - Prologue de Pascale Absi
Comment concilie-t-on mort, ivresse et jeu dans les Andes boliviennes ? Accompagnés de rituels d'inversion, de transgression ainsi que de travestissement identitaire, les jeux funéraires ont des pouvoirs performatifs sur la «vie» après la mort du défunt pour lui permettre d'accéder au monde des morts. Ils apportent la joie nécessaire au défunt pour quitter ce monde et le guident dans son épopée ; ils permettent à la famille et aux personnes dans la douleur de surmonter momentanément leur tristesse.
(Coll. Recherches et documents Amériques latines, 21.50 euros, 200 p.)
ISBN : 978-2-343-11778-2, ISBN EBOOK : 978-2-14-003332-2

PAROLES D'EXIL
Treize auteurs latino-américains témoignent
Boscher-Gontier Marianne, Vicens Mathieu
Cet ouvrage regroupe les témoignages de treize écrivains latino-américains, exilés politiques au temps des dictatures de 1960 à 1990. D'origines multiples, ils évoquent les circonstances de leur départ, leurs souffrances physiques et morales, leur résilience dans les pays d'accueil et les vertus de l'écriture comme autre forme de combat. Autant de destins qui donnent à relire les périodes les plus sombres de l'Amérique latine. Parmi eux : Isabel Allende, Zoé Valdés, Carlos Liscano, Eduardo Galeano, Sergio Zamora...
(Coll. Documents Amériques latines, 17.50 euros, 162 p.)
ISBN : 978-2-343-11164-3, ISBN EBOOK : 978-2-14-003311-7

RIO GURUPÁ
Journal d'un ethnologue dans les Quilombos en Amazonie brésilienne
Gérard Chabenat
Celui qui s'immerge dans le fleuve Gurupá ne pourra jamais oublier, et toujours reviendra... Murmures du fleuve, qui me raconte son histoire. Un couple d'esclaves en fuite se serait fait reprendre ici. Depuis, le lieu s'appelle *guru pa* : l'erreur du couple... L'homme caresse le fil de l'eau avec sa pagaie. Aucun bruit au lever du jour, sinon le chant du Bem-te-vi. Flottement de mon esprit, porté par le rythme régulier de la rame... Garder les sens en éveil, à la rencontre d'autres régions inexplorées de mon âme. Captation des instants. Vers une nouvelle anthropologie du sensible.
(Coll. L'Autre Amérique, 14.00 euros, 122 p.)
ISBN : 978-2-343-11763-8, ISBN EBOOK : 978-2-14-003323-0

TRADITION TEXTILE MAYA DU YUCATÁN (Mexique XXIe siècle)
Usages rituels et codes symboliques
Dupiech Cavaleri Danielle
Cinq siècles après la Conquête espagnole, les textiles mayas du Yucatán ont-ils encore un sens ? Face à la perte irréparable d'une tradition et d'un savoir-faire, l'auteure a entrepris une œuvre de sauvetage pluridisciplinaire entre archéologie, histoire, ethnohistoire, ethnologie et linguistique. Cet ouvrage nous entraîne

dans l'exploration de l'univers cosmologique de vieilles brodeuses mayas du Yucatán, gardiennes d'une culture de plusieurs millénaires.
(Coll. Recherches Amériques latines, 40.00 euros, 382 p.)
ISBN : 978-2-343-11324-1, ISBN EBOOK : 978-2-14-003200-4

DISCOURS, IDENTITÉ ET LEADERSHIP PRÉSIDENTIEL EN AMÉRIQUE LATINE
Sous la direction de Donot Morgan, Le Bart Christian, Serrano Yeny
Postface de Sophie Moirand
Ces dix contributions examinent la construction de la figure du leader et du leadership dans des démocraties contemporaines d'Amérique latine. Trois axes prédominent : l'importance accordée au leadership présidentiel , le rôle des médias de masse et enfin la question du genre dans l'exercice du leadership.
(Coll. Inter-National, 26.50 euros, 264 p.)
ISBN : 978-2-343-11106-3, ISBN EBOOK : 978-2-14-002859-5

AMERICA CENTRAL
En la narrativa femenina ficcion y realidad
Palma Milagros
Este trabajo trata del aprendizaje, imposición y memorización de los estereotipos de género. A partir de los personajes de ficción de autoras centroamericanas publicadas durante los últimas cuatro décadas del siglo XX, este estudio muestra cómo en un medio social privilegiado, se inculcan desde la más tierna infancia los comportamientos de género así como el papel materno, la violencia física y símbolica de dicho proceso. Los aportes de trabajos de antropología, estadísticas y sociología en la región han permitido un acercamiento a la realidad socialpuesta en escena por la ficción.
(34.00 euros, 330 p.)
ISBN : 978-2-343-10949-7, ISBN EBOOK : 978-2-14-003037-6

HONDURAS
Chemins de résistance 2009-2017
Rispail Marielle, Henriquez Jesus, Merlo Melissa
Dans la plus grande indifférence du monde, un drame se noue au Honduras depuis juillet 2009, date à laquelle un coup d'État balaya les deux ans d'une jeune et fragile démocratie. Exil du gouvernement, répression féroce, pillage des ressources du pays, corruption au pouvoir, fraudes généralisées... le schéma est connu de tous les pays auxquels les grandes puissances essaient d'imposer leurs lois, leur marché et leur monnaie. Mais le peuple résiste, comme il a su résister depuis des siècles. Le peuple ne veut pas «laisser la politique aux politiciens». Ce livre est le témoin d'un espoir en marche.
(Coll. Horizons Amérique Latine, 15.50 euros, 142 p.)
ISBN : 978-2-343-11316-6, ISBN EBOOK : 978-2-14-002936-3

L'HARMATTAN ITALIA
Via Degli Artisti 15; 10124 Torino
harmattan.italia@gmail.com

L'HARMATTAN HONGRIE
Könyvesbolt ; Kossuth L. u. 14-16
1053 Budapest

L'HARMATTAN KINSHASA
185, avenue Nyangwe
Commune de Lingwala
Kinshasa, R.D. Congo
(00243) 998697603 ou (00243) 999229662

L'HARMATTAN CONGO
67, av. E. P. Lumumba
Bât. – Congo Pharmacie (Bib. Nat.)
BP2874 Brazzaville
harmattan.congo@yahoo.fr

L'HARMATTAN GUINÉE
Almamya Rue KA 028, en face
du restaurant Le Cèdre
OKB agency BP 3470 Conakry
(00224) 657 20 85 08 / 664 28 91 96
harmattanguinee@yahoo.fr

L'HARMATTAN MALI
Rue 73, Porte 536, Niamakoro,
Cité Unicef, Bamako
Tél. 00 (223) 20205724 / +(223) 76378082
poudiougopaul@yahoo.fr
pp.harmattan@gmail.com

L'HARMATTAN CAMEROUN
TSINGA/FECAFOOT
BP 11486 Yaoundé
699198028/675441949
harmattancam@yahoo.com

L'HARMATTAN CÔTE D'IVOIRE
Résidence Karl / cité des arts
Abidjan-Cocody 03 BP 1588 Abidjan 03
(00225) 05 77 87 31
etien_nda@yahoo.fr

L'HARMATTAN BURKINA
Penou Achille Some
Ouagadougou
(+226) 70 26 88 27

L'HARMATTAN SÉNÉGAL
10 VDN en face Mermoz, après le pont de Fann
BP 45034 Dakar Fann
33 825 98 58 / 33 860 9858
senharmattan@gmail.com / senlibraire@gmail.com
www.harmattansenegal.com

www.ingramcontent.com/pod-product-compliance
Lightning Source LLC
LaVergne TN
LVHW011442061026
849535LV00004BA/924